JN016296

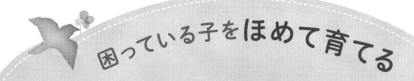

困っている子をほめて育てる

ペアレント・トレーニング ガイドブック

第2版

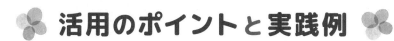

活用のポイントと実践例

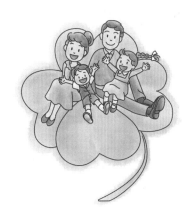

編著

岩坂 英巳

ハートランドしぎさん
子どもと大人の発達センター

じほう

は じ め に
― 第 2 版発刊に寄せて ―

　前回本書が発刊された2012年以降，ペアレント・トレーニング（ペアトレ）をとりまく状況は大きく変わってきました。2014年，厚生労働省の「発達障害者支援体制整備事業」のなかで，ペアトレが地域での家族支援のメニューとして明記されたのです。さらに，改正発達障害者支援法（2016）においても家族支援が重要視されており，「発達障害児者および家族等支援事業」にて都道府県・市町村でのペアトレの推進が行われています。

　また，改訂された「注意欠如・多動症―ADHD―の診断・治療ガイドライン第4版」[1]のなかで，薬物療法の普及を背景に，「診断確定後の第1段階の治療として，環境調整と心理社会的治療を行うこと，その効果判定を行ってから，第2段階の治療として効果不十分な例には薬物療法もあわせて行うこと（心理社会的治療は継続）」と示されました。この心理社会的治療の代表的なものとして，ペアトレがあげられています。このように，ペアトレの位置づけが，医療機関では診断後早期に取り組むべき治療手技，地域の療育機関では診断前であっても取り組みたい支援メニューとなったのです。

　このように，ペアトレが全国で拡がっていくなかで，「何をもってペアトレといえるのか」「どのようにしてペアトレを実施，運営していけばよいのか」という支援者からの声，「ペアトレを受けたが，子どもの行動は改善されなかった」という保護者からの声が聞かれるようになってきました。

　これらの流れを受けて，2015年から全国のペアトレ実践者・研究者が集い，「効果的なペアトレの普及・指導者の育成」を目的として情報交換を行うとともに，組織化をすすめ，全国研究集会を経て，2016年10月に「日本ペアレント・トレーニング研究会」[2]が設立されました。そして，2019年度の厚生労働省障害者総合福祉推進事業「発達障害支援における家族支援プログラムの地域普及に向けたプログラム実施基準策定及び実施ガイドブックの作成」における全国自治体・事業所などのペアトレ実態調査結果，および全国のペアトレ実践者・研究者のコンセンサスによって「ペアレント・トレーニング実践ガイドブック」[3]が作成されました。このガイドブックの中で，「なにをもってペアトレというか（基本プラットホーム）」の定義が明確になったことは，非常に意義深いことです。

　この第2版では，研究会から中田洋二郎先生に「グループワークで大切にしたいこと」，井上雅彦先生に「ペアレント・トレーニングへの父親参加」，式部陽子先生に「発達障害者支援センター・発達支援センター」を新たに執筆いただくとともに，上記のガ

イドブックで策定された「基本プラットホーム」について岩坂が執筆しています。さらに，これまでの執筆者の先生方にも，その後の経験を踏まえて必要な加筆を行っていただきました。「困った子」ではなく，「困っている子」を「ほめて育てる」ために日々現場で奮闘されている支援者，さらに保護者ご自身にも手に取っていただき，大器晩成である子どもたちの成長に役立てていただくとともに，成長を一緒に喜んでいただけることが，執筆者一同の喜びです。

2021年4月

岩　坂　英　巳

1）ADHDの診断・治療指針に関する研究会　齊藤万比古・編：注意欠如・多動症―ADHD―の診断・治療ガイドライン第4版. じほう，2016
2）日本ペアレント・トレーニング研究会　WEB：https://parent-training.jp/
3）日本発達障害ネットワーク JDDnet事業委員会・作成. 令和元年度厚生労働省障害者総合福祉推進事業：ペアレント・トレーニング実践ガイドブック，2020
（本ガイドブックは日本ペアレント・トレーニング研究会WEBからダウンロードできます）

日本のみなさまへ

~UCLA シンシア・ウィッタムさんからのメッセージ~

　このようなペアレント・トレーニングが新たな領域に踏み出すことのできる素晴らしい本の前書きを書くことは，私にとって大きな喜びです。

　1998年から99年，奈良県立医科大学（当時）の岩坂英巳医師は注意欠如・多動性障害（ADHD）や自閉症スペクトラム障害（ASD）のある子どもの親を対象とした（子どもの）行動変容プログラムを臨床研究するための留学中に，「米国カリフォルニア大学ロサンゼルス校（UCLA）ペアレント・トレーニングと子どもの友だち作りプログラム（ソーシャルスキルトレーニング）」に1年間参加されました。UCLAのプログラムの理論と実践がどのように日本の家族に対して適応していけるかについて，岩坂センセイと何度も話しあい，楽しい時間を過ごしました。私たちのクリニックにとって，さらに名誉だったことは，上林靖子先生（当時国立精神保健研究所児童思春期精神保健部部長）や藤井和子先生など日本から精神保健の専門家のグループがこの時期にUCLAを訪れたことです。このときの訪問でのプログラム見学をきっかけに，その後私が日本にフェローシップで招かれ，東京と奈良に滞在して日本での同僚や新たな友人たちと一緒にペアレント・トレーニングの研究をすすめることができたこと，さらにUCLAでの25年にわたる子どもや家族たちとの仕事の集大成であるペアレント・トレーニングの本の日本語訳本[1]が完成できたことは，私にとってこのうえなく名誉であり，誇らしいことでした。また，2001年には井澗知美先生がUCLAに戻ってきてくれて3カ月間滞在し，私たちのペアレント・トレーニングに積極的に参加してくれたことも喜ばしいことでした。

　2000年5月の春らしい美しい日，私は日本でADHDのある子どもの母親たちのグループ[2]のなかに座っていました。私は，母親たちと「ほめること」が子どもの協力を引き出し，指示を通りやすくすることを話しあっていました。この「ほめる」ということは，母親にとってそうしてほしいと思う行動を子どもが行いはじめたら，すぐに肯定的な注目－それは，言葉であっても言葉以外（微笑む，抱きしめるなど）であっても－を行うことです。

このような好奇心が強く熱心な母親が，（行動変容の）スキルに慣れておらず，腑に落ちないことは，けっして驚くべきことではありません。行動変容のテクニックのすべてにつながる「ほめる」ことは，日本の家族や文化にとって最も慣れていない－ある意味，最も「外国的な」－ものでした。米国でさえ，多くの親たちは子どもの動機付けとしてほめることを使わないのですが，その理由の多くはその親のまた親の世代がほめて育てることをしていなかったからです。昔の親たち，米国での第一世代の親たちは，社会的に保守的であり，軍人であったりしたため，彼らは子どもたちが何かをするときにはけっしてほめられてするのではなく，「ともかくするべきである」として行わなければならないと考えがちでした。

　私はそのような親たちに言ったものでした。「もしあなたががんばったことに親がお礼を言ってくれたとしたら，それは素敵なことではないですか。ほめられることで，あなたはいっそうがんばろうと励まされるのではないですか。愛情や支えられている感じが強まったのではないですか。そして，あなたの親にとっても，子どもが勇気づけられることを言うのは，うれしいことだったのではないでしょうか」そして，私たちは子どもを甘やかすためにほめるのではなく，うまくできるようにするためにほめるのだということを気づかせるのでした。（ほめられて）うれしいという感情は，親がほめてくれる行動をもっとするようになるだけでなく，他の行動にも応用できるようになり，協力が引きだされるようになってきます。そして，「ほめる」ということは，さらに思いがけない贈り物をくれるのです。それは，子どもが自己価値の概念を高め，自分の能力に自信を持てるようになり，"I can do it." と信じて取り組めるようになるのです。ほめることによって，親は子どもの気持ちを幸せにし，幸せな家族を作っていけるのです。

　米国の親たちに「もし，あなたが『ほめる言葉』にしっくりいかない感じをもつとしたら，それはあなたがほめる言葉を聞きながら育ったことがなかったからです。それなら，自分の子どもにほめることを習うときには，新たに外国語を習うつもりでもいいのです」と言います。

　私は日本の母親たちに，「ほめる」ということは，子どものセルフエスティームによい効果を与えるだけでなく，気が散りやすく活発な子どもたちから協力を引きだすための効果的な手立てであることの伝え方を見つけたいと思いました。私は，ビジネスの世界のことを考え，日本も米国もこの数十年の間，仕事で良い結果を出すためにどのようにしてきたかを考えました。私は，私のペアレント・トレーニングの本を大量に買い込

んだある会社のオーナーのことを思い出しました。彼は15名の店長にその本を与えたかったのです。彼は，店長たちにいかに店員たちのやる気を出させるかを教えたかったのです。彼は，「私はこの本を店長たちに読ませるつもりだ。そして，こう言うつもりだ。『このように店員たちにかかわらなければならない。このやり方（ほめる）が店員の協力を引きだし，生産性を上げるために適した方法だ』」と言いました。

私は母親たちに聞きました。「あなたの夫のことで考えてみてください。彼らが働いているとき，その努力を上司が認めてくれるでしょうか。上司は夫の仕事ぶりをほめて，報酬をくれるでしょうか。ほめられることによって，あなたの夫はいっそうがんばるようになるでしょうか。ほめること，認めることは職場環境を心地よい環境とするでしょうか」

「はい」彼女たちは答えました。そう，そのとおりなのです。ほめることは意味があるのです。私たちは，言語の壁，文化の違いを超えることができたのでした。私も，母親たちも，皆一緒に微笑みあいながら座っていました。

ペアレント・トレーニングのリーダー（インストラクター）をするとき，私たちは常にほめることを使います。メンバーである親が到着したとき，私たちは温かく挨拶します（これもほめていることになります）。宿題（家庭でスキルを使ってくること）報告をするときは，私たちは到着順に行ってもらいます（早くに到着したことをほめるための肯定的な注目です）。そして，自分たちの子どもにうまくテクニックを使えた報告をしてもらうと，私たちはメンバーがうまく考えてできたことをほめるようにします。

ほめるということは，グループのリーダーが温かく楽しいグループの雰囲気を作っていくことに役立ちます。メンバーが第1回に集まったときは，疲れ果て，ストレスがかかった状態ですので，ほめること【praise】や無視する【ignore】という単純なやり方が効くのか疑心暗鬼です。ときには挑戦的であったり，敵意のようなものを示したりすることさえあります。以前のあるグループは，ADHDやASDのある3歳から11歳の子どもの母親と父親16人でしたが，そのなかの何人かの両親はストレスの強い状態でした。このようなやり方が自分たちの子どもに効くのだろうか。あるメンバーが罰を使ったり，子どもが言うことをきくように断固としたやり方が必要だと半ば怒ったように主張しました。他の参加しているメンバーは，習っているテクニックの効果がないのでは，と不安になる方も出ました。

では，どのように解決したらいいのでしょうか。そのような親の否定的な態度を変えるにはどのようにすればいいのでしょうか。私は，各セッションを続けていきながら，メンバーを温かく歓迎し，うまくいったエピソードがなかったかを尋ね，メンバー一人ひとりの報告のなかにみられる子どもの小さな成功を見つけてほめていきました。そのグループも何週間か経って，メンバー自身がうまくいった報告をするようになりました。それはあたかも，リーダーのほめることが，（まるで風邪のように）うつったように感じられました。1人のとても否定的だった母親が，ほめることと無視することで，子どもの無礼な行いを止めることに成功した，自分は「解放された」と言ってくれました。別の親は，「子どもたちについていた汚れがスプリンクラーですっかり取りさられるようなマジックにかかったようだ，すっかり彼らの行動はよくなった」と言ってくれました。4人の父親が，彼らの家庭の変化を話しながら，誇らしげに眼を輝かせていました。このグループは，誰かがうまくいったエピソードを話すたびに，拍手喝さい（最大限のほめ方）がみられるようになりました。

　最後に，
　お母さん，お父さん，専門家，スタッフ，グループリーダーとその同僚の人たちへ
　あなたがたの努力が実を結び，子どもたちがそのユニークな能力を開花させ，健康で幸せな大人へと成長していくことを心から願っています。

　美しい国の礼儀正しい人たちとの優しさで包まれた思い出と友情に感謝して

　2012年4月

　　　　　　　　　シンシア・ウィッタム
　　　　　　　　　　準ディレクター
　　　　　　　　　　UCLA　ペアレント・トレーニングと子どもの友だちづくりプログラム

1）上林靖子，中田洋二郎，藤井和子，井潤知美，北道子・訳：読んで学べるADHDのペアレントトレーニング．明石書店　2002.
2）国立精神保健研究所児童思春期精神保健部での親グループ

は じ め に

　本書は2004年に発刊された「AD/HDのペアレント・トレーニングガイドブック—家庭と医療機関・学校をつなぐ架け橋—（じほう）」の続編といえます。ペアレント・トレーニングのグループを専門機関で行うとき，あるいはペアレント・トレーニングのノウハウを家庭や専門機関で個別に行うときに出てきやすい疑問に対して，実際に各機関で取り組んでいる実践者が具体的に答えていくことで，より多くの子どもとその家族が毎日の生活を笑顔で過ごせるように目指して企画されたものです。

　発達障害のある子どもの親へのペアレント・トレーニングは，2003年の「注意欠陥／多動性障害—AD/HD—の診断・治療ガイドライン」のなかでとりあげられ，その有効性と安全性からさまざまな機関で取り組まれるようになり，さらに2005年の発達障害者支援法施行によって発達障害の早期支援が重要視されるようになって，「治療」だけでなく，「発達支援」さらに「子育て支援」としての有効な手立てとして地域でも急速にひろまってきています。そのような背景のなか，課題となってきたこととして，ペアレント・トレーニングの爆発的なニーズに比べて実施機関が少ないことがあげられますが，その理由のひとつとしてインストラクターの確保が難しいことがあります。また，「ペアレント・トレーニング」をキーワードとして，さまざまな書籍がでてきていますが，家庭にて親が自分の子どもにペアレント・トレーニング的なかかわりを行ってみたものの，十分な効果がみられなかったり，かえって親子にストレスがかかってしまうこともあります。

　本書は，前著（AD/HDのペアレント・トレーニングガイドブック）の内容を踏襲しつつ，前記のようなペアレント・トレーニングのひろがりと課題をうけて，さまざまな機関（保健センター，療育機関，児童相談所，発達障害の親の会，学校，大学，医療機関など）で，さまざまなかたち（標準10回版，短縮版など）で，そしてさまざまな子どもたち（発達障害のある／可能性のある幼児期から思春期までの子ども）へのペアレント・トレーニングのノウハウを紹介しています。各著者は実際にそのようなペアレント・トレーニングを実践している頼もしい専門家ですが，前著の共著者である井潤氏を除いて，全員が奈良で行われている「インストラクター養成講座」の修了者です。自らの専門性（心理士，保健師，ソーシャルワーカー，教師，保育士，医師，そして親）を持ちつつ，「子どもの力になりたい」とペアレント・トレーニングを実践されている方々ですので，「自分の機関でペアレント・トレーニングを実践してみて，どこが課題で，どのように工夫すればうまくいったか」という経験をもとに執筆していただいている内容は説得力があり，具体的です。理解を深めるために，事例を含めたり，文章で表現しき

れないところを補完する意味でイラストについても各著者とライターのあいだで頻繁にやりとりして作成していただきました。

　本書は，親として，専門家として，子どもとかかわるときにペアレント・トレーニングを用いてみたいと考えている方，あるいはすでに実践しているなかで疑問点が出てきている方を対象としています。第1章と第2章にはペアレント・トレーニングの概略と理論について，ここだけは押さえておいてほしいというところを書いています。第3章は各セッション内容のポイントについて，インストラクターなど支援者を目指す方だけでなく，家庭で自身の子どもにトライしてみたい方にもわかりやすく述べています。第4章はグループを運営するときに生じやすい進行上の疑問について，Q＆A方式で説明しています。第5章から第8章までは，幼児に行われることの多い短縮版（第5章），幼稚園・保育園も含めた学校版（第6章），広汎性発達障害の発達特性に応じたもの，親子の愛着の援助に焦点を置いたもの，思春期版などの親と子どもの心理発達特性に応じて工夫されているもの（第7章），そして，発達支援や子育て支援の場，家族が集う場，虐待防止の場など実施機関の目的に応じて工夫されているもの（第8章）について，それぞれの機関での工夫が紹介されていますが，各章で書かれているさまざまな工夫は，どのような子どもにも得るところが多い内容となっています。第9章は，地域で発展させていっている例の紹介と親の心理過程の変化の大切さをふまえて，ペアレント・トレーニングの未来について述べられています。巻末資料については，標準版だけでなく，短縮版や学校版などの配布資料とホームワークシートなどを載せていますので，ご自身の興味あるところのみ，各章の記載を読みながら並行してお読みください。なお，資料は標準版のすべてのレジュメとホームワークシートを掲載していますが，本文中にはセッションのポイントやよくある疑問への対処法を中心に述べている関係上，基本的事項やホームワークシートの書き方などは省いています。本書を読んで，それらの疑問がある場合は前著「AD/HDのペアレント・トレーニングガイドブック」を参照してください。

　本書を通して，子育てに奮闘しつつ悩んでしまう親，自らの能力をうまく発揮できずに自信を失いがちな子ども，そして子どものサポーターである専門家－これらの人たちが，一日いちにち達成感をもって笑顔で過ごしていただけることを編者，そして著者一同，心より願っています。

　2012年4月

　　　　　　　　　　　　　　　　　　　　　　　　　　　　　岩　坂　英　巳

執筆者一覧 （五十音順）

○編　集

岩坂　英巳　　ハートランドしぎさん子どもと大人の発達センター

○執　筆

井澗　知美　　大正大学心理社会学部臨床心理学科

井上　雅彦　　鳥取大学大学院医学系研究科臨床心理学講座

岩坂　英巳　　ハートランドしぎさん子どもと大人の発達センター

岡崎　綾子　　NPO法人ぺあ・さぽーと

奥野　裕子　　大阪府立大学大学院看護学研究科

楠本　伸枝　　えじそんくらぶ奈良『ポップコーン』

久保　信代　　関西福祉科学大学心理科学部心理科学科

式部　陽子　　帝塚山大学心理学部心理学科

全　　有耳　　奈良教育大学教職開発講座

田中あゆみ　　東大寺福祉療育病院

知名　　孝　　沖縄国際大学総合文化学部人間福祉学科

中田洋二郎　　立正大学心理学部

南野　美穂　　朝来市健康福祉部地域医療・健康課

樋渡　千恵　　茨木市教育センター

藤原　壽子　　元中学校教諭

前田由美子　　奈良市母子保健課

宮田　　文　　橋本市立隅田小学校

弓削マリ子　　社会福祉法人花ノ木医療福祉センター

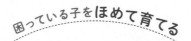

困っている子をほめて育てる

ペアレント・トレーニングガイドブック 第2版

🍀 活用のポイントと実践例 🍀

目 次

▶ 第1章 ペアレント・トレーニングとは ──────────── 3
① 国内での歩み ② 目的 ③ 対象 ④ 内容
⑤ ペアレント・トレーニングを活かすために

▶ 第2章 ペアレント・トレーニングの誤解 ──────────── 11
① ペアトレの基礎にある行動療法は飴と鞭である
② ペアトレとは親を訓練，指導するものである
③ ペアトレに副作用はない ④ 無視は冷たい感じがする
⑤ ペアトレのインストラクターは難しい

▶ 第3章 標準版プログラムの各セッションのポイント ──────── 15

▶ 第4章 セッション運営時のポイント －インストラクターとなるために－ ──── 39
① 開始前 ② 開始時 ③ 前半時期(第2回～第5回)
④ 後半時期(第6回～第9回) ⑤ 終了時(第10回)および終了後
⑥ グループ運営 ⑦ 宿題について
⑧ 良いところ探しやほめることについて ⑨ 参加者(メンバー)の葛藤など
⑩ インストラクターとなるために ⑪ その他のよくある疑問

▶ 第5章 基本プラットホーム ──────────────── 63
① 基本プラットホームとは ② コアエレメント ③ 運営の原則
④ 実施者の専門性

▶ 第6章 短縮版プログラム（幼児版）──────────── 69

▶ 第7章 学校版プログラム（ティーチャー・トレーニング）
① 学校版 ──────────────────────── 83
② 幼児版 ──────────────────────── 94

▶ 第8章 子どもと親の特性に応じた工夫
① ASDタイプへの取り組み ───────────────── 109
② 虐待予防と養育者支援の観点から ──────────── 130
③ 思春期 ──────────────────────── 144

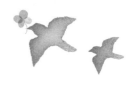

▶ **第9章　実施機関に応じた工夫**
　① 保健センター・療育機関 ──────────── 161
　② 家族会 ──────────────────── 182
　③ 児童相談所 ───────────────── 195
　④ 発達障害者支援センター・発達支援センター ── 210

▶ **第10章　ペアレント・トレーニングの可能性**
　① ペアレント・トレーニングをもとにした発達支援 ─── 221
　　〜沖縄県の取り組みから〜
　② ペアレント・トレーニングの今後の展開に寄せて ─── 227
　　〜20年を振り返って〜
　③ グループワークで大切にしたいこと ──────── 235
　④ ペアレント・トレーニングへの父親参加 ────── 242

▶ **資　料** ──────────────────── 250
　資料1　募集・開始時の様式例 ──────── 252
　資料2　標準版レジュメ ─────────── 259
　資料3　幼児版レジュメ ─────────── 305
　資料4　学校版ティーチャー・トレーニングレジュメ ── 313
　資料5　幼児版ティーチャー・トレーニングレジュメ ── 327
　資料6　子育て啓発パンフ例 ───────── 345
　資料7　講座の流れ＆グループワークのすすめ方 ── 351

用語解説 ────────────────── 352
おわりに ────────────────── 354
索　引 ────────────────── 357

困っている子を**ほめて育てる**

ペアレント・トレーニング
ガイドブック
第 2 版

 活用のポイントと**実践例**

第 1 章 　ペアレント・トレーニングとは

第 2 章 　ペアレント・トレーニングの誤解

第 3 章 　標準版プログラムの各セッションのポイント

第 4 章 　セッション運営時のポイント −インストラクターとなるために−

第 5 章 　基本プラットホーム

第 6 章 　短縮版プログラム（幼児版）

第 7 章 　学校版プログラム（ティーチャー・トレーニング）

第 8 章 　子どもと親の特性に応じた工夫

第 9 章 　実施機関に応じた工夫

第10章 　ペアレント・トレーニングの可能性

第1章 ペアレント・トレーニングとは

1 国内での歩み

　ペアレント・トレーニング（ペアトレ）の海外での歴史は古く，1970年代から米国を中心にさまざまな地域で多様なプログラム[1]が発展してきています。この本で紹介しているペアトレのもととなったUCLAのプログラム[2]も，1980年代から実施されています。注意欠如・多動症（ADHD）や自閉スペクトラム症（ASD）の治療ガイドラインを見ても，米国の児童精神医学会や小児科学会，英国のNICE（National Institute for Health and Clinical Excellence）をはじめ，多くの国でその有用性が認められ，特に早期からの適応が推奨されています。特にカナダのADHDガイドラインにおいては，地域で汎用化できるようにインターネットを用いて実施する試みもなされています。

　さて，日本ではどうでしょうか。日本でもさまざまなかたちのペアトレ的取り組みはなされてきましたが，1990年代から肥前療養所（現：肥前精神医療センター）のグループが行動療法に基づく系統だった「親訓練」を実施しています。これは知的障害もあわせもつ子どもへの生活能力の向上を目指すところに主眼がおかれたプログラムですが，90年代後半から相談が急増している発達障害に応じたアレンジもその後なされています[3]。そして，本書のシンシアさんからのメッセージや井潤先生の第10章にも書かれていますが，90年代後半のADHDの診断と治療のガイドライン作りの過程で，UCLAのペアトレが紹介され，国立精神保健研究所グループと奈良医大グループとで協同で発達障害にマッチした日本版のペアトレが開発されました[4]〜[6]。このUCLA版をもとにしたペアトレはわが国のADHD診断治療ガイドラインにも取りあげられ，実践と研究が積み重ねられてきています。一方，2005年の発達障害者支援法にて，発達障害があらたな障害として定義づけられ，その親子支援の重要性が強調されるようになってきたこと，2007年からの特別支援教育の開始によって発達障害のある児童生徒への個別支援が活発化していること，さらには，発達障害のある子どもの親だけではなく，児童虐待や子育て支援の分野も含めて，多様なペアトレが行われるようになってきています。特に，2016年の発達障害者支援法改正にて，発達障害のある子どもだけでなく，その疑いのあ

る子どもも含めて家族支援を行うことが重要視されるようになったこと，厚生労働省の「発達障害児者及び家族支援事業」において，都道府県・市町村におけるペアトレの推進が行われるようになってきたことなどを受けて，地域におけるペアトレの推進が強く求められています。

　筆者らはUCLA版のペアトレを実践するとともに，そのペアトレのインストラクター養成講座を2005年から実施（2018年から日本ペアレント・トレーニング研究会事業として実施）していますが，毎年全国から多くの参加者が集い，地元に戻って実践していっています。しかし，前述のように医療機関だけでなく，保健，福祉機関から保育，教育機関まで，さまざまなところでのペアトレニーズの増加に対して，インストラクター養成や実施機関の供給が追いついておらず，必要なときに受けられないという待機者が出たり，遠く県外の機関にまで受講しに行ったり，ということが起こってきています。あるいは，グループでなく個別で二度ほどの行動変容の説明を行っただけで「ペアトレ」を行ったという誤解もみられたりしています。インストラクターの養成，さらに実施機関に応じたプログラムの洗練化とその効果の判定，そしてペアトレの正しい理解，「何をもって『ペアトレ』というか」を明確にすること（☞第5章「基本プラットホーム」）が急務となっているのです。

 目的

　子どもの行動変容，すなわち好ましい行動を増やし，好ましくない行動を減らすための技術を親が習得することが主目的です。親の子育てのストレスを減らすことも大きな目的であり，親子とも生活での「困り感」を減らし，心地よく生活を送っていけるようにしていきます。通常は，専門性のある，あるいは研修を受けたインストラクターによって，グループで運営されます。

 対象

　対象は，ADHDなどのある小学生の親です。最近は，ADHDだけでなく，ASDの子どもの親の参加が増えています。年齢も幼児への適応が増えてきていますが，本書で紹介するペアトレはその内容からおおむね4～5歳からの適応が望ましいと考えています。ただし，京都府の取り組みなど（第9章）から，3歳児でもその発達特性に配慮し

たり，実施方法を工夫することによっては適応可能です。

　グループの人数は，6人程度が望ましいです。参加メンバー全員に発言の機会があることが必須ですので，人数が増えればその分実施時間が長くなってしまいますし，グループでの共感しあう雰囲気が，多人数だともちにくくなってしまう可能性があります。グループ立ち上げ時には，3〜4人くらいから始めるほうが，インストラクターやサブリーダー（☞第4章 P. 51）などのスタッフの目が行きとどきやすくて，やりやすいようです。

　第6章以降にも，それぞれの機関での適応について述べられていますが，「どのような親子がペアトレにあわないか」という質問もよく聞きます。子どもがまだ言葉でのやりとりが成立していない，非常に攻撃的であるなどの場合は，ややグループでの参加が困難ですが，グループのなかで個別性を意識してアドバイスしていくことでまったく無理ということはありません。むしろ，参加する親側の要因として，理解力が低い，攻撃的で周囲を振り回してしまうなどの場合は，グループよりも個別での支援を勧めたほうがよいでしょう。親が子育てで疲れ果て，落ちこみ気味な場合も少なくないですが，参加して子どもの行動がよくなってきたり，グループで安心感をもてたりすることで，元気になっていくことも多いので，その場合は参加してもらってもかまいません。参加するにあたって，心身とも疲弊していても，「ペアトレに参加して，まず自分が変わっていきたい」というモチベーション（動機付け）をもてていることが何よりも大切です。ただし，セッション中の様子だけでなく，眠れているか，食べられているか，そしてペアトレの宿題への取り組みが，極端に悪くなってきていないかについても，スタッフ間で十分に見守っていくようにしてください。

④ 内容

　奈良等で実施されている標準版全10回のプログラムは ☞ 資料1-2 （P. 253）のとおりです。基本プラットホーム（☞第5章）を含んでいますので，この章では標準版プログラムに沿って説明します。おおむね隔週で実施しますので，半年間かかる長いプログラムです。単に10回セッションに参加する，というわけではなく，日々子どもの行動に注目しながら，毎回出される宿題に取り組むわけですから，参加するメンバーは半年間みっちりがんばることになります。

　各回のセッションは約90分で行いますが，参加人数が6人を超えて多くなると2時間近くかかることがあります。セッションは，まず「良いところ探し」として，前回セッ

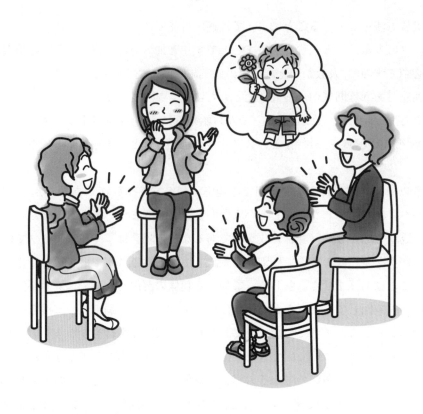

ションからのあいだにみられた子どもの「ちょっと良かったエピソード」を一人ひとり
から披露してもらいます。この良いところ探しはいわゆる「ウォーミングアップ（準備
体操）」のようなものです。良いところ探しでグループ全体の雰囲気をリラックスした
ものとして，次の「宿題報告」へ進みます。回が進むにつれて，良いところ探しや宿題
報告のときには，自然に拍手がみられるようになってきます。

　宿題報告で各メンバーのがんばりをたたえた後，その回の内容について配布レジュメ
を見ながら，インストラクターから説明していきます。わかりづらいところがないか，
随時質問を聞いていき，第6回以降のテクニックを覚えるセッションでは，ロールプレ
イにもチャレンジしていきます。最後に，次回までの宿題を説明して終了となります。
この宿題についても，家庭で実際に宿題をしている場面を具体的にイメージしてもらっ
て，質問がないか確認するようにします。

　各セッションの内容は，第3章でくわしく述べますが，10回全体の流れについて説明
します。ペアトレの内容は行動療法の理論に基づいています。日常生活のなかで，親が
子どもの行動に注目していくことで，好ましい行動を増やし，好ましくない行動を修正
していく技術を習得していきます。そのために，前半の5回のセッションで，子どもの
行動の流れを観察・記録し，子どもの気になる行動が起こる前の状況をおさえ，行動の

後自分の対応によってどのようにその行動が収束したのかについても，振り返っていくようにします。その際には，子どもの特性をしっかりと理解し，「できてあたりまえと思うことでも，なかなかスムーズにできない」「では，どうすればできるようになるのか」を常に考えてみることが大切です。そして，行動を3つに分ける，すなわち，「①好ましい・増やしたい行動＝ほめる，②嫌いな・減らしたい行動＝注目を外す（無視，ほめるために待つ／待ってからほめる），③許しがたい・なくしたい行動＝リミットセッティング／タイムアウト」に分ける習慣と好ましい行動に目を向けてほめていくことを徹底していくようにします。

　後半の5回で，具体的なテクニックを習得していきます。第6回で「達成しやすい指示の出し方」，第7回で「ほめるために待つ（無視）」というように進んでいきます。このような段階を踏んだセッションをグループで進めていくこと，特に家庭での宿題にがんばって取り組むとともに，子どもの良いところ探しを継続していくことで，子どもの好ましい行動が増えて，好ましくない行動が減ってくるようになります。

　しかし，ペアトレ参加までも子どもの行動を修正しようと何度も試みて，うまくいかなかったわけですから，ペアトレの効果を引きだすための作戦を立てる必要があります。この作戦については，第3・4章でくわしく説明します。

　全10回が終わった後に，奈良の標準版プログラムでは，「修了式・パーティ」を行っています。この修了式のみ，親だけでなく子どもも参加してもらいます。この修了式の目的は，2つあります。ペアトレは親だけでなく，子どもも一緒に家でがんばったからこそ，効果の出てくるプログラムです。特に，親子タイムやトークンポイント表などでは，子どもも積極的に参加してくれています。ですから，メンバーとして参加してくれた親だけでなく，子どもにも連名とした修了証書を授与したいということが1つ目の目的です。「親子で一緒に修了証書をもらう」これは，特に親のほうにとって大切な体験となってくれていることでしょう。2つ目は，インストラクターをはじめ，スタッフが実際に子どもと一度会っておくことも大切な目的です。もともと子どもを知っている，あるいは紹介元からの情報があるというケースが多いのですが，セッション中に「良いところ探し」や宿題報告のなかで出てくる子どものエピソードをもとに，スタッフ間で子どものイメージをふくらませています。でも，それらはすべて「大人目線」での子どもの姿ですので，実際に子どもと会ってみることは重要であり，そして修了パーティでかわいい子どもたちと過ごせることは，楽しいことです。また，メンバー間同士でもこの時期にはすっかり仲良しになっていることが多いのですが，子どもも一緒に出会う機会というのは貴重で，ペアトレ終了後も連絡を取りあったり，「仲間」関係が続いていくきっかけにもなると考えています。

ペアレント・トレーニングを活かすために

　前述しましたが，諸外国の診断治療ガイドラインのなかでも，ペアトレはADHDやASDに対しての有効性が認められ，早期からの実施が推奨されています。しかし，より効果的に行っていくにはいくつかの留意点があります。

　1つ目は，インストラクターの問題です。Sonuga[7]らの研究でも，トレーニングを受けていないインストラクターが実施したペアトレは効果が乏しかったことが示されています。2つ目は，グループ編成の質の問題です。子どもの特徴や年齢をあわせたほうがよいのか，親のタイプでの工夫はどうすればよいのかなど，よく質問されます。3つ目は参加者のストレスが余計に強まらないような運営です。子どもをほめていくこと，宿題をこなしていくことについて，悩みの深いメンバーにとっては負担感が強まらないような配慮が必要です。4つ目は，メンバーが効果，すなわち子どもの成長と自分自身の変化を実感できるかという点です。自分にも，子どもにもネガティブになりがちな状況で参加していることの多いメンバーにプラスの変化を実感してもらうためのセッション中の工夫を考えていく必要があります。そして，5つ目は，効果の持続です。ペアトレ終了時点で，「これからどうしよう」とメンバーが不安になることがあります。ペアトレ終了後も，効果を持続していくためのペアトレ期間中の工夫や終了後のフォロー体制をどうすればよいのかを考えていく必要があります。これらの留意点と対処法について，第2章以降で取りあげていきます。

　さらに，実際のペアトレのグループに参加したくても参加できない，という人はどうすればいいのでしょう。ペアトレの本を読んでお家で「ペアトレ的かかわり」を効果的に実践していくためには，どのようにすればよいのでしょう。そのあたりについても，第3章を中心に説明していきます。

■ 文献 ───────────────────────────────────

1）Charles E. Schaefer, James M. Briesmeister・編，山上敏子，大隈紘子・監訳：共同治療者としての親訓練ハンドブック，上・下．二瓶社，1996

2）シンシア・ウイッタム・著，上林靖子，中田洋二郎，藤井和子，井澗知美，北道子・訳：読んで学べるADHDのペアレントトレーニング―むずかしい子にやさしい子育て．明石書店，2002

3）大隈紘子，伊藤啓介・監：AD/HDをもつ子どものお母さんの学習室．二瓶社，2005

4）齋藤万比古 他・編：注意欠陥/多動性障害―AD/HD―の診断・治療ガイドライン改訂版．じほう，2006

5）岩坂英巳，中田洋二郎，井澗知美・編著：AD/HDのペアレント・トレーニングガイドブック―家庭と医療機関・学校をつなぐ架け橋．じほう，2004

6）上林靖子・監修：発達障害のペアレント・トレーニング実践マニュアル．中央法規出版，2009

7）Sonuga-Barke EJ, Thompson M, Daley D et al. Parent training for Attention Deficit/Hyperactivity Disorder: is it as effective when delivered as routine rather than as specialist care? Br J Clin Psychiatry. 2004; 43: 449-457.

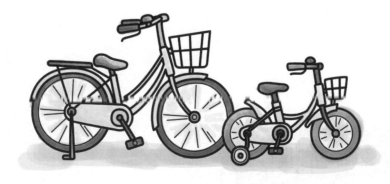

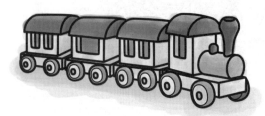

第 2 章

ペアレント・トレーニングの誤解

 ペアトレの基礎にある行動療法は飴と鞭である

　行動療法というと,「できたことにはご褒美, できなかったら罰」というようにして行動への一貫した対応が「飴と鞭」というイメージをもたれることがあります。ある研修会の後に「犬のしつけのようなものですね」と参加していた学校の先生に言われて, 愕然としたことがあります。愕然としたのは, ペアトレが誤解されたこともありますが, むしろその先生が,「だから（犬にも使えるから）, 子どもにもうまく使えそうな気がする」とペアトレに肯定的な意見を述べたからです。行動療法は決して「飴と鞭」のように単純なものでありません。大前提として, 両者の信頼関係があること, その信頼関係のもとに, 好ましい行動に注目して一貫した対応をすることによって, 適応行動を積み重ねていくものです。特に, ペアトレは親が子どもに対して行動療法的かかわりを適用するのですから, その基礎には親子の信頼関係, さらに親から子どもへの深い愛情があることが大切です。そして, 大好きな親にほめられるからこそ, 子どもはいっそうがんばって, できることが増えていくのです。

 ペアトレとは親を訓練, 指導するものである

　Parent Trainingという英語名をそのまま「ペアレント・トレーニング」と日本語訳としているため,「治療者が親をトレーニング, 指導していくもの」として, 親側に何か欠けているものがある, それを専門家が「上から目線」で訓練, 指導していくものである, という誤解を受けることがあります。実は, 奈良でペアトレを始めた頃には,「家族教室」という名称で行っていたのですが, 逆に参加していたメンバーの方々から,「『ペアトレ』のほうがわかりやすい」という声があり, いまのペアレント・トレーニングとなったのです。

　ペアトレの醍醐味の1つとして, 親の本来もつ子どもを理解する力, 受けとめる力,

そして，かかわる力をグループの強みを活かして，うまく引きだしていくところがあります。親を指導するというより，親に敬意を示し（リスペクトし）つつ，「かかわり方で悩んでいるのは自分だけではない」「こうすればうまくいくんだ」という感覚をメンバー同士で聴き，アドバイスしあいながら，一人ひとりが能動的に考え，実践するようになっていけるようにサポートしていくのがペアトレなのです。親の方からすると，受動的に「トレーニングさせられる・してもらう」ではなく，能動的に「トレーニングしていく」「パワーアップしていく」のがペアトレです。

 ## ３ ペアトレに副作用はない

　筆者も当初は「ペアトレは薬と違って副作用はない」と思っていました。しかし，さまざまな機関でペアトレが広がっていくなかで，現時点で２つの留意すべき状況があることがわかってきました。

　１つ目が虐待リスクのある場合の「無視」です。これは第８章（久保先生），第９章（樋渡先生）のところにもくわしく述べられていますが，「無視」という言葉自体が虐待の「ネグレクト」を連想させてしまうというメンバーの誤解を生むため，「ほめるために（注目を外して）待つ」「知らんぷり」などの言葉で伝えるとともに，具体的な行動エピソードをホワイトボードに書いたり，実際にロールプレイでやってみたりすることが大切です。

　２つ目は３歳以下の子どもへの適応です。個人差がありますが，３歳以前ではまだ子どもは自己と他者の境が十分でなく，他者である親を「いつもいてくれて守ってくれる，（一時的に目の前からいなくなっても）また戻ってきてくれる」という安心感をまだもてていないことがあります。このような場合は，親が目の前にいない，いつもと違う対応をとると激しく混乱してしまうことがあります。これも第９章（京都府チーム）にくわしく述べられていますが，「ほめる」ことに徹底して重点を置いて，「待ってからほめる」「きっぱり注目を外しすぎない」という配慮が必要となってきます。

 ## ４ 無視は冷たい感じがする

　「無視」という言葉が良くないのかもしれませんが，このような誤解は少なからずあります。無視は実際にやってみると，好ましくない行動からきっぱり注目を外しますが，

「ほめるために待っている」状態ですから，少しでも好ましい行動が出てくれば，すかさずほめます。決して冷たい感じがするテクニックではありません。ただし，子どもが好ましい行動に移ってほめられたときに，「こうすれば良かったんだ，さっきの行動は良くなかったんだ」と気づけること，そのために普段から好ましい行動をしっかりほめていることが大切です。

　「好ましくない行動は無視して放っておけばいい」という肝心のほめることを忘れてしまうことも，ときどき見られる誤解です。無視は必ずほめると併用すること，それを誤解のないように，具体例も含めて伝えることが大切です。

ペアトレのインストラクターは難しい

　ある機関でペアトレを行いたいと思ったときに，最も課題となるのは「誰がインストラクターをするのか」ということだと思います。「個別でも難しそうなのに，ましてやグループなんて…」「セッションだけでなく，準備からいろいろと時間がかかりそう」など不安の声がよく聞かれます。そして，ペアトレの効果を出すにはインストラクターが一定の研修を受けていることが望ましいとされていますが，まだそのような研修会は日本では十分には行われていないのが現状です。

　では，どのようにすればインストラクターになれるのでしょうか。実際，インストラクターにはいくつかの要素が必要とされています。これらの詳細については，第4章で述べますので，「ペアトレのインストラクターは難しそうだが，やってみると楽しい。そしてニーズがあり，その効果が期待される以上，取り組むしかない」とぜひ1人でも多くの方に取り組んでいただければ，と思います。構造化されているプログラムですので，テキストに沿って進めていくことで，「グループだからこそ」の強みが出てきて，参加している親の方と一緒に，インストラクター自身も成長していくことができます。

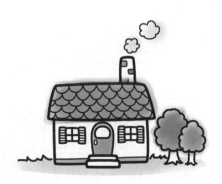

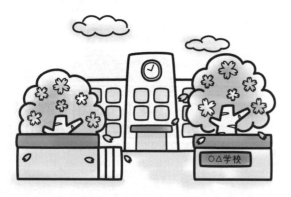

第 **3** 章

標準版プログラムの各セッションのポイント

本章では，全10回の標準版プログラムについて，各セッションの配布用レジュメ（☞ 資料2 P. 259〜）の内容を説明しながら，各セッションのポイントについて示していきます。

また，この章は，ペアトレのインストラクターを行う方だけでなく，個別支援でペアトレを活かしたい方，自分自身が子どもとのかかわりに活かしたい方にも役立てることができるような内容としています。

●ご自身がお家でペアトレ的かかわりを行いたい方は，「⭐ **お家でトライ**」もぜひ参考としてください。

ご注意いただきたいこと

> グループでなく，個別支援の場で，あるいはお家でわが子にペアトレ的かかわりをする際には，本来のペアトレはプログラムの前半，約３カ月かけて子どもの行動観察とほめることを続けてから，後半の「指示の出し方（CCQ）」などのテクニック編へと進んでいくことを忘れないでいてください。すなわち，テクニックを急ぎすぎると「ほめる⇔ほめられてがんばる」という関係が不十分なまま，あるいはペアトレの基本である行動に注目してほめることが定着しないままにテクニックに進んでいくことになりますので，たとえばCCQなどのテクニックを使っても効果が出にくいことがあります。そのようなときは，必ず１〜２週間は行動観察とほめる時期を再度もつようにしてください。

❶ 第１回「プログラムオリエンテーション」 ☞ 資料2−1 (P. 259)

この回のポイントは，①子どもの特性を知ろう，②自分を知ろう，知らせてみよう，③目的を確かめようの３点の目的をしっかりとおさえることです。

①については，まず「子ども紹介（他己紹介）」のところで，２人１組でペアの相手にわが子のチャームポイントも伝えて，それをお互いがグループのなかで紹介することを通して，開始当初の緊張感をほぐすとともに，子どもの良い面に注目することの大切

さと楽しさを体験してもらいます。

　次に，パワーポイントを用いた20分程度の講義「発達障害とペアレント・トレーニング」（☞ 資料2-2 P. 260）のなかで，親や周囲が感じている現在の困った状況は，実は本人が最も困っていること，つまり本人のわがままや怠けではなく，脳の発達特性によるものであることを脳の働き方の写真も交えて説明します。さらに，二次障害が本人の経過に大きなマイナスの影響を与えることを示し，その二次障害を予防するために，ペアトレが有用であることを説明します。

　②については，「子どもとのかかわりで困っているのは自分だけではない」ことをグループという場で実感してもらい，安心感をもってもらうようにします。同時に，自分自身も養育が特段下手なわけではないが，一筋縄ではいかない子どもとのかかわりで悪戦苦闘し，煮詰まってきていることについて，講義のなかの「親子関係の悪循環からプラスの関係へ」（☞ 資料2-2 スライド10）で理解してもらうようにします。

　③参加目的について，「まず自分が変わる。子どもの困った行動だけでなく，行動全体をできるだけ客観的に見て，小さくても好ましい行動が出てきたらすぐにほめるようにしてみる」ことを提案します。この「自分が変わる」というのは，「自分が良くない親だから変わる」というのではけっしてありません。いまの困った状況は，子どものせいでも，親のせいでもないが，かかわり方のツボが狭いために起こってしまっていることです。そのかかわりのコツをペアトレを通して身につけていく，すなわち「自分のかかわり方を変えてみよう」ということなのです。

　また，事前調査で記載してもらった「子どもの行動観察（状況版）」（☞ 資料2-3 P. 262）「子どもの行動観察（対応版）」（☞ 資料2-4 P. 263）を見てもらいながら，「この

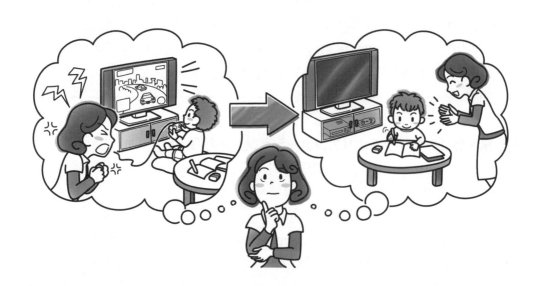

半年間のペアトレ参加を通して，子ども，自分，そして親子関係がどうなっていきたいか（目標）」についても，具体的なイメージをもってもらうようにします。この時点では，まだ子どもへの要求水準が高いことが多いので，その目標を書いてもらったり，発言してもらうことまではしません。あくまでも，プログラムに参加することの動機付けをしっかりもってもらうためのものです。

　第1回の宿題は，「子どもの行動−対応−その結果どうなったか」（H.W.1 ☞ 資料2−5 P. 264）という行動エピソードを書いてくることです。「いつもこうなる」という漠然とした書き方ではなく，ある日の特定のエピソードについて，具体的に書いてきてもらうように伝えます。対応がうまくいったエピソードでも，うまくいかなかったエピソードでもかまいません。

● 第1回のポイント ●

➡ ① いまの困った状態は，子どものわがままでも自分の養育の失敗でもないことを知る
② 発達障害のある子どもの経過に悪影響を与える二次障害を予防することが大切であり，そのためにペアトレが有用であるという参加の動機付けをする
③ 半年間ペアトレに参加しての目標をイメージする

★ お家でトライ

　親が困っている状態ではありますが，「本人自身が一番困っている（あるいは，これから大きくなるにつれて，困り感が強まっていく）」ととらえることが大切です。二次障害が出てこないように，あるいはいまみられる二次障害が軽減するように，ペアトレ的かかわりを始めていきましょう。子どもが診断を受けていなくても，「どうして何度言ってもできないのか」とかかわりに迷うことが繰り返されているのなら，ペアトレにトライしてみる価値はあります。また，始めるときには，他の家族でも，友人でも，誰かに「ペアトレにトライしてみる」と宣言してしまうのも1つの手です。毎日の生活のなかでペアトレ的かかわり，すなわち小さくても好ましい行動をはめることを意識して行い，それを数週間，数カ月と続けていくことで効果はジワジワと出てきます。この「続ける」ことが大切なのでまわりに宣言しておくのです。

❷ 第2回 「子どもの行動の観察と理解」 ☞ 資料2-6 (P. 265)

　この回から通常の流れとなります。まず，ウォーミングアップとして，「子どもの良いところ探し」をしてもらいます。この良いところ探し（第4章 P. 55参照）は，日本版開発の際にオリジナルで導入したものです。いきなり前回の宿題報告に入るより，最近みられた子どもの良いエピソードを順次披露してもらうことで，グループの緊張感がとけて，スムーズにセッションに入っていけること，そして普段から子どものちょっとでも良いところに目を向けていこう，ほめていこうという習慣をつけてもらうことが目的です。メンバーの方が「たいしたことではないのですが…」と前置きしてから話すことも少なくないのですが，目立つ良いエピソードももちろん，ちょっとした良いエピソードにしっかり注目できていることをインストラクター側から指摘しながら，一緒に喜んでいくようにします。

　ウォーミングアップに続いて，前回の宿題報告となります。行動エピソードが目に浮かぶように書けていれば，対応の結果がうまくいかなくても，立派に宿題達成です。そのがんばりをスタッフ，他のメンバーで拍手して賞賛します。

　第2回では，やってきた宿題を適時振り返りつつ，レジュメの内容を説明していきます。「行動とは，目に見えて数えられるもの」で，必ず何かの誘因があってその行動がみられていること，そして子どもの行動そのものだけでなく，行動の前の状況，きっかけを工夫すること，あるいは行動の後の対応を変えてみることの大切さを説明します。このような行動療法による「行動の流れのABC（先行条件 Antecedent / 行動 Behavior / 結果 Consequence）」はペアトレの基本となるものであり，特に最近は自閉スペクトラム症のある子どもの親の参加が増えていることから，何度も繰り返してでもメンバーにおさえてもらいたいところです。必要に応じて，ホワイトボードに書いて，理解を深めてもらうようにします。その際，行動を「do not（〜しない）」ではなく，「do（〜する）」のほうに注目して，「身につけてもらいたい行動」を常に意識して，それができるような工夫を考え，少しでもできたらほめていくことの大切さを強調します。

　また，この回では1組だけ（親役−子役）でもいいので，ロールプレイをやってもらうようにしています。場面は，メンバーの複数が困っていると感じているような場面，たとえば「テレビをなかなか止められず，宿題が始められないときの指示の出し方」などです。親役だけでなく，子役も同じような場面で困っているメンバーにやってもらうようにしています。親役には，「いつも家でやっている感じで指示を出してみてください」とお願いし，子役には，「いつもの子どものようになりきってください」とお願いします。ロールプレイは適当なところで切って，その後見ていた他のメンバーから親役にコメントしてもらった後，親役，子役にもそれぞれ感想を聞きます。そして，インストラクター

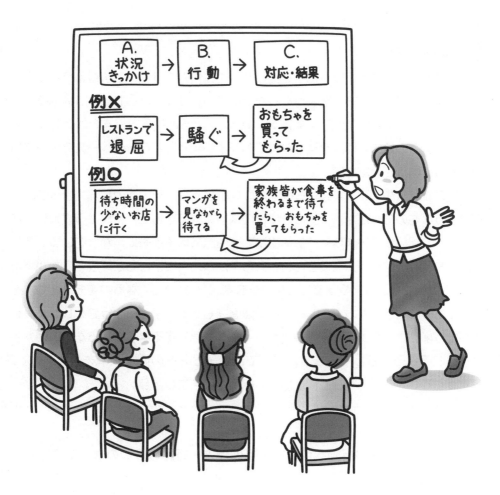

から，親役には「とても丁寧に，優しく接している」などとその人らしい良い面をフィードバックします。子役には「とてもうまく演じていた。しっかり子どものことを理解している証拠です」などとフィードバックしたりします。最後に，「でも，つい子どものペースにつられてしまって，指示が通らなくなってしまっていないか」「もっと楽なかかわりの方法をこのペアトレで身につけていきましょう」と結びます。

　この回の宿題は，「子どものほめた行動－どうほめたか」（H.W.2 ☞ 資料2-7 P. 267）です。次回のセッションまでの間で，ほめたエピソードをいくつか書いてきてもらいます。

◖ 第2回のポイント ◗

➡ ① セッション1回の流れを体験する

　　（良いところ探し→宿題報告→レジュメで学習→次回までの宿題説明）

　② 「良いところ探し」を継続していく

　③ 行動の流れ（ABC）を理解する

★ **お家でトライ**

　普段から，子どもの良いところを探していく習慣をつけていきましょう。うまくほめる言葉が出なくても，ちょっとした良いところを見つけられるようになることがまず大切です。「良いところは１つもない。ほめるところを探すのはストレスである」というのであれば，無理しなくてもかまいません。自分のペースで少しずつ取り組んでいってください。

　行動の流れ（ABC），すなわち行動には理由があり，その前の状況，きっかけはどのようなものだったか，行動の後にどのような対応をして，結局どう収束したかについて，記録してみましょう。いままで一生懸命に子どもに声かけをしつづけてきたかもしれませんが，たくさん言われると，かえって子どもが理解できなかったり，聞き流してしまったりすることがあります。つい言いたくなるのをおさえて，「記録するために観察してみよう」と少し距離感をもって，子どもの行動をじっくり見てみましょう。このような行動観察から，子どもができるようになるためのヒントが得られるようになってきます。ここでも，子どもへの要求水準を少し下げて，ちょっとでもできていることに注目してほめていきましょう。

❸ **第3回　「子どもの行動への良い注目の仕方－行動の３つのタイプ分け」**
　☞ 資料2-8 （P. 268）

　ウォーミングアップ「良いところ探し」の後，宿題報告です。宿題も「ほめた行動」ですので，良いところ探しと異なるエピソードを報告してもらいます。この時期には，子どもへの要求水準が高かったり，親自身が養育の自信を失っていて，「ほめるところがない」「ほめようとすることがかえってストレスになる」と訴えるメンバーもいますが，あわてず子どもの行動を観察しつづけることが大切であることを伝えましょう。

　このセッションでは，行動を３つに分けることを学びます。すなわち，「①好ましい・増やしたい行動＝ほめる，②嫌いな・減らしたい行動＝注目を外す（無視，待ってからほめる），③許しがたい・なくしたい行動＝リミットセッティング／タイムアウト」に分けて，その対応も一貫したものとします。この際に３つに分ける基準は，あくまでもペアトレに参加している親の判断によるものです。セッションでは，これまでのペアトレ参加者が宿題報告した実例の一覧表（「行動リスト（例）」☞ 資料2-9 P. 269）を示しながら，人によって基準はさまざまなので，自分がその行動を好きか嫌いかで決めていってもらってよいことを伝えます。

そして，宿題として行動を３つに分けて書いてくることですが，「分け方に疑問はない
ですか？」と質問がないか時間をかけて確認するようにしてください。そして，この時
期は，無視やタイムアウトという難しいテクニックに走ることは控えて，まずは行動を
３つに分ける目を養って，そのなかの好ましい行動に積極的に目を向けてほめていくこ
との大切さを強調します。ペアトレで習った内容は，母親が参加しているときには，家
に帰ってから父親など家族にも説明し，協力を求めていくように，普段からメンバーに
伝えているのですが，特にこの３つのタイプ分けについては，家族内でぶれることなく，
一貫性をもたせることをお願いしていきます。親が一貫性のある対応を続けることによっ
て，子どもが好ましい行動を増やそうとし，好ましくない行動に気づいて修正していけ
るようになるからです。

　なお，第４章（P. 42）にもくわしく書いていますが，行動の３つのタイプ分けの基
準については，メンバー自身がまわりのメンバーの分け方を参考にしたり，何よりも子
どもの好ましい行動が増えてくることで，セッションが進むにつれて分ける基準が厳し
すぎたものが，徐々に子どもに合致したものになってくることが多くなってきます。こ
の回の宿題は「行動の３つのタイプ分け」（H.W.3 ☞ 資料2-10 P. 270）です。書き方は，
「いつも〜となる」と漠然と書くのではなく，日付けを書いたうえで一つひとつのエピ
ソードを記録していくようにします。

　● 第3回のポイント ●

➡ ① 前回の宿題報告を丁寧に行う（ほめた行動エピソードが思いうかぶように）
　② 行動を３つに分けることを理解する
　③ まずは好ましい行動に注目してほめることの大切さを強調する

21

★ お家でトライ

　行動の３つのタイプ分けは，自分１人でするときにはいっそう迷いがちです。いままでの自分自身の基準，お家のルールというのは，急には変えることが困難です。ともかく自分なりに分けて記録していきましょう。そして，少しでも好ましい，増やしたい行動がみられたら，ほめるようにしていってください。許しがたい行動には，いままでどおりの対応をしていけばいいですが，「この行動は，許しがたい（なくしたい）というより，減らしたい行動ととらえられないか」という視点をもつようにして，注意，禁止の言葉を減らして，少し待ってみることもトライしていってください。それらによって，子どもの好ましい行動が増えてくることで，自分の分け方やかかわりが正しいことが実感されていきます。

④ 第４回　「親子タイムと上手なほめ方」 ☞ 資料2-11 (P. 271)

　「良いところ探し」の後，宿題報告です。３つの行動のタイプ分けについては，行動エピソードがちゃんと書けていれば，宿題達成です。メンバーが，「この分け方でいいのか」「好ましい行動がほとんどない」と言っていても，しっかり宿題に取り組んできたことをねぎらい，認めるようにします。

　好ましい行動の報告に対しては，一緒に喜びながら，フィードバックの声かけをします。たとえば，「こんな行動ができるなんて，とっても優しいお子さんですね。お母さんの声かけがうまく効いてきているのでしょう」という感じです。一方，本人から「この行動は，どちらに分けていいのか」と質問してきた場合は，その子どもの特性も考えたうえで，いますぐできるようになるのかどうか，本人やまわりの生活への影響はどうかという視点でアドバイスするとよいでしょう。たとえば，「同じことを何度も聞いてくるのは，本人のこだわりからくるものなので，急になくすことは困難です。こだわりをなくすのではなく，減らすことで，やらなければならないことを少し遅れてもやっていけるようになることを目標としていきましょう。もちろん，聞いてもらえずに暴力などに発展した場合は，許しがたい行動として，いままでどおりの対応をしていけばよいです」という感じです。３つのタイプ分けに疑問が残らないようにしておくことが大切です。このセッションの宿題報告には30分以上時間をかけてもかまわないように，セッションテーマは短時間ですませられるようになっています。

　上手なほめ方は資料にあるとおりですが，子どもの行動を具体的にほめること，そして自分の気持ちを伝えることが大切です。また，子どもが小学校高学年くらいからは，

22　第３章　標準版プログラムの各セッションのポイント

ストレートにほめすぎると，嫌がることがあります。ある中学1年生男児は，いつも長風呂に入っているのを早く出てきたときに，「早く出てきてえらいえらい」とほめられて，「僕を馬鹿にしているのか」と逆にキレてしまったのですが，翌週にも同じような機会があったときに「早く出てくれて助かったよ。ありがとう」とほめられて，照れながら喜んだそうです。ある自閉スペクトラム症のある子どもは，ほめられても喜んだ表情をしていなかったのですが，母親が子どもの好きなキャラクターになりきってほめたら，ノリノリで喜んだそうです。子どもの年齢や特性にあわせれば，ほめられて嫌がる子どもはいません。

　親子タイムの話に入る前に，良いところ探しと宿題報告の様子を踏まえて，「みなさん随分子どもの良い面を見つけることが上手になってきました。でも，『あ，ほめ忘れた』と後で気づくこともまだあるかと思います。親子タイムは，楽しみながら，ほめ忘れをなくしたり，ほめ言葉を増やしていくことができます」と伝えたうえで，親子タイムの説明をしていきます。親子タイムで大切なことは，「親も楽しむ」ということです。「子どもと2人きりの時間」を時間に追われずに親子タイムをもてるように，1週間のなかでスケジュール調整してみるように提案してください。遊びの内容は子どもが決めることができるのですが，「ゲーム以外では遊ばない」と思われていた子どもが，親子タイムになると，お風呂での「あっち向いてホイ」を提案してきたり，寝る前の時間帯での絵本読みをせがんできたりなど，いろんな遊びを楽しむことができるようになってきます。宿題は親子タイムですが，セッション終了前に必ず，「どんな親子タイムがもてそ

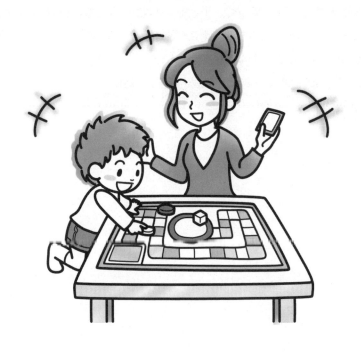

うか」と考えてもらい，何か質問があればその場で聞くようにします。この宿題は第4回だけでなく，第5回の宿題にもなります。うまく2人で遊べなくとも，どんな遊びをしたか，子どもと親の感想はどうかなどを次回報告してもらい，他の人たちの遊びも参考にしていけばよいことを説明します。

● 第4回のポイント ●

➡ ① 行動の3つのタイプ分けの宿題報告は，分け方の疑問がなくなるまでじっくり時間をかける

② 上手なほめ方は，子どもの年齢や特性にあったほめ方で行う

③ 親子タイムは，セッション中に何をするか考えておいてもらう

★ **お家でトライ**

　「ただでさえ忙しいのに，親子タイムの時間は取れない」「2人で遊んでも，子どもも自分も楽しくない」という迷いがあるかもしれませんが，週末などに何とか時間を作って，まずは実行してみましょう。「親子タイム中は指示をしない，せかさない」「ちょっとでもおもしろそうなことをしていたら，ほめてみる」というのは，実は子どもだけではなく，親にとっても心地よい時間となってきます。子どもの楽しそうな様子を見て，親も楽しく，子どもがかわいいと感じられるようになったというメンバーは多いです。また，自閉スペクトラム症などマイペースな子どもの場合は，ひとり遊びのなかに「興味をもっている」という感じで加わるだけでもかまいません。子どもの世界に一緒にいてあげてください。

---

❺ 第5回 「前半ふりかえりと学校との連携」 ☞ 資料2-15 (P. 276)

　このセッションでは前半4回のふりかえりと学校との連携を学習します。これまでのセッションで子どもの行動観察，ほめることが上手になっていることを確認しあいます。そして，親子関係の悪循環（**図3-1**）から脱して，「ほめる（親）⇔ほめられて，またがんばる（子）」というプラスのやりとりが増えてきているいまだからこそ，次回からのテクニック（指示，待ってからほめるなど）が効きやすくなることを強調します。子どもに指示を出しても通らない，困った行動が減らないなどと悩んでのペアトレ参加ですから，自信をもって後半に臨んでもらうようにするためのふりかえりセッションです。

　また，サポート機能を高めるために，グループで進めていることを活かして，ペアトレ前や後に会場は自由に利用してよいので，少し残ってお話したり，帰りにお茶を飲みに行ったりして，メンバー間での親睦を深めていくことも勧めるようにします。

　学校との連携の重要性についてもお話しします。発達障害のある子どもが特別支援教育の対象となったことで，通常の学級に在籍している子どもであっても，保護者が学校側（この場合は担任）と子どもへの配慮事項について話し合うことができるようになりました。「家ではできてあたりまえのことでもほめてもらえる。でも，学校ではほめて

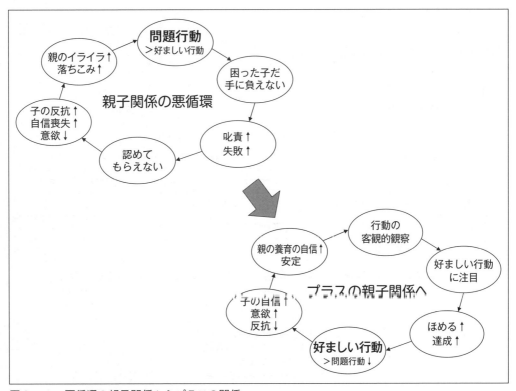

図3-1　悪循環の親子関係からプラスの関係へ

もらえず，逆にできないときに叱られてしまう」というのでは，子どものセルフエスティームは高まっていきません。ペアトレを通して家庭でがんばって取り組んでいることを手紙（☞ 資料2−16 P.278）で伝えるとともに，学校連絡シート（☞ 資料2−17 P.279・図3−2）で目標行動を共有して，できたときに子どもをほめていってほしいことをお願いするようにします。（実際に学校連絡シートを記載してもらうのは，第8・9回頃です。）なお，目標行動で大切なことは「（本人が）あとひとがんばりしてでもできる行動」とすることです。

この回の宿題は親子タイムを続けてくることです。

● 第5回のポイント ●

➡ ① ほめることが上手になって，子どもとのプラスのやりとりが増えており，指示などテクニックが入りやすくなっていることを確認する

② 学校との連携にもこれから取り組んでいくことを心づもりしてもらう

③ グループのサポート機能を高めていく

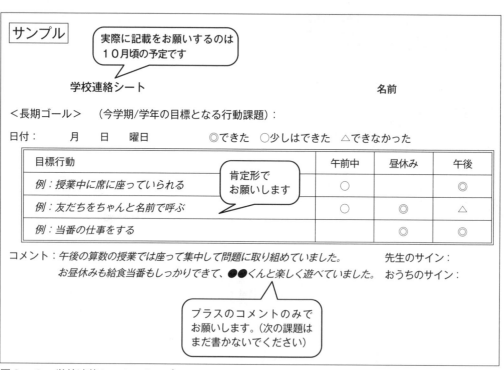

図3−2　学校連絡シート　サンプル

お家でトライ

　グループだと，良いところ探しや宿題報告のときに他のメンバーやスタッフから拍手やフィードバックの言葉がもらえるので，「ああ，いまのかかわりを続けていくことで，子どものできることが増えていくのだな」ということが実感されるのですが，1人でお家でトライしているときには，そのような自身へのフィードバックがどうしても難しくなります。これからの指示の出し方などテクニック編を自信をもって臨むためにも，いっそう子どもの良いところ探しとほめる声かけを続けることで，子どもができる行動が増えていることを再確認してみましょう。前半折りかえし時点までがんばった自分へのご褒美として，スイーツを買って来るなどもいいかもしれません。

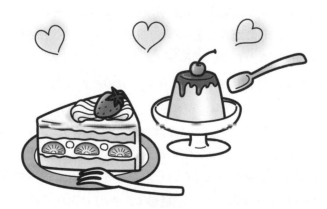

❻ 第6回 「子どもが達成しやすい指示の出し方」 ☞ 資料2-19 (P. 282)

　まず，ウォーミングアップの良いところ探し，宿題の親子タイムの報告をしてもらい，「ほめる⇔ほめられてがんばる」のプラスのやりとりが増えていることを賞賛したうえで，指示が通りやすくなっている状況であることを全員に伝えます。

　指示の出し方の説明の前に，指示がなぜ達成できないかについて，子どもの特性（耳からの情報が入りにくい，気が散りやすい，興味が偏るなど）に加えて，いまここで何をしなければならないのかがわかっていない，これまでに「できた！」という成功体験が少ないことが影響していることを再確認します。

　それらを踏まえて，「予告⇒CCQで指示⇒ほめて終了」の具体的な流れについてレジュメを見ながら説明します。まず，きっちりと子どもの注意を引いて予告します。この際，予告内容は，「納得できて，実行できる約束」である必要がありますから，普段から家庭にルールがあり，本人が実際にできる指示となっていなければなりません。たとえば，「テレビを消して宿題をする」という指示の場合，家庭に「テレビは宿題の前に見てもいいが，宿題は夜のうちに必ずする」などとルールが決まっていないと本人が納得しません。予告の時点で「あと5分」と子どもが親の顔も見ずに言っても，5分後にはいま見ている番組が一番いい時間だったら，実行することは困難です。あるいは，親が一方的に時間を決めても，思春期くらいの子どもになると納得しないでしょう。しっかり子どもと目をあわせて，時計も見せて，できれば本人に「何分後から宿題をするか」と決めさせるようにして，「じゃあ，○分後になったら，テレビ消して宿題するよ」と予告内容を再確認していったん離れます。そして，約束の時間になったら，CCQ（おだやかに，近くに行って，静かに）で指示を出すわけですが，「指示はすんなりとは通らない」ことを親側が前もってわかったうえで，イライラせず，そしてCCQを保ちつつ，きっぱりと指示を繰り返すのです。本人も納得して決めた約束に沿った指示をしているわけですから，子どもの言い訳や口答えに耳を貸す必要はありません。そのかわり，少しでも子どもが指示に従いはじめたらまずほめて，指示どおりにやっていたら忘れずにほめて，そして指示を達成できたら思いっきりほめましょう。UCLAでは「25%ルール」というものがありました。全部できていなくても半分のそのまた半分，25%くらいできたら，まずほめようという感じです。

　このような指示の出し方は，レジュメを読んだだけではなかなかうまくできません。そのため，ロールプレイをセッション中に行って練習していきます。ロールプレイはメンバーが恥ずかしがってなかなか出にくいときもあるのですが，ペアトレ参加時に書いた「子どもの行動観察（状況版）」（☞ 資料2-3 P. 262）で指示の通りにくい場面をそれぞれ確認してもらい，複数の人が困っている共通の場面の練習をすることを提案します。

そして，その場面を書いている人が，親役と子役をすることになります。ロールプレイをするときには，母役のメンバーに聞きながら，ホワイトボードに場面と指示内容，手順（予告－CCQ－ほめて終了）をセリフも含めて書いていきます。そして，いったんセリフを覚えたら，ロールプレイ中はボードを見ずに，子役を見て真剣に演じることをお願いします。子役は，自分の子どもになったつもりで，ぼ～としたり，あるいは言い訳したり，いろいろと抵抗してもらいますが，大切なことは，「最後まで指示に従わないのではなく，これはロールプレイなので，『これくらい言われたら，まあやってもいいか』と感じたら，指示に従ってください」とお願いしておくようにします。そして，ロールプレイ後には，まず他のメンバーから母役のよかったところのフィードバック，そのあと子役，母役の感想を聞くようにします。特に，子役からの感想は大切です。「最初は何を言われているかわからなかったが，眼をあわせて予告されるとよくわかった」「穏やかに何度も言われたので聞いてもいいかな，と思った」「最後ほめられたらうれしかった」などの意見がみられることが多いです。時間によりますが，1組だけでなく，2組程度してもらうようにしていますが，勇気をもってロールプレイに取り組んだこと，うまくできていることを賞賛します。

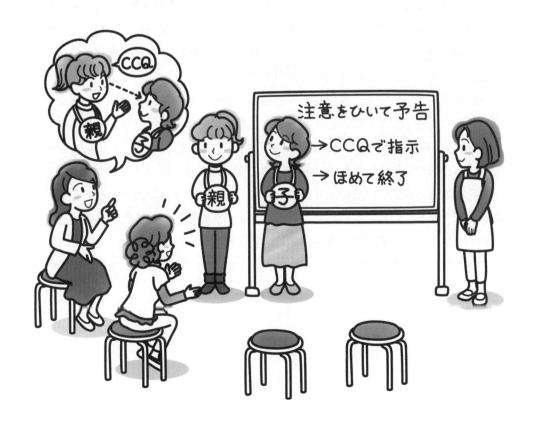

宿題は，指示の出し方のテクニックを家庭でチャレンジしてくることです。どのような場面で指示を出すか，すなわちまったく無理な場面は避けつつ，しっかりねらいを定めて「ここぞ」という場面でチャレンジしてきてもらいます。その様子を「指示－子どもの反応－次にあなたはどうしたか」（H.W.6 ☞ 資料2-20 P. 285）に記録してきてもらいます。

なお，家庭でのほめる習慣を続けることも，確認しておきます。

●━ 第6回のポイント ━●

➡ ① 指示の出し方「注意を引いて予告⇒CCQで指示⇒ほめる（25%ルール）」を体験する

② 予告は，子どもが実行できて納得できる約束であることを忘れない

③ ロールプレイは楽しみながら，真剣に，そしてフィードバックは確実に行う

★ **お家でトライ**

いよいよテクニック編です。ほめ上手になった自分に自信をもって，「まずはどんな場面でどんな指示を出そうか」ということをじっくりと考えてみてください。1人ではロールプレイができませんが，CCQでの指示の仕方を普段から意識することが，このテクニックの練習にもなります。

実際にチャレンジするときには，まずはしっかり予告を成立させてください。指示は何度も出す必要があることを心づもりしておいて，多少子どもがぐずぐずしても，CCQ，すなわち穏やかさを保って指示を出しつづけましょう。そして少しでも子どもが取り組みはじめたら，ほめるのです。このほめるタイミングも大切ですが，これはもう身についていますから心配ありません。そして，指示どおり子どもが達成できたら，一緒に思いっきり喜びましょう。指示されたことが達成できてうれしそうな子どもの笑顔が，何よりもご褒美になるはずです。

❼ 第7回 「上手な無視の仕方（ほめるために待つ）」☞ 資料2-21 (P.286)

　まず，良いところ探しを行った後に，「指示－子どもの反応－次にどうしたか」の宿題報告です。予告がうまくできていないようでも，うまく指示が入って，最後にほめていればOKです。テクニックを使ってやってみたがうまくいかなかった，というメンバーには，宿題シートの内容から工夫の余地があればアドバイスをしますが，まずは簡単なお手伝いなど達成できやすい指示からやってみてほめてみることを提案します。あせらずに，行動観察とほめることを続けることがいまは大切であることを伝えましょう。

　無視については，「待ってからほめる」「ほめるために待つ」「注目を外す（知らんぷり）」などの言葉を使うほうが，誤解なく伝わるようです。行動の3つのタイプ分けを復習し，好ましい行動をほめることができているからこそ，してほしくない行動を減らすことができることを強調します。また，「行動リストでみる連続性」（☞ 資料2-22 P.289）を見ながら，減らしたい行動であっても，待ってからほめることで，好ましい行動に変わっていくことを説明します。あわせて，普段から好ましい行動をほめていること，家庭内にルールがあることが大切であることも繰り返して述べます。

　無視（待ってからほめる）のテクニックについても，レジュメでの説明に加えてロールプレイで練習，体験をしてもらいます。この場面設定は，減らしたい行動のうち，子どもが口答えしたり，言い訳したりしているときに使いやすいので，そのような場面（電話の邪魔，夕食の準備の邪魔など）を2～3あげて，メンバーに選んでもらって練習するようにすれば，スムーズにできます。ロールプレイでは，親役が無視しきれずに子どもにつられて反応してしまう場合は，ロールプレイ中でもいったん止めて，再度がんばって無視しつづけてほめるのを待つようにアドバイスしてから再演します。逆に子どもがおとなしいめの場合，「無視されていてかわいそう」というイメージのロールプレイになってしまうことがありますが，無視の宣言（たとえば，「危ないから料理の邪魔はしないこと。料理の邪魔をしているうちはお母さんはお返事しません。いまは隣の部屋で弟と遊んで待っていなさい」など）をはっきりと伝えてから，無視をスタートし，子どもが代わりの好ましい行動に移ったら，すかさずほめるようにすることで，冷たい感じはなくなるはずです。無視中は，子どもの好ましくない行動からは注目を外しますが，そっと見守っている感じです。ロールプレイ後は，他のメンバーからのフィードバック，子役，親役の感想を聞くとともに，熱演したメンバーに拍手を送ります。

　忘れてはならないことは，減らしたい行動に対して無視のテクニックを始めると，いったんその行動は増えてくるということです。腰を据えてほめるために待つことが大切です。宿題は，減らしたい行動にきっぱりと無視のテクニックを使ってみることです。まだ自信がないというメンバーには，「待ってからほめる」ことに主眼を置いて負担なく

取り組んでもらうこともあります。たとえば，何か指示をして，子どもがなかなか取り組まなくても，クドクド言わずに待ってみて，少しでもやり始めたらほめるという感じです。その様子を「無視した行動－どう無視したか－そのあとどうほめたか」（H.W.7 ☞ 資料2-24 P. 291）に書いてくることです。

　いずれにしろ，普段の生活でほめることを続けていくことは忘れないようにします。

● 第7回のポイント ●

➡ ① 無視の前に，ほめるポイントのふりかえりを行い，無視のポイントと対比する

② 無視というより，「ほめるために待つ」「待ってからほめる」というイメージをもてるようにする

③ 普段からほめることで好ましい行動を十分に増やしておくことを忘れない

 お家でトライ

　無視とは，減らしたい行動から注目を外し（知らんぷり），ほめるために待っている状態です。ですから，無視をチャレンジするときは，常に「ほめる」ことを念頭に置いて，「このような行動が出てきたらすぐほめよう」とさりげなく子どもの様子を観察しておいてください。また，普段から好ましい行動をほめておくこと，好ましい行動を十分に増やしておくことが大切です。無視をマスターできたということは，行動の3つのタイプにあわせた対応がしっかり定着して好ましい行動が増えていて，指示も通りやすくなっているということですから，親としてはペアトレの大部分をクリアできたことになります。子どもも，無視されているときに，「あ，この行動は良くないんだ。こうすればいいんだ」と気づいて，しかも修正する力が育ってきているわけですから，親子でしっかり成長していることになります。

❽ 第8回・9回 「トークンシステムとリミットセッティング・タイムアウト」

　トークン表（がんばり表）をこの2回のセッションで完成して，実践していきます。並行して，3つの行動のタイプ分けのうちの最も難しいテクニックであるリミットセッティングからタイムアウトを練習していきます。

　トークン表は，（☞ 資料2-26 P. 294）に書いてあるとおり，子どもに身につけてほしい行動をまず親のほうが10個以内あげて，数日間声かけなどしながら，どの程度できるかを予習しておきます。そして，子どもと一緒にトークン表を作成するときに，子ども

の「こんな行動をがんばりたい」という気持ちを大切にしつつ，たとえば10個であれば，うち5個は大体できてきているがもっと定着させたい，3〜4個はもうひとがんばりしてできる日を増やしたい，そして1〜2個はできない日が多いけど，大切だからできるようになってほしいというようなバランスで決めていきます。つまり，毎日のチェックのときに，子どもが「今日もあまりできなかった」と自信とやる気をなくさないようにすることが大切です。また，トークン達成までは短すぎるとトークンにつられてやるようになりがちなこと，長すぎると途中でやる気をなくしてしまうことなどから，2〜3週から2〜3カ月で達成できるようなポイント設定がいいようです。トークンが子どもにとって魅力的なことも大切ですが，何よりも毎日の「今日もがんばった，明日もがんばろう」という親子のやりとりを楽しみたいものです。できない日があっても，クドクド言わずに，「明日はがんばろう」という感じで励ましていきましょう。なお，トークン表は（☞ 資料2-30 P.299）にあるように，上記の目標行動のチェックに加えて，家庭でのルールの再確認のために，3つの行動タイプ分けにあたるグリーンカード，イエローカード，レッドカードを明示して，それぞれのポイント加算あるいは減点とするタイプとシンプルに目標行動だけ設定するタイプがあります。それぞれのメンバーにあったものを作成してもらいましょう。なお，トークン表は冷蔵庫にマグネットで貼っておくなど目立つようにしておきましょう。

　第8回の宿題でトークン表の試案を作成し，数日でも実践してもらって，第9回で報告してもらいます。その際，ポイントの増え方を見て，設定している目標行動のハードルが高すぎたり，目標行動が具体的でなかったりした場合は，微修正を提案します。そして，第10回にも報告してもらうようにします。トークン表を作る労苦は大きなものがあります。インストラクターはそのメンバーなりのトークン表の良いところをほめていきましょう。なお，トークン表はパソコンで作成することも増えてきていますが，そのようなときに普段はセッションに参加できない父親の協力を得て作成すると家族のルールが確認できるとともに，子どものできていることを皆で喜べるようになります。ぜひ協力をお願いしていきましょう。

　リミットセッティング（☞ 資料2-25 P.292）は許しがたい行動に対して行うものですが，自分や相手に危険である行動だけでなく，家庭でのルールを何度言っても守らないときにも行います。「あなたのことは大切だけど，その行動はダメ」ときっぱりと行うようにします。ただし，この時期にはそれまでのペアトレの積みかさねによって，「許しがたい行動はなかった」と，宿題の対象となる行動がみられなくなっているということもよくあります。警告はできるだけ出しおしみして，その前に「いま○○すれば，△△できるのになー」とプラスの言葉で声かけしてみることも大切です。

33

タイムアウトは，ゲームの時間を一定時間取りあげる，トークン表のポイント減点をするなどが用いられることが多いです。子どもにとって，取りあげられたくないものをいったん取りあげるのですが，「長引かせず，元の状態に戻せる」ことが原則です。週末の遊びの禁止やゲームを捨ててしまうなど，親が警告しても実行困難であったり，子どもにとって怒りのみ残すものは避けるべきです。そして，いったんタイムアウトになった後は，水に流して，その後本人ががんばっていることを見つけてほめてあげましょう。

　宿題は，トークン表を継続して持ってくることと，機会があればリミットセッティング（☞ 資料2-27 P. 295），タイムアウト（☞ 資料2-29 P. 298）をやってくることです。また，学校連絡シート（☞ 資料2-17 P. 279）の協力もお願いするようにします。

　第9回には，第10回（最終回）で比較するために，初期にやった「子どものほめた行動－どうほめたか」あるいは「行動の3つのタイプ分け」を再度書いてくるようにお願いしています。どちらを宿題とするかについては，初期のそれぞれの宿題の書き方を確認してみて，その頃といまとでつけ方に差が出やすいメンバーが多いと予想されるのはどちらの宿題かで判断して決めてください。

● 第8・9回のポイント ●

➡ ① 警告は出しおしみして，まずは「○○できたら，△△できる」と誘ってみる
② 警告をいったん出して，子どもが従えなかったら，きっぱりとタイムアウトを行う
③ タイムアウトは効果的であって，長引かず，尾を引かないものを設定する
④ トークン表の目標行動は親子で決める
⑤ トークン表は親子で楽しみ，がんばりを一緒に喜ぶ
⑥ 学校連絡シートの協力を学校側にお願いする

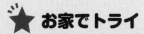

★ お家でトライ

　ペアトレ的対応をお家で本を読みながらする場合は，警告・タイムアウトのテクニックは，とても難しいので無理にトライする必要はないと考えています。なぜなら，それまでの行動観察とほめる，指示してほめる，待ってからほめる（無視）－これらのかかわりで好ましい行動が増えるだけでなく，減らしたい行動，許しがたい行動も，十分に減っているかと思うからです。もし，どうしてもトライしてみたいのであれば，☞ 資料2−25 (P. 292)にある「公共の場でのリミットセッティング」については，チャンスがあれば一度でもいいので，チャレンジしてみてください。「私はやると言ったことは必ずやる」ということが一度子どもに伝われば，その後のかかわりがグッと楽になります。ただし，このリミットセッティングすることができるのは，普段から「ほめる（親）⇔ほめられてがんばる（子）」のプラスのやりとりがあって，実際好ましい行動が増えてきていることが絶対条件です。このような状態にまで進んでいれば，公共の場で思いどおりにならずにパニックになっていても，帰りの車中か自宅でクールダウンした後には自分の非を認められるようになるのです。

　トークン表についても，1人でやれないことはないですが，その場合は「親子ですごくがんばっているね！」と子どもだけでなく，親のがんばりも認めてもらえる環境が必要です。他の家族にトークン表作成のお手伝いをしてもらったり，ご褒美に外食など自分もうれしいものを入れたりするのも1つの手です。そして，子どもができることが増えてきていることを子どもと一緒に喜んでいきましょう。

---

❾ 第10回　全体のまとめとこれからのこと，学校との連携【再】

　　☞ 資料2−31 (P. 301)

　最終セッションも，いつものように良いところ探しからスタートします。全員の報告が終わったら，皆良いところを自然に見つけられるようになってきていること，子どものできることが増えてきていることを賞賛したうえで，ペアトレが終わっても，良いところを探しはめていくことをお願いします。

　宿題報告は，まずトークン表の披露です。特にポイントがたまってきているかどうかを確認しますが，この時点でポイントがたまりすぎるので基準を厳しい目にしていく，という変更はタブーです。「約束が違う」と子どもがやる気をなくしてしまいます。逆に，ポイントがなかなか増えないので，子どもが飽きてきたような場合は，ボーナスポイン

ト（親が良いと思う行動に加点します）など，ポイントが増えていく修正をきりのよい
ところですることも提案します。

　タイムアウトシートは，機会があって実行してみた人だけに報告してもらいます。タ
イムアウトというのは，なかなかうまく実行できないのですが，トライしてきたことを
賞賛するとともに，メンバーからやってみての質問があれば，答えていくようにします。

　そして，「ほめた行動－どうほめたか」か「行動の３つのタイプ分け」のいずれかやっ
てきてもらったものについて，初期に書いた同じ宿題シート（事前にコピーしておいて
このときに返却します）と比較してもらいます。表３－１にあるように，初期もほめて
はいるのだけれども，目立った行為（テストで良い点を取ったこと）や本人らしい優し
い行為（母が病気のときに水を持ってきてくれた）に注目して，ほめていることが多く，
またほめ方もまだワンパターンであったり，つい次の課題も言ってしまったりしがちで
す。一方，この回での報告のときには，ちょっとした良い行動に注目してすぐにほめた
り，一見困った行動（パニックになってやっていることをやめてしまう，ケーキミック
スをひっくり返すなど）に見えても，しばらく見守って好ましい行動が出てきた時点で
（部屋でクールダウンしてからまたチャレンジする，自分で散らかしたものを掃除しだ
すなど）ほめることができるようになっていることがわかります。また，メンバー自身

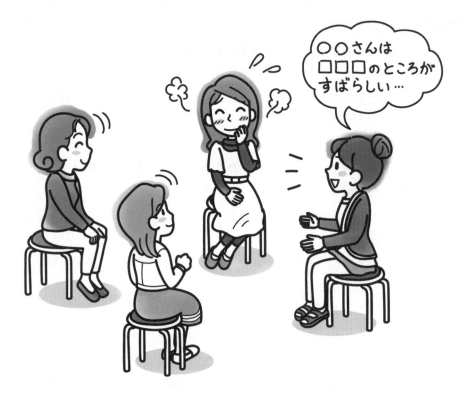

表3-1　H.W.シートの変化（第2回と第9回）

日時	ほめた行動	どうほめたか
7/7 A	熱を出して休んでいたらお水を持ってきてくれた	ありがとう，優しいね〜おいしいよ
B	漢字のテストで80点取れた	えらいぞ，次は100点目指そう
C	少し遅れたが学校に行けた	がんばって学校行けてえらいね，明日もがんばろう

日時	ほめた行動	どうほめたか
11/1 A	（宿題中父親と言い争い）泣き出して自室に戻ったが，しばらくして戻って宿題やりだした	えらいね，できなくても投げ出さずにがんばる〇〇はとってもえらいと思うよ
B	電車で外出中に寝てしまった弟の荷物を持ってくれた	ありがとう，助かったよ
C	ケーキを作ろうとして粉袋をひっくり返して床を汚したが，自分で拭きだした	きれいに掃除してえらいね

※A，B，Cはそれぞれ同一メンバー

にも比較してもらっての感想を聞くのですが，「最初の頃は『ほめないといけない』と無理してほめていたが，最近では自然な感じでほめる言葉がでるようになってきた」などの感想がよくあります。このように目に見えるもの（宿題シート）で子どもの成長を喜ぶとともに，メンバー自身の成長を確認し，しっかりフィードバックすることがこの回で大切にしていることです。

学校との連携については，先生に学校連絡シートを協力してもらえているか，本人の学校での様子はどうかなどを確認します。学校側と「目標行動」を共有していくことの大切さを再度伝えるようにします。

また，平成23年度のグループから，久保先生（第8章）のグループの試みに倣い，メンバー同士で良いところ探しをしてもらいました。誰が誰の良いところ探しをするか，フィッティングの配慮が必要ですが，とても和やかな感じで，お互いにフィードバックしあえたようにみえてよかったです。

ブースターセッションの日程調整，修了式の準備物などの説明をして，終了となります。

● 第10回のポイント ●

➡ ① いろいろなテクニックも大切であるが，何よりも好ましい行動に目を向けて，ほめることを続けていくことが大切である

② 初期の宿題シートと今回の宿題シート（同じ課題）を比較して，親子の成長を確認する

③ （修了式を別日程で設定しない場合は）修了証を渡し，それまでのセッション参加および家庭でも宿題達成の努力をねぎらう

★ **お家でトライ**

　自宅で1人で取り組んでいる場合は，終了のタイミングが難しいかと思います。巻末資料の最終回までやってみたら，初期の宿題シートと第9回の再宿題シートの内容を比較してみて，自分なりにどのように変化がみられたか，考えてみてください。お家でされている場合は，「ほめた行動－どうほめたか」「3つの行動タイプ分け」の両方を再度やってみたうえで，比較してみるのがいいでしょう。宿題をするのは大変ですが，最終回の目的は，全体のふりかえりを通して，「自分が変わってみることで子どもも変わった，成長している」という実感をもってもらうことです。そのためには，宿題シートの比較が一番やりやすく，わかりやすいかと思います。始める当初に伝えていた家族や友人に祝福してもらうのもいいでしょう。

　トークン表に取り組んでいる場合は，そのご褒美獲得までは，ゆっくりとペアトレ気分を続けていっってもいいかと思います。

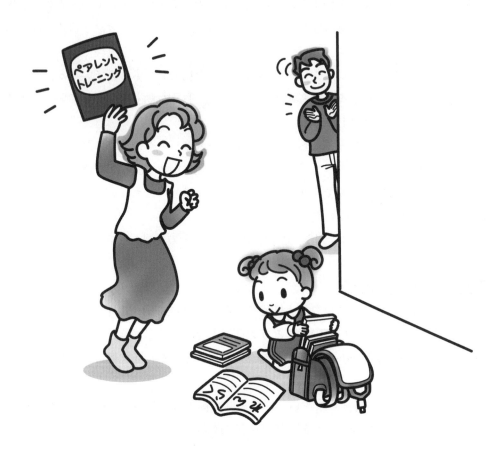

第 **4** 章

セッション運営時のポイント
― インストラクターとなるために ―

本章では，実際にペアトレのグループを行っていく際に，よく聞かれる疑問に回答していくかたちで，セッション運営におけるポイントを述べていきます。

① 開始前

Q 1 グループを開始するときの参加者の集め方を教えてください。

A 開始するにあたって，まずは参加者（メンバー）を決めなければなりません。2期目以降はできるだけ公平に参加できるように，自機関のペアトレ参加可能性のある人たちに，チラシなどで情報提供していくことになるでしょうが，はじめてグループを行うときには，4人程度の少人数グループを目安として，スタッフおよび関係者から「この人はペアトレが必要だし，グループにも向きそう」という人を紹介してもらうのがいいでしょう。ペアトレが必要というのは，発達障害のある子どもの行動，およびその対処法で困っているということです。グループに向きそうな人というのは，参加に向けての意欲が高く，グループ同士の和を乱しそうにない人です。奈良の標準版では，●●大学特別支援教育研究センターのホームページにも募集要項を掲載しますが，その公募に先んじて，県内の児童思春期外来にも募集要項を送付し，主治医や担当者の立場から，必要かつ適当と思われる親子を紹介してもらうようにしています。募集要項（☞ 資料1-1 P. 252）には，ペアトレの目的，内容，効果や参加にあたってのルール（全回参加する，遅刻しない，宿題をやってくる）も明記してあります。

Q 2 参加者の子どもや家族の情報をどの程度集めておいたほうがよいでしょうか。

A 申込書（☞ 資料1-4 P. 255）には，子どもの特性，「最近の子どもの行動で困ったエピソード・うれしかったエピソード」などを記載してもらう欄がありますので，そちらから最低限の子どもの情報は得られますが，十分ではありません。その実施

機関の事情によりますが，できれば事前評価および事後評価について，可能な範囲内で行えたほうがいいです。事前評価で子どもの発達や行動の様子の詳細，家族のストレス（☞ 資料1-6 P. 257）を把握しておいたほうがセッション中のアドバイスに役立つこと，さらに事前事後評価を比較することによって，参加されたメンバーおよび子どもの変化が明確になるために，フィードバックしやすいことなどが理由です。このような評価を行う際には，個人情報の取り扱いには十分な配慮が必要なことはいうまでもありません。

② 開始時

Q 3　第1回の運営で最も大切なことは何ですか。

A　内容は大切なことばかりですが，運営時に留意することで優先順位をつけるとしたら，「来て良かった，がんばってまた来よう」と感じてもらうことでしょうか。第1回はミニ講義もあり，つい講師と受講生のような雰囲気になりがちですが，次のQ4も参考にしながら，メンバー一人ひとりに発言の機会，（スタッフや他のメンバーに）聴いてもらう体験をもってもらうようにしてください。

　申込書（☞ 資料1-4 P. 255）にある「参加にあたってのルール」である「毎回出席する，遅刻しない，宿題をやってくる」というのはペアトレに参加して効果を出していくために大切なことであることも再確認しておきましょう。

Q 4　第1回はインストラクター自身が緊張したり，メンバーの皆も固い感じになりがちかと思うのですが，何か工夫点はないでしょうか。

A　この第1回は，メンバーも緊張しているため，まずはメンバーの一人ひとりがリラックスできるように進行していきましょう。たとえば，他己紹介（隣りあう2人1組で自分の子どもを短時間内で紹介しあい，次にグループ全体で隣の人の子どもを紹介する）などで，できるだけリラックスしてもらうようにするとよいでしょう。もちろん，インストラクターなどスタッフ側も緊張するセッションです。「実は，私も緊張しています」と笑顔で宣言してしまうのもいいかもしれません。早口にならないように，ゆっくり話していくと，メンバーの理解も増しますし，メモも取ることができます。メンバーが発言しているときには，しっかり目を見てうなずきながら聴きいることで，「受けいれてもらっている」という感覚をもってもらうようにしていきましょう。

Q 5 第１回で子どもの行動で困っていることをどこまで話してもらってよいのでしょうか。

A 初回に困っている行動を話してもらうことで,「自分だけでなく，皆大変なんだ」という気づきがもてるというメリットはあります。メンバーが困っていることを話しだしたら止めることはしません。ただし，その対応方法まで深く話し合うかどうかについては，グループを行う機関やインストラクターの考えによって差が出てくることと思いますが，筆者は「初回からあまり取りあげすぎないほうがよい」と考えています。参加時点でメンバーがあげる「いま特に困っていること」について，１回のアドバイスのみで解決するくらいなら，ペアトレは行う必要がないとも言えます。ですから，メンバーが困っている行動を話しだしたら，傾聴して大変さに共感することと，「解決策をこれからのペアトレのなかで考えていきましょう」と返すことになります。なお，奈良の標準版ペアトレでは参加時に書いてもらっている「子どもの行動観察（状況版・対応版）」(☞ 資料2-3, 2-4 P. 262, 263)の原本をインストラクター，そのコピーをメンバーが持ちながら第１回セッションを進めています。第１回セッションのなかで「ペアトレ参加の半年間での目標」も考えてもらう時間をもちますので,「子どもの行動観察（対応版・状況版）」を見ながら考えてもらうことも可能です。

③ 前半時期（第２回〜第５回）

Q 6 行動療法のＡＢＣ（状況−行動−対応・結果）の流れ，特に強化についてうまく伝わらないのですが，どこまで繰り返し説明すればよいでしょうか。

A 第３章でも書きましたが，行動の前後の工夫はこのペアトレで身につける対応の重要部分ですので，ホワイトボードに書いたりして，ぜひ押さえておきたいところです。ただ，自閉スペクトラム症のある子どもの保護者をはじめ，前の状況の工夫，特に視覚支援や見通しをつけることについての理解はスムーズにいきやすいメンバーが多いのですが，行動後の対応，結果がその行動にどのような影響を与えているかについては，案外わかりにくいものです。それに，「自分がこのような誤った対応をしたから，余計ひどい結果になった」と責めてしまう保護者もいます。目標行動について「ちょっとがんばって身につけてほしい行動」ととらえて，いろいろな状況でその行動ができやすいような環境調整，声かけ，そして何よりもできたときにほめる（強化）という対応を忘れないようにすることが大切という伝え方でもよいと思います。

Q7 行動の３つのタイプ分けの基準が厳しすぎるメンバーがよくいるのですが，宿題報告の際にどこまで修正すればよいのでしょうか。

A 基本的に，分け方の基準はインストラクターが修正しないほうがいいと考えています。あくまでも親から見ての「好ましい行動，嫌いな行動，許しがたい行動」というとらえ方でいいのです。これは，家庭のルールはその家庭で決めるものであり，親の考えを尊重することが大切だからです。少なくとも，自らの意思でペアトレに参加している親ですから，グループの他のメンバーの分け方を聞いたり，自分の子どもの理解が深まったりすることで，ペアトレ開始当初は分け方が厳しすぎても，徐々にわが子に合致した分け方になっていきますし，そのほうがより身につきやすいです。ある母親は，ペアトレ開始当初は，「ソファーでお菓子を食べこぼすのが許しがたい」と報告していましたが，最後の頃には，「（仕事から帰ると）ケーキ粉をひっくり返して，台所の床を真っ白にしたが，自分で拭いていた。自分で作ろうとしていたのでしょうね」とほめた行動として報告するようになっていました。親のかかわりの変化，特にほめ上手になることと行動の意味を考える習慣がつくことから，「自分で作ろうとがんばっていて失敗したのだろう。ちゃんと反省して自分で掃除しているし，ほめてあげよう」と一見すると失敗した行動から，子どもの気持ちを感じとることもできているのです。後でわかったことですが，この子どもは仕事で疲れて帰ってくる母親のためにケーキを作ろうとしていたそうです。ほめることが上手になることで，子どもの好ましい行動がふえるようになってきて，親目線の分け方に子ども目線も加わってくるようになるのです。

Q8 行動を３つに分けると，「いまはほめることよりも，許しがたい行動など困った行動を早く何とかしたい」というメンバーの気持ちがいっそう高まるのですが，インストラクターとしてどのように応えていけばいいでしょうか。

A 前のＱ５とも関連する事項ですが，ペアトレに参加しだして１カ月以上たっていますので，よりいっそう「早く困った行動を何とかしたい」という気持ちが高まっている頃です。ここで大切なことは，「インストラクターが揺るがないこと」です。すなわち，行動をしっかり観察して，好ましい行動に注目する（ほめる）ことを日々繰り返していくことで，子どもの困った行動も減ってくるということを自信をもってメンバーに伝えることです。これまでのグループの先輩たちがそのような経過になっていったことをしっかりと伝えるとともに，現在の困った行動を「たいしたことはない」と放置するのではなく，「大変ですね。よくがんばっておられますね。でも，必ずそのような困った行動は改善していきます」と大変さに共感を示したうえで，「いまは行動を３つに

分けることと好ましい行動をほめていくことを続けながら，困った行動にはいままでどおりの対応をしておいてください」とお願いするようにしましょう。ただし，問題行動があまりにも激しく，家族関係が破たんしそうであったり，学校でもトラブルが頻発したりしている場合は，セッション後に個別に対応策を話し合うことも考えていくようにします。

　許しがたい行動の背景には，本人の発達特性に加えて，二次的な心理要因が混在していることが多いのです。そのような場合は，テクニック的な対応だけでは心理的な部分が満たされず，結果として行動変容がうまく進まないことになりがちです。まずは，「ほめる－ほめられる関係」を再構築してから，行動変容を進めていくほうが得策なのです。一方，まだ二次的な心理要因が目立たず，ほぼ発達特性による問題行動と考えられる場合は，セッションのなかで行動の流れ（ＡＢＣ）などをホワイトボードに記載しながら，困っているメンバーに加えて，他のメンバーにもわかるように具体的な対応方法を説明することは可能です。特に，幼児から小学校低学年であったり，自閉スペクトラム症のある子どものようにある程度早期からの働きかけで行動変容が期待される場合，あるいはペアトレ実施機関に子ども本人が通っているので子どもの様子がよくわかっている場合（療育施設など）は，この時点で対処法を話し合うことも必要となってくることがあるので，スタッフ間で検討してみてください。

Q9 親子タイムで何をしたらよいのかわからない，きょうだいがいて親子２人きりの時間がもてないという質問がよくあります。どうアドバイスすればいいでしょうか。

A 親子タイムの遊びの内容については，インストラクターからアドバイスするというより，メンバー本人が考えていくようにします。子ども主体で楽しむ時間ですから，子どもによってさまざまですし，わが子の好む遊びを一番知っているのは親だからです。奈良のプログラムでは，そのあたりを踏まえて第４回だけでなく，第５回も親子タイムが宿題となっています。第４回のセッション中に親子タイムの遊びをイメージして，家でやってみて，それを第５回に皆で披露しあって，他の親子の遊びも参考にしてみて，また家でやってみるという流れです。対人やりとりのある遊びがまだ苦手な自閉スペクトラム症のある幼児，小学生の場合は，幼稚園や小学校，あるいは療育施設などでどのような遊びをしているかを先生に聞いてみて，その遊びに誘ってみるということも１つの手です。中学生くらいになると，父親との将棋やオセロなども，楽しめるようです。テレビゲーム関係は，やりとりがないため避けたいところですが，大きな画面で対戦型ゲームなどをした場合，やり方がうまくできない母親に子どもが教えてくれたりすることがよくみられますので，絶対ダメであるとまでは言えなくなってきま

した。

　2人きりの時間をもちづらい場合は，休日父親に他のきょうだいを連れだしてもらったり，習い事の送り迎えや寝る前など短時間でも2人きりの時間を親子タイムとすることができます。なお，親子タイム自体はペアトレ終了まで，無理のないペース，すなわち親が時間を気にせずに，楽しめるかたちで続けてもらうようにしていきます。

Q10 前半ふりかえりと学校との連携のセッションの目的はなんですか。

A 　前半ふりかえりセッションの目的は，第3章の「第5回のポイント」に書いたとおり，①「ほめる⇔ほめられてがんばる」という親子のプラスやりとりが増えてきていることの確認（フィードバック），②学校連絡シートの説明，③グループのサポート機能を高めるということです。ですから，良いところ探しや親子タイムの報告のなかで，子どもへの良い注目（ほめる）が着実にできるようになってきていること，子どもの成長（あるいは成長の兆し）がみられてきていることをインストラクターとして注目し，各メンバーにフィードバックしていきます。特に，それまでのセッションで「自分はうまく子どもをほめられない」と悩んでいるメンバーが出てくることはよくあるので，そのようなメンバーに対して「今日の良いところ探しでも，良いところを見つけるのは上手になってきていますし，ちゃんとできていますよ。これからの後半も大丈夫，やっていけますよ」と具体例も含めて伝えていくことが大切です。

　学校との連携は，ペアトレを始めた頃には，最終10回目セッションで「学校連絡シー

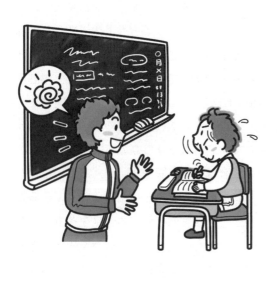

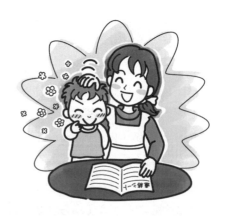

ト」を紹介し，協力をお願いできた分について，修了式で確認するというやり方をしていました。しかし，家庭だけでなく，学校でも本人のちょっとしたがんばりに目を向けてもらうことで，子どもの適応行動がいっそう増してくることがわかってきましたので，現在のプログラムでは第5回に連携についてのお話をして，保護者を介して担任の先生に協力依頼のお手紙を渡しておいて，第8〜9回（家庭でもトークン表に取り組んでいる頃です）に学校でも「連絡シート」を記載してもらうようにしています。保護者と学校との連携は，ペアトレ終了後も続いていきます。「また学校でこんなトラブルがありました」という担任からの電話におびえる親，「その対応はおかしいのではないか。もっと配慮してほしい」という保護者からの電話に過敏となってしまう担任…学校での特別な支援・配慮は，お互い一生懸命にやっていても，行きちがいになってしまうことが少なからず経験されます。ペアトレ参加の機会に，保護者に学校との連携を積極的にはかっていけるような力，特に「目標行動」について共有できる経験をしてもらうことは，その後も親が本人をサポートしつづけていくためにもとても大切なことなのです。

④ 後半時期（第6回〜第9回）

 「指示の出し方」でロールプレイの場面設定はどのようにして行うのですか。

A 第3章にも書きましたが，奈良のペアトレでは事前評価で記入してもらった「子どもの行動観察（状況版）」（☞ **資料2-3** P. 262）をコピーして各メンバーに自分の書いたものを渡します。そして，インストラクターも手元に置いておいて，それを見ながら，複数のメンバーで共通する「指示が通りにくい場面」をあげて，その練習をしてみませんか，と誘います。6人の参加が多いので，2人1組で3組が，指示の出し方で2組，できなかった人には無視の回で1組と，全員が一度は出てもらうことを伝えて，参加を促します。そして，母役と子役が決まったら，母役にそのような場面でどのような予告をするか，どのような言葉で指示を出すかを聞いて，ホワイトボードに台本として書いていくようにします。子役には，「子どもの気持ちになったつもりで」演技してもらいますので，親役が子役を呼ぶときは子役メンバーの子どもの名前で呼ぶことが多いです。ロールプレイの後は，フィードバックすることが何よりも大切です。その親子の良いところをメンバー，スタッフで賞賛しましょう。そして，ロールプレイを通して指示の出し方のイメージをしっかりもってもらって，家庭でも取り組んできてもらうようにします。

なお，ロールプレイにしろ，実際の場面にしろ，一番大切なのは「予告」です。予告が子どもにとって「納得できて，実行できる約束」になっていれば，後はひたすらCCQで指示を繰り返せばいいのです。予告のときに子どもの思いを聞いておいて約束すれば，指示は単調に繰り返しても，最後には子どもは納得して取りかかりやすくなります。そこで，間髪いれずにほめるのです。

Q12 「指示の出し方のテクニックを使っても，子どもが指示に従わない」と悩まれるメンバーがいます。どうアドバイスしたらいいでしょうか。

A 「なぜ，この子は指示されても達成できないのだろう」という子どもの目線に立つところから考えてみます。「親の指示がまったくやろうと思えないことである」「やらなければならないことはわかっているが，いまやっていることから切りかえられない」「やろうとしているのに，ギャーギャー言われる（指示）ので逆に嫌になる」「指示されていることに気づかなかった」「自分ではやっているときもあるのに，親が認めてくれない」…日々，子どもとのやりとりに懸命に取り組んでいる親からすると「それはないよ」と思われるかもしれませんが，子どもというのは自分勝手なものですし，結局できなくて困るのは子ども自身なので，カーッとしてはいけません。

　まずは子ども目線を取りいれて，いったん「指示を出す」ことを控えめにして，子どもの様子を観察して，できてあたりまえにみえることでもほめること（ふだんドアを開けっぱなしにしているのに閉めた，遅れずに学校に出かけられたなど）をもう一度徹底してみます。次に，「子どもにしてほしいこと」の要求水準をできるだけ下げて，子どもが何もしていないときに，簡単で子どもがやろうとすることを指示（自分の食べたお皿を片づける，飼い犬に餌をあげるなど）して，それができたらほめるようにします。このときに大事なことは「待つ」「自分でやらせる」ということです。つい，叱って親がやってしまうのでは，いつまでたっても子どもは自分でやろうとしません。このように「ほめる⇔ほめられる」の時期をもう一度作ってみて，それから再度テクニック（注意を引いて予告⇒CCQで指示⇒ほめる）にチャレンジしてもらってください。どのような場面でどのような指示にチャレンジするかは必ずセッション中に相談して，1つ決めておいたほうがいいでしょう。可能であれば，ロールプレイで練習してみましょう。そして，視線をあわせる，短く具体的に指示を出すなどが不十分と思われたときは，ともかく子どもの近くに行って，目をあわせて，子ども本人に「何時になったら何をするのか」を必ず復唱させること，時間がかかっても少しでもやろうとしたときに愚痴るのではなく，ほめるようにすることなどを再度確認するようにします。ただし，親自身が疲れきっていたり，自信を失っていたりしているときは，ロールプレイまではせずに，

ともかく良いところ探しとほめる声かけを徹底することを続けながら，1つだけ指示を達成させたいことを決めておいて，その指示を出すチャンスをうかがっておくことを提案します。そして，大切なことはペアトレに参加しつづけることです。うまくいかなかったら，セッション中に愚痴ってもいいからというくらいの気持ちで来てもらえれば，必ず何とかなっていくものです。

Q13 無視のテクニックで気をつけなければならないことは何でしょうか。

A このセッションに入るまでに，好ましい行動をほめることで，しっかり好ましい行動を増やして，してほしくない行動を減らしておくことです。子どもの存在は大切にして，好ましくない行動から注目を外すこと（知らんぷり），その代わり必ずほめることを併用することです。無視とは，放ったらかしではなく，ほめるために待っているテクニックであることを強調します。そのために，無視のセッションのときのレジュメにはほめるときのポイントを載せています（☞ 資料2-21 P.286）。必ず確認しておいてください。

Q14 リミットセッティングやタイムアウトがうまくできない，というメンバーにはどうアドバイスしたらいいでしょうか。

A このテクニックは最も難しいので，1つ手前の無視（待ってからほめる）のテクニックまでできていれば大丈夫，と言ってあげましょう。実際，ペアトレ終了1年後のフォロー調査によると1年経って「タイムアウトが役に立っている」と言う人はごくわずかです。結局ほめるパワーの習得によって，好ましい行動が増えて，減らしたい行動，なくしたい行動が減っていくのです。

ただし，2点注意が必要です。1つ目は，間違った罰を与えていないか，ということです。体罰，食事を抜くなど虐待的対応な罰，あるいはゲームを一時禁止ではなく捨ててしまうなど，元に戻せない罰を与えるのは，その場は収まったように見えても，子どもはおそれや怒りのみを残して内省はみられませんから，けっしてそのなくしたい行動を減じるものではないことを伝えましょう。2つ目は，「叱ってはいけない」「子どもの思うとおりにしてあげなければならない」という誤解がないか，ということです。「これだけは許せない」ということには，これまでの自分のやり方できっちり叱っていってもらいましょう。

Q15 トークン表が負担である，というメンバーにはどのようにアドバイスしたらいいでしょうか。

A 目標行動の項目数をできるだけ少なくすることです。ただし，少なすぎるとかえってできないときに親子のイライラが増してしまいますので，少なくとも3～4個は親子で相談して決めてもらいましょう。同時に，子どもが達成感をもてるように，4つできると花びらや四つ葉のクローバーのかたちになる，毎日子どもが好きなシールを一緒に貼るなどの工夫を考えていきましょう。グループでするからこその工夫のヒントがいろんなメンバーの作品から得られるはずです。また，親自身へのトークンも決めておくのもいいかもしれません。トークンも親子タイム同様に，子どもはもちろん，親が楽しくなることが大切です。

　また，トークン表は目立つところに貼ってあるうえにご褒美ももらえるし，親子で楽しそうにしているということで，きょうだい，特に弟や妹が自分もしたいと言いはることがあります。そのときは，大変ですがきょうだいの分もやるしかないことを伝えましょう。

5 終了時（第10回）および終了後

Q16 最終セッションの運営で大切なことは何ですか。

A 個々のメンバーへのフィードバックです。実は，以前は「家族の自信度」（☞ 資料1-7 P. 258）の事後評価を第10回のセッションの場で書いてもらい，事前との変化を見ることを通してフィードバックしていたのですが，最近はこの最終セッションのときになっても，「この方はまだ自分に自信をもてていないなあ」というようなメンバーがいることがあるので，行わなくなりました。（事後評価としては続けているので，家で書いてきてもらって，ブースターセッションのレポートに反映させています。）そのようなメンバーは，単に自身の子どもへのかかわりだけでなく，家庭での他の家族からの協力が乏しい，自らが仕事などで疲弊している，子どもが学校でトラブルがある（あるいは，不登校気味である，逆に学校ではトラブルを指摘されず「心配しすぎ」と言われている）など，別の要因でのストレスを抱えていることが多く，養育の自信というより，自分自身に自信がもてず，抑うつ的にもなりがちです。このような場合は，言葉だけでなく，目に見えるかたちでフィードバックすることが必要です。そのために，第9回セッションにて「ほめた行動－どうほめたか」あるいは「行動の3つのタイプ分け」を再度宿題として，この第10回のときに初期の頃と比較するようにしていま

す。このような宿題シートにみられるその人なりの進歩と子どもの成長をインストラクターが指摘し，皆の前で思いっきり賞賛してください。

　また，すべてのメンバーに対しても，最後まで参加しつづけたことに敬意を表したうえで，これからの生活のなかでこれまでのペアトレでの半年間で学び，身につけてきたテクニックも大切な宝となりますが，何よりも子どもとの信頼関係がいっそう強固になったことは，これから子どもが思春期，そして自立へと向かうときに，必ず役立つものであることをお話しします。このことは，これまでの多くのペアトレ修了生のみなさんが実践されてきたことですので，インストラクターとして自信をもってお伝えするようにしています。

Q17 修了式，ブースターセッション，フォローアップの会の目的と内容について教えてください。

A 修了式の目的は，第1章に書いたとおり，参加メンバーの半年間のがんばりをねぎらい，親子に修了証を渡したいということ，そして子どもたちに会っておきたいということです。修了証はマラソンの完走証明書のようなものですから，どんなかたちであれ，ともかくグループで一緒に最後までがんばり抜いたことが大切であり，そのことをグループで一緒に喜びたいのです。修了式・パーティの次第は表（☞ **資料2−32** P.304）のとおりで，お菓子を食べながら，ビンゴゲームでプレゼント交換をしたりして，最後に修了証授与となります。

　ブースターセッションは，「後押し」セッションという意味です。半年間がんばってきたことを定着しやすくするために，修了式から1〜2カ月後頃に個別で行います。内容は，事前事後に評価した子どもの行動，指示の通りやすさ，家族の自信度（☞ **資料1−7** P.258）などについての変化を示したうえで，セッションを通してメンバーが特に上手であったと思われるところ（ほめ上手になった，CCQがマスターできたなど）を示したレポートをもとに話し合い，今後のかかわり方のヒントを得ていくようにします。さらに，協力してくれた学校用にも支援のヒントとなるようなレポートを作成し，親を通して渡してもらうようにしています。

　フォローアップの会は，2〜3カ月に一度日時を決めて，ペアトレの修了生が任意に集まる機会を設定して行っています。当初は，「ペアトレ的対応を忘れないように話し合う」ことを目的としていましたが，修了年度に10年近い幅があるため，子どもの現在の年齢もさまざまとなってきており，話し合う内容は，「思春期の問題」「中学への引きつぎ」「高校での先生とのやりとり」「ゲームはいつになったら止めるのか」など多岐にわたってきており，むしろ情報交換や相談の場となっています。思春期にさしかかって新たな問

題に悩んでいる後輩修了生に対して，先輩修了生から，説得力あるアドバイスが得られることも多い，有意義な会となっています。インストラクターはアドバイスをするというより，司会進行役であり，むしろ百戦錬磨で愛情深いお母さん方から学ぶことの多い会です。

　なお，上記のフォローアップの会は，短縮版ペアトレで行われることの多い修了から2〜3カ月後のフォローアップセッション（第6章短縮版，第7章ティーチャー・トレーニング幼児版）とは異なるものです。短縮版のフォローセッションは，短縮版の弱点（短期で終わるので，いったん身につけたことを忘れてしまう可能性がある）を補完する意味で，同一グループのみを対象に行い，復習などのレジュメも準備するペアトレセッションそのものです。

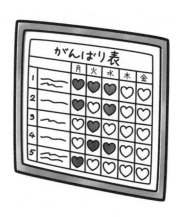

6 グループ運営

Q18 スタッフ間の役割を教えてください。

A スタッフはインストラクターと書記（兼サブリーダー）の2人は必要です。インストラクターはグループの進行を行う中心的役割ですが，サブリーダーの役割も大きく，次のようなものがあります。①書記としてセッション中のメンバーの発言，特に子どもを肯定的に見ているか，訓練に積極的に参加できているかなどの逐語録，②インストラクターの話や他のメンバーの話を聞けているかの観察，③ロールプレイ補助，（必要時）宿題シートコピーなどを行います。特に，インストラクターがあるメンバーの発言を聞いているときに，その人に集中することになるので，そのときにまわりの人がどうしているかまで気づけません。ペアトレはグループ療法ですから，他のメンバーとインストラクターの発言のやりとりをどれだけ聞けているか，さらに共感できているかは非常に重要です。そういった意味で，サブリーダーの責任は大きく，はじめてグループをするときには，むしろ聞き上手な人がインストラクター，全体を切り盛りできる人がサブリーダーのほうがやりよいときもあるくらいです。また，毎回のペアトレセッションの前後に，必ずスタッフによるミーティングを行います。事前ミーティングでは，その日のセッションの進行を確認するとともに，前回の個々のメンバーの様子のレビューとその回で気をつけるべき事項の確認をするようにします。事後ミーティングでは，その日の各メンバーの取り組み（セッション中だけでなく，宿題への取り組みなど）について評価するとともに，インストラクターの進行の反省点や次回のセッションでの課題（運営だけでなく，個々のメンバーへの留意点）などを話し合っておくようにします。

Q19 グループで進行していくことのメリットを教えてください。

A ペアトレで参加者が学び，身につけていくものは，わが子とのかかわり方です。行動療法，発達障害の特性理解などについては，インストラクターがセッションのなかで説明していきますし，個々の子どもへのかかわり方についても，専門的な立場から具体的なアドバイスを行っていきます。しかし，子どもとのかかわり方は「そのようなときにはこうしましょう」と答えが1つとは限りません。インストラクターの意見だけでなく，他のメンバーの意見，あるいはよく似た場面で他の人がどのようにかかわっているかをグループのなかで吸収していけるのがグループの強みです。他の人の行

動エピソードを聞いていると，「自分の子どもだとちゃんとできないのに，他の人の子どものことだとどうすればよいのかがよくわかる」という意見もよく聞かれます。治療者と親と1対1である場合は，どうしても親は受動的に「アドバイスを受ける」というようになりがちですが，グループだと能動的に参加していけるので，まず自分で考え，実践し，確かめることができるのです。また，「子どもの行動や気持ちがわからない，かかわり方がわからないと悩んでいるのが自分だけではないんだ」と安心できて，お互いわかりあえるグループだからこそ，うまくいかないときも支え合えるようなメンバー同士の関係ができていくのです。

Q20 グループでの運営時に特に注意することは何ですか。

A 参加申込書にも明記していますが，守秘義務の問題がまずあります。「グループのなかにこんな人がいてねえー」とセッション外で他のメンバーの個人情報をしゃべらないという参加の約束は，必ず守らなければならないことです。また，親切心でしょうが，つい他のメンバーに「そういう対応ではダメ，こうしていかないと－」とアドバイスするつもりが，相手を非難してしまうような伝え方になってしまう場合は，インストラクターが両者の言い分を肯定しつつ，「子どもの良いところを探すのと同じで，他のメンバーについても良いところに注目していくようにしましょう」と伝えていくようにします。

　セッションで習った内容について家に持ちかえって，他の家族にレジュメを見せて伝えて，協力しあっていくことはペアトレで大切なことです。この場合，配慮しなければならないことは，参加時に記載してもらう「家族のストレス調査票」(☞ **資料1-6** P.257)なども参考として，参加メンバーの家族構成をスタッフ側が把握しておくことです。昨今父親がいない家庭は珍しくありません。その場合は，母方の祖母などが協力してくれていることがよくありますので，そのときのグループによって「今日習った内容は，お家に持ちかえって，お父さんやおばあちゃんに資料で伝えて共有していきましょう」などと伝えるようにしています。

　また，グループのメンバー同士で雑談もできるように，待合スペース（スタッフが別室でミーティングできる場合は，セッションを行う部屋でも可）を確保しておくこともお勧めです。

7 宿題について

Q21 宿題報告の流れはどのようにするのですか。

A 宿題報告は，セッション開始時にいったん宿題シートを回収，コピーして，原本を本人に返して，コピーをスタッフが手元に持ちながら進行していきます。そうすることで，シートに書かれている内容のなかから，インストラクターが選んで報告してもらうことができるようになります。できるだけ行動エピソードがわかりやすく書かれているものを選んで報告してもらうのですが，聞いている他のメンバーにも場面ややりとりがよくわかるように，適時質問していくようにします。そのときに大切なことは，発表者へのフィードバックです。しっかりエピソードを書けていることを賞賛し，子どものがんばりや優しさ，さらに成長が感じられるようなエピソードのときは，思いっきり一緒に喜びます。1人報告するごとに，スタッフ，メンバー皆で拍手するのですが，回が進むにつれて，自然なかたちで皆で喜びあえるようになってきます。セッションに単に10回参加するだけでは，何も変わってきません。このように宿題を「自宅でやってみて，できて，次のセッションで報告して，賞賛される」という日々の積み重ねによって，家庭での子ども理解とかかわりの自信がついてくるのです。なお，宿題シートをコピーすることができない場合は，メンバーが宿題を手元に置いて，インストラクターから「1つ印象的なエピソード（うまくいったエピソードでもうまくいかなかったエピソードでも可）を自分で選んで報告してください」と進行することができます。

Q22 「宿題ができない」というメンバーがいたときにはどう対応したらいいですか。

A 「宿題ができない」ということもよく起こってきます。「取り組んだが，うまくいかなかった」というのは全然かまいません。宿題で悩むなんて，学生のとき以来の経験なのですから，取り組むだけでもいいのです。「失敗した」という経験は，次からの取り組みのヒントになります。取り組んだということで，その人は「宿題達成」したことになるのです。一方，「忙しくて宿題に取り組めなかった」という場合には，インストラクターとしてどう対応するかというのは，大きな問題です。「参加時の申込書に『宿題は必ずやってくる』と約束してもらっていますから，やってきてください」というのは，インストラクターとして良くない対応です。宿題をしなければならないことは重々わかっているけど，できなかったのです。このような場合は，宿題内容によっ

ては，その場で思いだして口頭で伝えられることもありますので，「宿題できていません」というメンバーがいたら，「他の人の報告を聞いてみて，何か思いだしたら，後で報告してください」と伝えたうえで，一巡してから，もう一度聞いてみることも可能です。「そういえば，こういうことがあって，このようにしました」というエピソードが報告されることがあります。ただし，それも負担になりそうなら，そっとしておきましょう。そして，その日のセッションの宿題について，グループ全体に疑問点はないか，具体的に家でやれそうかなどと普段以上に丁寧に聞いてみるようにします。そのときに，そのメンバーがそのままの宿題をするのが難しそうな場合は，ハードルを下げるようなかたちで，「どうしてもできないときはここまでやってきてください。やってみる，ということが大切です」あるいは「できる範囲内で取り組んできてください。やってみようと思って，子どもの行動をしっかり見ることが大切です」などと伝えるようにするとよいでしょう。どこまで宿題をがんばってもらうかは，他の人の宿題報告をしているときに，その人が聞けているか，聞こうとしているか，そして自分なりに考えようとしているようであるか，などについてサブリーダーがしっかり観察しておくことから，事後ミーティングで相談するようにしましょう。また，良いところ探しのあたりで，宿題コピーができあがってきますので，それを見ることで宿題ができていない人がいればわかりますので，少なくともその人を宿題報告の一番最初や最後にはしないように順番について配慮するようにします。

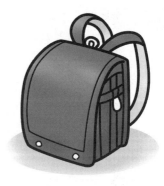

8 良いところ探しやほめることについて

Q 23 「ほめることができない」「ほめようとすることが負担である」というメンバーは無理にほめなくてよいのですか。

A このような場合は，まずほめる行動自体が見つけられないのか，ほめる行動は見つけているけどうまくほめられていないのかを確認します。「ほめる行動が見つからない」という場合は，まずは良いところをどのようにして見つけるかということから始めます。この「良いところ」は子どもの長所短所ではなく，「ちょっとした良い行動」であり，「○年生なんだから，できてあたりまえ」「いまはたまたまできたけど，いつもはできない」というようなときでも，そのとき少しでもできていることに注目して，ウォーミングアップの「良いところ探し」で報告していくようにアドバイスします。ここで大切なことは，ほめることができなくても，見つけることがまず第一歩であることを伝えることです。

　一方，見つけられているけど，ほめ言葉が出ていない場合は，子どもがほめられても反応が乏しかったり，親として叱る，制止する，何度も指示するなどが習慣化してきていることが考えられます。見つけることができていることをまず賞賛し，なぜほめることが負担なのかを聞いてみます。そして，要求水準が高くてほめられていない場合は，少しでもできていることをほめることで段々と親が望んでいる行動に近づいてくることを説明します。また，子どもの反応が乏しいようでも，ほめられてうれしくない子どもはいないので，いろいろと工夫してほめつづけましょうと伝えるようにします。たとえば，ファンタジーの世界が多い子どもに対して，その子の好きなキャラクターになってほめてみたらすごく喜んだ，というメンバーもいました。

　自分自身にいろいろなストレスがあって，ほめる余裕がない場合は，そういう状態でペアトレに参加していること自体を賞賛し，参加しながら，子どもの好ましい行動に注目していくことを続けてもらうようにします。いまはほめることができなくても，ほめるための準備，すなわち良いところ探しは続けていってもらいましょう。好ましい行動へのプラスの注目（ほめる）によって，その好ましい行動が増えてくることがペアトレの根底にあるものなので，ほめることをインストラクターがあきらめないように粘りましょう。スタッフ間のミーティングで，本人のストレス因が何か，それを減らすことはできないかについて話し合ったり，少しでも子どもへのプラスの芽が出てきたら，それを見逃さずに，できてきていることを本人にフィードバックするように確認しあっておくようにします。

Q24 「ほめると余計につけあがる」というメンバーへはどう説明すればいいのでしょうか。

A ほめることを養育の手立てとしてとらえていないので要注意です。罰によって，一時的に行動をコントロールしていかないように，子どもに「△△してはダメ」ではなく，「○○していこう」と伝えることによって，子どもがどんな行動を取ればいいのかわかってくることをセッションのなかで，繰り返し伝えていくようにします。また，それまで叱られることの多かった子どもが，急にほめられるようになると余計にテンションが上がったり，言うことを聞かなくなることは実際ありますが，それは一時的であること，3つの行動に分けて好ましい行動をほめるように一貫して対応していけば，「つけあがる」ことは減ってくることも説明します。

Q25 良いところ探しの目的を教えてください。

A 良いところ探しは，日本版ペアトレのオリジナルです。UCLAのペアトレに参加している親だけでなく，カリフォルニアの親たちは，子どもに対してだけでなく，大人にもとってもほめ上手で，どんどんほめ言葉が出ていました。この「行動をほめる」というペアトレの基本部分を身につけていくために，宿題ではなく，ウォーミングアップという気軽な時間のなかで報告してもらうことで，普段から良いところに注目していく習慣をもってもらうようにしています。すなわち，ペアトレの効果の源である「ほめるパワー」を毎日の生活のなかで高めていってもらうために行っています。また，セッションの流れを作るうえでも，最初から宿題報告やレジュメの内容に入るよりも，最初は準備体操のような感じで良いところ探しをしてもらうことで，リラックスしてセッションにのぞめますので，メンバー同士で自然に喜びあったり，笑いができてきたりもしますので有用です。

⑨ 参加者（メンバー）の葛藤など

Q26 「家族の協力が得られない」とメンバーが訴える場合はどうアドバイスすればよいでしょうか。

A 父親の協力は非常に大切で，ペアトレに母親だけでなく，父親も参加することで子どもの適応行動が増すことがよく経験されます。それは家庭での両親の一貫したかかわりができることで子どもが「何をしたらよいか」がわかりやすくなること

に加え，母親の精神的安定が影響していることが考えられます。父親がセッションに参加することができなくても，母親が習ったことを家庭で父親にレジュメを見せながら説明して共通理解をもつことで，家庭での一貫したかかわりと母親の安心感を得ることの意義は大きいといえます。しかし，「父親の協力が得られない」ということがときにみられます。その背景には，発達障害のある子どもの生活の困難さが父親には見えにくいということがあります。平日の「やらなければならないこと」がなかなかできずに，ぐずぐずしたり，イライラしたりしている姿を目の当たりにしているのは母親であり，休日ののびのびしている姿を中心に見ている父親からすると，平日夜遅くの母と子のバトルは，「母親の心配しすぎ・言いすぎ」と映ってしまいがちです。「俺も子どもの頃は，こんなんだった。でもいまはちゃんと仕事できている」この言葉を何度聞いたことでしょう。

　では，どのように協力を得ていけばいいのでしょうか。これは第9章の楠本先生も言っていることですが，まずは父親にもペアトレ的対応を使ってみることを提案します。関心の程度に差があるにしろ，子どもが自立に向かって成長していくことを喜ばない親はいません。父親の非協力には，上に述べた障害理解の難しさに加えて，「疲れて仕事から帰ってきているのに子どもの困った行動のことを聞きたくない」「妻に『教えてもらう』というのはプライドが傷つく」という背景があることがよくあります。ですから，仕事から帰ってきた父親にすぐペアトレの話を持ちだすのではなく，1日の仕事の労苦をねぎらってひと休みしてもらってから，「教える」というより，「こういうことを今回は習った。このような宿題をすることになる」と「報告する」感じで行いつつ，「父親にときどきでもほめてもらうと効果は大きいんですって」とお願いしていきましょう。そして，ペアトレ的対応ですから，ちょっとしたことでも好ましいかかわりを子どもともっているときには，父親に感謝の気持ちを伝えていきましょう。

　祖父母が同居（あるいは近所に住んでいて子どもの日常生活にかかわりある場合）の場合，孫に発達障害があるということが納得できていないことがよくあります。家庭での協力の主体は，行動の3つのタイプ分けに沿った一貫した対応のブレがないようにすることですが，すべてがかわいい孫に対して行動によって対応を変えていくように協力してもらうのは難しいことです。少なくとも邪魔をしないというか，たとえばトークン表を作ってがんばっているのに，いきなりトークンより高価なゲームソフトを買い与えたり，母親の一貫した対応に口をはさんできたりしないように，お願いしていきましょう。このときも大切なことは，ペアトレ的対応，すなわち祖父母もほめたり，感謝の気持ちを伝えていくことです。

Q27 「自分が悪い」という気持ちから離れられないメンバーへのサポートの仕方を教えてください。

A ペアトレ開始当初は,「自分のかかわり方に自信がもてない」というメンバーが多いのですが,前半5回の間に,「ほめることで子どもの適応行動が増えてきた」ことを実感し,養育の自信を徐々に回復してきます。しかし,1グループに1人か2人は,自分の養育の仕方というより,自分自身に自信がもてず,子どもの行動のネガティブな部分につい目がいってしまい,それが自分のせいであると責めてしまうことがあります。

このような場合は,まずうつ状態のサインが出ていないかどうかをまずチェックしてください。「すべて自分が悪い」と気分が落ちこみ,睡眠,食欲,倦怠感など身体面の症状が出てきていて,いままでできていたこと（家事,子どもの世話,ペアトレでの宿題など）が明らかにできなくなっている状態が2回以上のセッションで連続してみられる（すなわち,1カ月続いている）場合は,うつ状態の可能性があります。このような場合は「これから子どもの行動は良い方向に向かっていきます」という見通しを言っても受けいれることができません。セッション後に個別の時間をもつなどして,子どもの主治医などに自身の体調のことを必ず相談すること,何かあれば連絡（メールでよいと思います）してくることなどを紙に書いて渡すようにして,確実に伝えることを優先してください。

次に,身体症状までいたっていないものの気分の落ちこみがみられる場合は,宿題の負担を減らしつつ,できるだけセッションに参加するように促していきます。そのなかで,子どもの行動の良い兆しを皆で見つけて本人にフィードバックしたり,本人がストレスを発散したりできるように配慮していきます。その場合,「がんばって！」と励ますのではなく,「十分にがんばっているのだから,無理しすぎず,できることだけやっていきましょう。必ず,良い方向に向かっていきます」という感じでフィードバックしてください。他のメンバーが大変さに共感してくれることも,大きなサポートとなります。

Q28 きょうだいへの配慮について教えてください。

A メンバーが対象としている子どもに姉,兄,妹,弟（以下あわせてきょうだい）がいる場合,親子タイム（Q9）やトークン表のところ（Q15）でも書きましたが,妹や弟がうらやましがって不公平感が出てきますので,下のきょうだいにも実施したほうがよいことがあります。

また,ささいなことでもほめるようにしていると,上のきょうだい,特に姉が,「こ

んなことはできてあたりまえ。なんでわざわざほめるの」と批判的に見ることがあります。そのときは，一度ゆっくり時間をとって，「きょうだいでえこひいきしているわけではけっしてなく，本人ががんばっていることはほめている」「あなた（きょうだい）もがんばっていることは知っているし，ほめていきたい」ということを伝えてあげてください。きょうだいの絆を大切にしていってください。

⑩ インストラクターとなるために

Q29 インストラクターに必要なものは何でしょうか。

A インストラクターにとって，行動療法の知識，発達障害の特性理解，発達心理での親子関係の知識（愛着など）などの専門知識も必要ですが，これらは学習によって得られるものです。大切で，かつ習得が難しいものが，グループを運営していく力でしょう。これには，聴く力と親であるメンバーをリスペクトする（敬意を表する）姿勢が欠かせません。子どもを一番知っていて，最も深く長く愛情をもって子どもを養育してきたのですから，メンバー本人の子どもとかかわる力を引きだしていくことが重要です。そのためには，セッションではレジュメに沿っておさえるところはしっかり説明するとともに，良いところ探しや宿題報告にはしっかり耳を傾けて聴き，親のがんばりをねぎらい，できていることをフィードバックしていってください。枠組みを保ちながら，安心して話せる雰囲気を作っていくのです。行動療法の理論に基づいて，具体的なアドバイスも適時していきますが，基本はメンバー自身がかかわり方を考えて，実際に家でやってくることが大切ですので，親のやり方はできるかぎり肯定していきましょう。親がほめ上手になっていくプログラムですから，インストラクターもほめ上手であることが求められます。親自身のセルフエスティームを低下させないことが何よりも大切です。また，サブリーダー（兼書記）など他のスタッフとのミーティングも毎回行って，運営の工夫点や各メンバーへの配慮点，さらに子どもの特性理解を進めていくようにしてください。

Q30 インストラクター研修について教えてください。

A 一例として，次頁に「インストラクター養成講座」のスケジュールを示します。ペアトレの理論も講義も短時間行いますが，本書あるいは他のペアトレについ

「第7回 ペアレント・トレーニングインストラクター養成講座」プログラム（予定）

目　的：① PTのインストラクター（指導者）としてグループを運営していく専門性を習得する
　　　　　② 他のPTインストラクターとの情報交換
　　　　　③ 遷都1301年の奈良にてリフレッシュ

1日目：●月2日（土）（事前に参加者をグループ分け）⇒ **受付で自分のグループを確認ください**

　9：40−10：00　受付　**＜事前H.W.，事前質問票提出＞**
10：00−11：00　**【全体講義】**「ペアレント・トレーニングのツボ」，Q＆A
11：10−12：30　**【模擬セッション①】**「子どもの行動観察と3つのタイプ分け」 **グループA**
　　　　　　　　　○1回の流れ（ウォーミングアップ，H.W.報告，テーマ説明）を体験する
（12：30−13：30　昼休憩）

※午後のセッションは「PT指導者連絡会議」を兼ねます
13：30−14：45　**【PTリーダー経験者同士によるディスカッション】**
　　　　　　　　　・こんなPTやっています（対象，回数，工夫点など）
　　　　　　　　　・こんなときどうする？　どうしている？　ほか
15：00−16：00　**【PTリーダー経験者および参加者によるディスカッション】**
　　　　　　　　　・参加者から経験者への質問
　　　　　　　　　・インストラクターとなるためには　ほか
16：00−16：30　初日のまとめ，Q＆A

2日目：●月3日（日）　＊模擬セッション③④は2グループ並行進行

　9：10− 9：30　受付
　9：30−10：45　**【模擬セッション②】**「親子タイムと上手なほめ方」 **グループB**
　　　　　　　　　○通常の流れ＋メンバーの特性にあわせた進行を体験する
10：55−12：10　**【模擬セッション③】**「達成しやすい指示の出し方」 **グループA,C**
　　　　　　　　　○テクニックを習得する（ロールプレイを通して）
（12：10−13：00　昼休憩）
13：00−14：15　**【模擬セッション④】**「上手な無視の仕方（ほめるために待つ）」 **グループB,C**
　　　　　　　　　○テクニックを習得する（ロールプレイを通して）
　　　　　　　　　○無視の誤解をなくす
14：30−15：15　**【全体講義】**トークン表とタイムアウト
　　　　　　　　　　　　　学校との連携　ほか
15：15−16：00　**【全体ディスカッションとまとめ】**
　　　　　　　　　○短縮版，ASD版などの可能性
　　　　　　　　　○連携について
　　　　　　　　　○2日間を振り返って
　　　　　　　　　○やってみるには　ほか
16：00−16：15　修了式（修了証授与），**アンケート記載**

　　　　　　　　　　　　　　　　　　　＜上記内容は進行の都合上変更されることがあります＞

★はじめて受講される方，インストラクター未経験の方は，原則2日間受講で修了証発行。

ての実践書を読んでいる，あるいは持っているという前提で，模擬セッションに1人1回は参加して，参加していない模擬セッションは見学することで，グループ運営の流れやいろんなタイプのメンバーへの対応を実体験してもらいます。2日間10時間の研修を修了した参加者には修了証をお渡ししています。特に資格というわけではありませんが，2日間の研修を受けたのち，実際にペアトレをやってみて，質問が出てくれば1回にかぎりメール相談で対応しています。

養成講座の2日間のうち半日の枠で「経験者連絡会議」も開催しています。これは，この養成講座を修了して各地，各機関でペアトレを実践している方に集まってもらって，自分たちのプログラムの特徴，工夫点，課題などをあげてもらい，話し合いを行うものです。それらを他の養成講座参加者はまわりを囲むかたちで聴き入り，質問したりして，先輩からのアドバイスをもらうのです。本書の分担著者の多くは，この養成講座の修了生であり，経験者連絡会議にも参加してくれている方々です。

このような養成研修は，日本ペアレント・トレーニング研究会（https://parent-training.jp/）や第5章「基本プラットホーム」で紹介されている「ペアレント・トレーニング実践ガイドブック」に掲載の推奨プログラム実施機関等で行われています。

11 その他のよくある疑問

Q31　メンバーが欠席したときの対応を教えてください。

A　ペアトレの内容はステップバイステップで先に進んでいきますので，途中が抜けてしまうと先のセッションがわかりにくくなってしまいます。本来であれば補講のようなかたちがとれればいいですが，奈良のグループでは，欠席分のレジュメと次回までの宿題シートに簡単な手紙をつけて郵送しています。手紙には，レジュメの内容を補完する内容に加えて，宿題を行うにあたっての疑問点があれば，インストラクターまで電話するかメールで問いあわせるように書いてあります。すなわち，欠席したセッションの宿題をやってこれるようなサポートを行っています。もちろん，「できる範囲内で取り組んでみてください」とも付記しています。大切なことは，続けて休まないように配慮することです。

Q32 「子どもの行動に注目しすぎると，子どもの気持ちに寄りそえないのではないか」という不安があるのですが。

A 　実際にペアトレをやってみるとそのような不安は杞憂であることがわかります。子どもの行動をしっかり見て，小さながんばりでもほめることを日々積みかさねていくことによって，親子の信頼関係は強まりますし，親から見て子どもの気持ちも感じとりやすくなるという声をメンバーからよく聞かれます。第7章のティーチャー・トレーニングにおいても，教員が子どもの行動理解に加えて，気持ちをわかりやすくなることが記されています。

　ただ，子ども側も「ほめてもらえている」「（気持ちを）わかってもらえている」という感覚はもてるのですが，ときに「もっと話を聴いてほしい」という声を子ども側から聞くことがあります。子どもをしっかりほめて，子どももできることが増えていっているのですが，大好きなお母さんだからこそ（あるいはお父さん），もっとたくさんお話をしたい，聞いてもらいたいと思ってくるようです。親子タイムの延長線上のようなかたちで，子どもが何か話したそうにしたら，しばらく耳を傾けてあげるといいでしょう。子どもが自分の気持ちやいろんな出来事を言葉で伝えてくる機会は，成長の糧ともなっていきます。

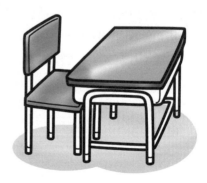

第 **5** 章

基本プラットホーム

 ## 基本プラットホームとは

　ペアレント・トレーニング（ペアトレ）とは，「保護者や養育者の方を対象に，行動理論の技法の学習，ロールプレイ，ホームワークといったプログラムを通して，保護者や養育者のかかわり方や心理的ストレスの改善，お子さんの発達促進や不適切な行動の改善を目ざす家族支援のアプローチの一つ」[1] です。本章では，日本ペアトレ研究会が推奨してきた「基本プラットホーム」について概要を紹介します。なお，定義など中心的な部分については，2019年度厚生労働省障害者総合福祉推進事業の成果物として完成し，公表されている「ペアレント・トレーニング実践ガイドブック」[2] の中の第3章-2「基本プラットホーム」に準じて説明します。

　基本プラットホームは，「これだけはおさえておきたいペアトレの基本部分」です。「ペアトレの実施者の拠り所となる共通の土台，かつ『ペアトレ』に必須のもの」ともいえます。基本プラットホームは，①コアエレメント，②運営の原則，③実施者の専門性から構成されています。

 ## コアエレメント

　コアエレメント（**図5-1**）は，プログラムの核となる要素です。コアエレメントをどのように組み合わせるか，どのような順序で実施するかは，対象となる子どもと大人の実態にあわせます。たとえば，療育機関でASDあるいはASDの疑いのある幼児の親を対象にペアトレを行う場合は，環境調整と行動理論（ABC分析）に重点を置いてほめることを実施しつつ，他の必須要素も内容に含めていくことが多いでしょう。医療機関でADHDのある小学生の親を主に対象とする場合は，3つの行動のタイプ分けをベースとして，好ましい行動をほめること，指示の出し方，そして不適切な行動への対応として計画的無視（ほめるために待つ）を実施していくところが多いと思われます。

全体のスケジュールについて，**表5−1**に一例を示しました。この場合は，5回ですべてのコアエレメントを実施しています。重要なことは，テクニックに走りすぎずに，「ほめる」ことに重点を置いて実施していくということです。第1回は行動を3つに分けて，小さくても好ましい行動は見落とさずにほめる，第2回は行動理論（ABC）に沿っ

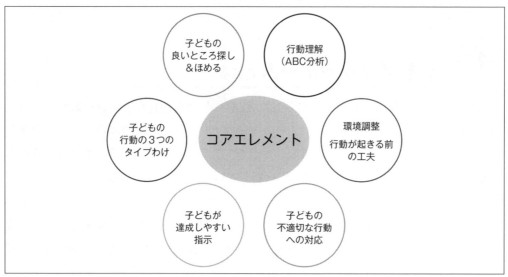

図5−1　コアエレメント

（日本発達障害ネットワーク JDDnet 事業委員会・作成. 令和元年度厚生労働省障害者総合福祉推進事業：ペアレント・トレーニング実践ガイドブック，pp12，2020）

表5−1　基本プラットホーム（例）

☆行動観察とほめることに重点，指示・無視もほめることを強調
1）**子どもの行動観察と3つの分け方**　　　　　　　H.W. 1「行動の3つのタイプ分け」 　　「行動」の理解，3つのタイプ分け，ほめることの提案 　　　　【ほめるRP】or【演習①ほめる】
2）**子どもの行動の仕組みとほめるパワー**　　　　　H.W. 2「行動−どうほめたか」 　　「行動の仕組み（ABC）」の理解，ほめる基準を変える 　　　　【行動観察シート】の利用
3）**達成しやすい指示とスペシャルタイム**　　　　　H.W. 3「指示−反応−どうほめたか」 　　CCQ，ほめてできることを増やす　　　　　　　　H.W. 4「スペシャルタイム」 　　　　【指示の出し方RP】or【演習②指示】
4）**待ってからほめよう**　　　　　　　　　　　　　H.W. 5「無視した行動−どうほめたか」 　　待ってからほめる（無視）　　　　　　　　　　　H.W. 6「行動の3つのタイプ分け」（再） 　　　　【待ってからほめるRP】or【演習③待ってからほめる】
5）**まとめ** 　　ふりかえり，ほめるための準備（環境調整）と伝え方 　　　　【演習④環境調整】
フォロー回）ポイント復習（特にほめること）と近況報告　←推奨

てわが子の行動を理解してほめるチャンスを作ってほめる，第3回は達成しやすい指示を出して25％ルールでほめる。このようにして，日常生活でほめることを習慣化していきます。そして，第4回は待ってからほめるという難しいテクニックにも挑戦しますが，それまでに「ほめる（親）⇔ほめられる（子）」関係が成立していると，格段に成功しやすくなります。個人差もあるので，まとめの回では全体のふりかえりと個々の苦手な面の練習，そしてほめるスキルが上達していることを演習シート（図5－4，後述）などで確認します。なお，5回のみのセッションだと隔週で実施すると3カ月以内で終わってしまいます。「ほめる⇔ほめられる」の関係を定着させていくためにも，終了1～2カ月後のフォロー回実施が推奨されます。

　また，インストラクターが運営しやすく，参加者（メンバー）が視覚面からも理解しやすいように，演習シートも活用します。図5－2は行動理論（ABC）の学習のための演習シートです。行動（B）そのものは急には変わりにくいので，その前の状況（A）を変えてみたり，行動後の結果（C）を変えてみるにはどのようにすればよいかをグループのメンバーに考えてもらいます。図5－3に答えの例を書いてありますが，適応行動が見られやすいように事前に環境調整を行い，その適応行動が定着しやすいように行動が見られた直後にしっかりほめる（強化）ことを学びます。セッション中は，各メンバーに答えを聞いていき，必要に応じてホワイトボードなどに書くことでABCの理解が進みやすくなります。ここでも，グループだからこその良さが出てきます。すなわち，複数のアイデアが出てきたり，メンバー同士，スタッフもまじえて，共感したり，フィー

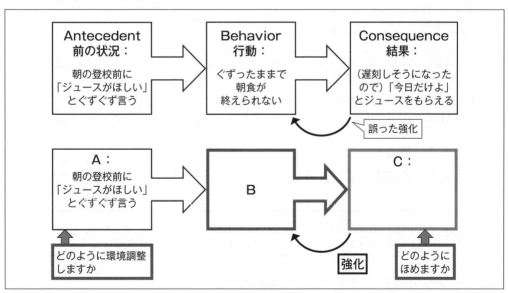

図5－2　【演習シート例①】子どもの行動を分析（ABC）して理解して，対処できるようにする

ドバックしたりできることで，普段の自分の対応を振り返ることができ，日常生活場面での汎化が促進されやすくなります。

　図5－4は，まとめの回で使用している環境調整の演習シートです。回答欄にメンバーの答えをいくつか記載しました。子どもの行動特性の理解が進み，行動理論からの事前の環境調整が考えつくようになっていること，ほめる準備が十分にできるようになってきていることがグループ間で確認しあえるので，メンバーの養育の自信が増すことにつながることが期待されます。

　表5－2のオプションはコアエレメントには含まれていませんが，実施機関の対象者のニーズおよび機関の特性（子どもの療育も行っている，学校との連携に力をいれているなど）にあわせて，追加するものです。通常は，オプションを追加するとセッションの回数が増えていきます。

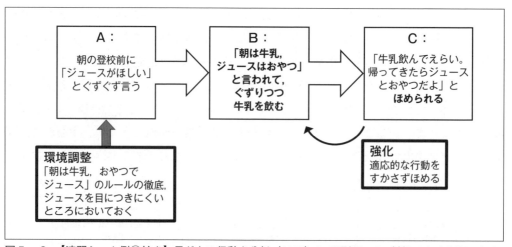

図5－3　【演習シート例①続き】子どもの行動を分析（ABC）して理解して，対処できるようにする

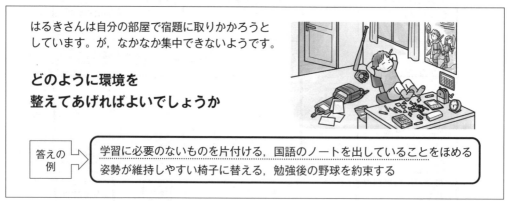

図5－4　【演習シート例②】考えてみよう〔環境調整〕

（式部陽子，岩坂英巳：発達が気になる子どものペアレント・トレーニングマニュアルブック，JP16K04830 を一部改変）

表5-2　オプションの例

1．個別の目標行動の設定
2．代替行動を考える（計画的無視）
3．ASD特性にあわせた環境調整の徹底
4．トークンエコノミー
5．スペシャルタイム（親子タイム）
6．警告やタイムアウトを用いた不適切な行動への対応
7．学校や園との連携
8．思春期の子どもへの理解と対応
9．その他

（日本発達障害ネットワーク JDDnet 事業委員会・作成．令和元年度厚生労働省障害者総合福祉推進事業：ペアレント・トレーニング実践ガイドブック，pp20，2020を一部改変）

3　運営の原則

　運営に関しては，第9章式部先生の「発達障害者支援センター・発達支援センター」も参考としてください。個別での実施を否定するものではありませんが，グループ（4～8人）での実施が推奨されます。全5回以上，おおむね隔週で，1回の実施時間は参加者の人数によりますが，90分から120分が目安となります。コアエレメントの順序は各実施機関において，より効果が出やすいように定められているため，クローズドのメンバーで実施します。原則毎回参加，遅刻も厳禁，宿題は必ずやってくることを参加時にしっかり約束して開始するのがよいでしょう。講義で知識を習得しながら，演習やロールプレイを体験して，家庭での取り組みを振り返り，親が子どもへのかかわり方を工夫していくという流れもしっかり押さえていってください。基本プラットホームの運営原則には含まれていませんが，運営時に，グループの強みを最大限生かしていくことも大切です。グループワークについては，実践のなかで学んでいくことが大切です。このグループワークについては，第10章中田先生の「グループワークで大切にしたいこと」をぜひ参考としてください。

4　実施者の専門性

　ペアトレの実施者には，コアエレメントの内容を理解して親に助言できること，親のこれまでのかかわり方を否定せずに子どもに適したかかわり方を提案できること，子どもの成長や親の養育スキル獲得を小さなことから発見してフィードバックできることな

ど，多くのスキルを身につけていくことが求められます。また，実施スタッフですが，インストラクター1名だけでなく，サブリーダー（書記および全体を観察する）も1名必要です。できる限り，セッション前と後には，スタッフ間でミーティングを行い，進行が適切であったか，個々へのフィードバックが適切であったか，個別配慮すべきメンバーがいないかなどを押さえていくようにします。

また，「インストラクターになるには心理士などの資格が必要か」などという質問もよく聞きますが，子どもの発達支援に携わる方であれば，基本プラットホームに沿った養成研修を受講して，研鑽を続けることによってインストラクターになれます。厚生労働省支援事業で行われた全国調査の結果をふまえて，2年以上の発達支援歴がある保育士さんなども研修を受ければペアトレを実施できるようにしていこう，という地域での拡がりのための具体的な目安が見えてきています。そして，インストラクターには専門知識と技術だけでなく，常に親の努力をねぎらい，リスペクトし，親をほめるという姿勢が何よりも大切です。親の大変さは親自身でないとはかりしれないものですが，「がんばっておられますね」「子どもさんの笑顔が目に浮かびます」という言葉がセッション中に自然に出てくるようになれば，もう一人前のインストラクターです。ペアトレにスタッフとして参加することで，子どもを支えていく親のすばらしい力，そして親子で成長していく姿を目の当たりにできることがペアトレの醍醐味であり，スタッフが得られるご褒美でしょう。

■ 文献 ─────────────────────────────

1）日本ペアレント・トレーニング研究会　WEB：https://parent-training.jp/
2）日本発達障害ネットワーク JDDnet 事業委員会・作成. 令和元年度厚生労働省障害者総合福祉推進事業：ペアレント・トレーニング実践ガイドブック，2020

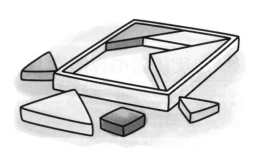

第**6**章

短縮版プログラム
（幼児版）

良いところ探し

　発達の遅れやアンバランスさをもつ子どもを育てている保護者は，日々の生活のなかでの困り感や不安を強くもっています。そんな親子が生活しやすくなるためのお手伝いができたらと思い幼児版ペアレント・トレーニング（以下，プログラム）の取り組みを始めました。このプログラムでは保護者が参加しやすいように，また幼児期に特に知っておくと子どもとのかかわりがもちやすくなると考えられる内容に絞って，2週間に1回のペースで全5回と短い期間での実施となります。加えて2カ月後にフォローアップセッションを実施しています。

❶ 実施までの準備

1）対象者の募集

　5歳児は就学に向けて保護者の不安が高まってくる時期です。その時期にこのプログラムを導入することで小学校を迎えるときに良い親子関係を作って迎えることができると考え，5歳児を対象にしました。案内はA親子通園施設の在籍児に行いました。A園は就学前の発達の遅れなどのある児の親子通園施設で，月に1～2回，5歳児クラスに在籍している親子のクラスを実施していました。そのクラスを対象に案内文（**図6－1**）を配布してもらいました。前向きな気持ちで参加してくださる方がよいので，自発的な申し込みに期待しました。発達障害の診断のあるなしにかかわらず，現状を何とかしたい気持ちが大切だと思います。1時間半の時間で十分に話を聞いていくことができる人数の限界ではないかと考え，参加者は5人までとしています。ただし，幼児版の場合は，子どもの急病などで欠席する保護者もあり，その場合はグループとしての力が発揮できにくいので6人程度は参加してもいいのではないかと思います。参加者を選ぶ基準は，①集団を乱さない，②現状を何とかしたいという前向きな気持ちがある，③子どもの発達段階や子どもの様子についてあまり大きな差がないことなどでした。

　多くの人に，プログラムの受講をしてもらいたいので，他の機関で同様のプログラム

「お母さんの勉強室」へのお誘い

子どもたちにはそれぞれ個性があり，成長のスピードもそれぞれ違います。毎日幼稚園に通いながらたくさんの友達のなかでもまわりの様子などを見て自分の力にしていることでしょう。それでも生活のなかでは「何度言ってもわからない」「他の人に迷惑になることを平気でする」など親を困らせたり，感情的にさせる行動が減っていかないのではないでしょうか。子育てに自信を失ったり，子どもを叱ることが多くなったりして，親子関係も悪くなることがあります。そこで，この勉強室をきっかけに子どもの行動を見なおしたり，とらえなおすことができ，楽しい親子関係が築ければと考えています。このプログラムは，実際に行われているペアレント・トレーニングを参考に，5才児クラスの保護者の方を対象に健康増進課とA園保育士と共同で考えたものです。参考図書として「ペアレント・トレーニングガイドブック」（じほう　編者岩坂英巳ら）があります。興味のある方は読んでみてください。

日　　程　第1回 11月16日（木）10：00〜11：30　　第2回 11月30日（木）11：00〜11：30
　　　　　第3回 12月 7 日（木）10：00〜11：30　　第4回 12月21日（木）13：30〜15：00
　　　　　第5回 20XX年 1 月16日（火）10：00〜11：30【全5回】

場　　所　総合福祉センター　会議室

参加条件　5才児クラスに在籍している方　原則全回出席できる方

スタッフ　健康増進課心理判定員　A親子通園施設保育士

費　　用　無料

定　　員　5名（申し込み多数の場合は，メンバーの構成を考えて選考させていただきます）

そ の 他　託児は第4回以外はありません。どうしても都合のつかない方は申し込み時にご相談
　　　　　ください。
　　　　　A園スタッフに10月31日（火）までに申込書を提出してください。

申　込　書

子どもの名前		参加者の名前	
生年月日		所属	
診断名などがあれば教えてください。もしくはお子さんの様子を教えてください。		参加動機	
一番困っている治したい行動を教えてください。			
何か療育・訓練などを受けられていますか。差し支えなければ教えてください。	1	2	

図6−1　短縮版プログラム（幼児版）募集案内

を受けていないか確認するため利用中の療育などについても事前に質問しました。療育を受けている保護者でも，親向けのプログラムを受けていない場合は受けいれていくことにしました。

2）担当スタッフ

　プログラムを実施するには最低2人のスタッフが必要です。スタッフのなかで，リーダーとサブリーダーを決めます。リーダーは各回の運営をしていきます。講義内容を伝えることはもちろん，保護者の反応にコメントするなど全体の雰囲気を作る役割になります。サブリーダーは，保護者の発言や取り組み方（リーダーや他のメンバーの話を聞いているかなど）を記録し，あわせて全体の雰囲気を見てもらう役割になります。リーダーだけではとらえきれない保護者の様子を見てもらうために，リーダーから離れたところに着席し進行をサポートします。私たちがプログラムを実施した際には，リーダーが園外の心理士（筆者），子どもと保護者の様子をよく知っていた保育士がサブリーダーだったので，プログラムを実施するうえではとても役に立ちました。リーダーの心理士は客観的な立場でセッションを進め，サブリーダーの保育士は子どもや保護者の様子を知っているので具体的なアドバイスができました。子どもの特徴をイメージできると親子の生活の様子や困り感をスタッフがとらえやすいので，ある程度子どもの様子を知っておくようにするか，子どもを知っているスタッフがいると具体的なアドバイスができ有益です。

3）事前打ちあわせ

　各回終了時にカンファレンスと次回の打ちあわせを行いました。カンファレンスでは，個人の評価として，発言の内容や回数，宿題の取り組み，プログラムの理解度などについて，セッション時の記録（サブリーダーが行います）をもとに行いました。また，全体の流れを振り返って次回にもう一度確認すべき内容はなかったか，全体的な雰囲気はどうだったかも話し合いました。次回の打ちあわせについては，流れの確認はもとより，誰から宿題発表をしてもらうと発表がスムーズに進むかなどについても話し合いました。たとえばAさんはポイントを押さえて話すことができる，Bさんは話がそれて長くなる，Cさんは子どもの否定的な話が最後に出てしまうというような場合だと，まずAさんに例となるように話をしてもらい，そのあとBさん，Cさんといったように各セッションがスムーズに流れるように配慮しました。

❷プログラム内容

　幼児期には，保護者が子どもをかわいいと思ってかかわれることが今後の生活を送るうえでとても大切だと考えます。同じペアトレでも幼児期に大切にすべきことと小学生

の時期に大切なことが，少しずつ変わってくるのではないかと思います。幼児期は自発性を高め，身のまわりのことなどを自分で考えてできるようになることを最終の目標として，その土台を作っていく時期だと考えます。そのために行動をしっかりと見て，ほめるということを重要視したプログラムになっています。実施していくなかで，子どもの行動特徴を理解してかわいいと思えたり，親子間の言葉や気持ちのやりとりができることなどから子どもの成長を実感できるきっかけとなり，親子関係の一番土台になる親子の愛着関係や信頼関係が，あらためてできてくるのではないかと思います。

　毎回のプログラムは平日の午前中，子どもたちを幼稚園に預けている時間に設定し，保護者が自分の勉強に集中できるようにということを大切にしました。日程の都合でどうしても子どもと一緒の場合は別室で保育を行いました。きょうだい（弟，妹）は，できるだけ連れてこないようにお願いしました。乳児は一緒に連れてこられている方がいましたが，保護者の集中が欠けてしまうので，できるだけ別室保育が望ましいと思います。

1）第1回　行動を見る　☞ 資料3-1（P. 305）

　レジュメはあらかじめ机に配布し，その場所に自由に着席してもらいました。声かけをしたり，話を聞いたりしてリラックスした雰囲気を作るようにしました。全員が揃い，時間になったら開始します。

- **スタッフ紹介とプログラムの説明【10分】**…これから担当するスタッフの自己紹介と実施するにあたってのお願い事（参加のルール）を説明しました。できるだけ欠席しないでほしいこと，開始時間を守ること，毎回宿題が出るので忘れずにやってきてほしいこと，お互いの話を聞いて否定はしないように，またここで聞いたお互いの話は外で話さないようにしてほしい，といったことです。

- **ウォーミングアップ【30分】**…保護者どうしで自己紹介をしてもらいます。子どもの名前，保護者自身の得意なこと，興味をもっていること，プログラムへの参加動機などとあわせて子どものチャームポイントについても紹介してもらいました。スタッフと話し手だけのやりとりではなく，発表の後にはお互いに拍手しあうようにするなど，他の参加者も聞いている雰囲気を作るようにしました。

- **講義内容【30分】**…子どもの問題行動を叱責し親子関係の悪循環に陥っている部分を，子どもの行動を見てほめるようにしていくことでプラスの親子関係へ変えていくように一緒に勉強していくことが，プログラムの大きな目的であることを説明します。また「行動」が，「目に見えるもの，数えられるもの」であり「優しくできる」といった主観的なことは行動とはとらえないことを参加者が共通認識できるように，具体的に説明します[1]。困り感の強い保護者が参加していましたが，保護者のかかわりの悪さや子どものわがままではなく，子ども自身のもっている特性と

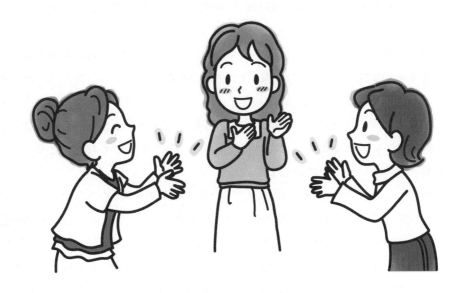

してうまくいかないことがあるので発達上の特徴について簡単に説明しました。

　また，子どもの行動は，①保護者が好む＝増やしたい行動，②保護者が嫌いな＝減らしたい行動，③許しがたい＝なくしたい行動の３つに分けることができます。それぞれにほめる，ほめるために待つ，ルールを作って一貫した態度をとるという対応方法について説明しました。

- **宿題説明・質疑応答【10分】**…「行動を３つに分けようシート」です。講義の内容で記入方法は理解してもらいますが，記入内容について「具体的なエピソードがわかるように書いてきてください」と念を押しました。

- **最後に【5分】**…次回の日程確認をし，子どもの送迎の時間や，帰りの交通機関の都合があるため時間内に終わるようにします。

2）第2回　ほめることを習慣にしよう ☞ **資料3−2** (P. 307)

　この回から，宿題報告があります。第1回終了時に渡した宿題のコピーを取り，スタッフが手元に持つようにします。

- **あいさつ**…時間どおりに，または休まずに来てくれたことをねぎらって柔らかい雰囲気で始めます。

- **ウォーミングアップ「良いところ探し」**…毎回，前回のプログラムが終わってから今日までのエピソードで，子どもに関する良かったと思ったことについて発表してもらいます。はじめてのときには，良いところなんてなかったと言い，良いところを話しているはずがいつの間にか愚痴になっていたりしますが，保護者の話は否定せずに聞き，ほめるようにします。スタッフが，保護者の発言をほめることを続け

ていると2回目くらいからは，お互いを肯定する発言や，拍手などが自然に出てくるようになりました。

- **宿題発表**…第1回目の宿題「行動を3つに分けようシート」から，保護者自身に発表してもらいます。この際，事前にコピーした宿題シートから，リーダーが「そのときの状況や行動をよく見ている」と思うエピソードを選びます。宿題の内容ですが，行動の分類の仕方については，少し厳しいとスタッフが感じても保護者の基準で分類できていればかまいません。宿題をきちんとしてきてくれたことや，よく行動を見ているという点を評価します。

- **講義内容**…このセッションでは，「子どもの行動の見方」「ほめ方の工夫」について学び，ほめることを習慣にしていくことを目的としました。「子どもの行動が良くなるためのポイント」として，①高望みをしない，②子どもの行動をよく観察する，③できるところからステップを踏んでいく，④子どもの特徴にあわせてかかわるということと，「ほめること」には相手の良い行動に気づいていることを知らせる意味があることを説明しました。そして，ほめ方の工夫として「近づいて」「明るい声で」「表情豊かに」「動作を含めて」子どもの好きなほめ方を工夫するように話しました。参加者に，ほめるときにどのようなほめ方をしているか，工夫していることについて聞きました。

- **ロールプレイ**…「ほめる練習をする」という目的を伝えます。ロールプレイの場面設定は保護者がやってみたいという場面にしたり，宿題のなかで出てきたエピソードを取りあげたりします。筆者らは「片づけをする」「手洗いをする」などの場面

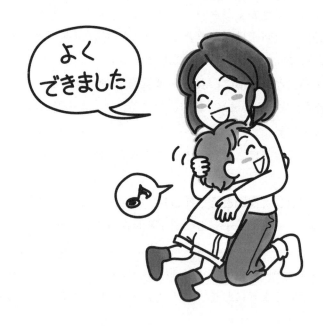

設定を取りいれました。保護者には，ペアを決めて親役と子ども役を交代してもらいやってもらいました。親役と子役はそれぞれの役としての感想を言ってもらい，まわりで見ている人たちは，気がついた良かった点を伝えるようにしました。親役は「いつもこんなふうにはほめないけれど，子役が笑顔になるとうれしかった」，子役は「自分の子どもをイメージしながらやった。子どもの気持ちが少しわかったような気がする」という感想が聞かれました。このようにロールプレイは，親役は伝え方の練習ですが，子役は子どもの気持ちが経験できる貴重な時間になります。まわりの人たちは，「子どもの視線にあわせて具体的にほめていたところがよかった」といったように客観的に見て良いと思うところを言ってくれました。他の人たちがどのように子どもに声をかけるかということが自分の行動を振り返るためには役に立っていたようです。

- 宿題説明…「子どもの行動－どうほめたかシート」どのような場面で，子どものどんな行動をどのようにほめたか，エピソード重視で書いてきてもらう宿題です。

- 次回の確認

3）第3回　子どもの行動への良い注目をしよう ☞ 資料3-3 (P. 308)

- 挨拶…雰囲気にもなれて，保護者同士でもよく話をする場面がみられました。

- ウォーミングアップ「良いところ探し」…良いところを探すことにも慣れてきます。まだ，スムーズに探せない保護者もいますが，十分にお互いの話を聞くようにします。

- 宿題発表…第2回目終了時に渡した宿題「子どもの行動－どうほめたかシート」の発表をしてもらいます。前回と同様，スタッフがそのときの様子がよくわかるエピソードを指定して発表してもらいます。3回目になると，理解度に個人差が出てきます。その人なりの変化を認めていくことが大切だと思いますが，子どもに対する要求水準が高すぎたり，ほめることの大切さが伝わりにくい保護者に関しては，宿題発表やロールプレイのなかでのスタッフからのコメントの仕方を工夫することで，かかわり方を見なおすきっかけにしてほしいと思います。たとえば，子どもにこのようになってほしいという思いが強すぎて，子どものできていないところに注目している場合は，「こんなことまで，できているんですね」とコメントするなどして「親の気づき」を促しました。

- 講義内容…このセッションでは，「ほめることの意味」「ほめる行動を見つけるポイント」について学び，ほめることのパワーを確認することを目的とします。

　親子のやりとりの悪循環におちいっていると子どもの行動の悪いところに目が向きがちで，つい「ちゃんとしなさい！」というような声かけになりますが，ほめることで「あなたの良い行動に気がついている」というサインを送ることになります。

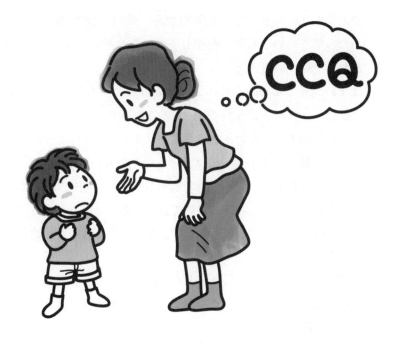

ですから少しでも子どもががんばっていることがあれば，すぐにほめるというように，再度ほめることの大切さを話しました。そして子どもに声かけをするときにCCQ【C：近づいて（close），C：穏やかに（calm），Q：落ちついて（quiet）】を意識するように話をしました。そして，子どもの行動には，手がかり⇒行動⇒結果（強化）という流れがあります。良い行動も困った行動も，結果（強化）によって身についていきます。たとえば台所で料理を始めたお母さんに気がついて「あ〜あ〜」と声をかけてきます（手がかり）。お母さんが料理を続けていると台所に向かって物を投げ始めました（行動）。すると，お母さんは「やめなさい！おもちゃ投げちゃダメ」と叱ります（結果）。お母さんは叱っているつもりですが，子どもにすれば声を出しても注目してくれなかったお母さんがおもちゃを投げると自分に注目してかまってくれるということになります。物を投げればお母さんがかまってくれると思い，物を投げる行動を繰り返させるのです（強化）。このケースの場合は，親にかまってほしい気持ちを子どもが「あ〜」と声かけをしたときに，いったん家事の手を止め，一緒に遊ぶように伝えました。物を投げても反応せず，そういうことをしなくてもお母さんは声をかければ遊んでくれると学習しなおすようにしていきます。日常生活のなかで子どもの行動をしっかり見てどうしてこういう行動が起きているのか見直すことで，子どもの良い行動を増やし，困った行動を少なくしていくことができます。

- ロールプレイ…CCQを意識した指示の出し方の練習と，行動に移るまで待ってほめる練習をしました。
- 宿題説明…「子どもの行動－対応－どうなったかシート」について説明しました。
- 次回の確認…日程確認と開始時間の確認をしました。

4）第4回　親子タイムと指示の出し方　☞ 資料3－4 (P. 310)

- 挨拶
- ウォーミングアップ「良いところ探し」…前回からこの回までの間で，子どものことで良かったと思った出来事について話してもらいます。回を重ねるごとに具体的にスムーズに見つけられるようになってきます。
- 宿題発表…第3回の宿題「子どもの行動－対応－どうなったかシート」を具体的に他の人にもわかるように発表してもらいます。うまくいったことだけでなく，失敗したことでも発表してもらいます。
- 講義内容…このセッションでは，「行動を見てほめる」「親子タイムをもつことで，子どもをほめる機会を増やす」「具体的なほめ方と指示の出し方」について学ぶことを目的とします。

　これまでのセッションで強調してきたほめるということに加え，具体的なほめる言葉についての説明を行いました。マイナスのほめ方があるということについて「何でいつもそうしないの？」「ほらできたでしょ。おかあさんが言ったとおりでしょ」といったような，ほめきっていない言葉の例を示しました。そして親子で過ごす特別な時間「親子タイム」についての説明を行いました。子どものしたいことを否定せず，一緒に楽しむ時間としました。何か特別なことをしないといけないと考える保護者もいたので，日常生活のなかで10分程度でできることでよいということを伝えました。本来学齢期の子どもへの親子タイムでは「いまからがその時間である」と宣言して行いますが，幼児期の特に発達障害の子とのかかわりのなかでは，「保護者自身が子どもと遊ぶ時間だと思ってかかわる」ことでよいことにしていました。

　また，具体的な指示の出し方についても勉強しました。言語理解の差がありますので，子どもが理解しやすいように幼児版の指示の出し方の特徴として「指さし」「声かけ」「モデリング」「身体促進」などの方法を説明しました[2]。指示を出した後は，どんなに親が手助けをしたとしても，できたことをほめて終わるようにします。

- ロールプレイ…「指示の出し方」と「ほめる」ことについてのロールプレイをレジュメの設定どおりに行いました。靴を履くという指示を，「言葉かけのみ」「指さしをしながら」「モデルを示して」など，徐々にヒントを増やしながら子どもができるように繰り返し指示を出す練習でしたが，「こんなに丁寧に指示を出すことはない」

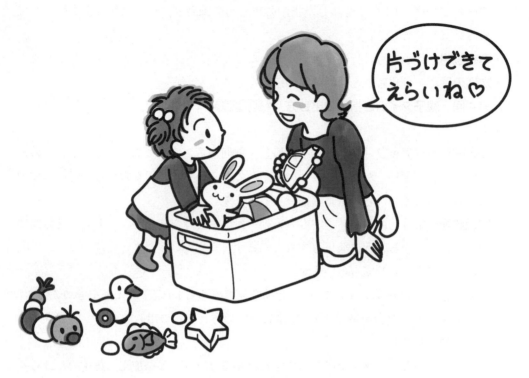

「3回目ぐらいで怒ってしまう」という保護者が多かったです。しかしたとえば「『片づけしなさい』と言葉で言ってもわからないから，保護者がおもちゃを手にとって『これ，ここに入れよう』と一緒に片づけている」「身振り，手振りをつけて伝えるようにしている」など，日常生活でも無意識に自分の子どもに一番伝わりやすい方法を使って伝えている保護者もいました。指示を出し，子どもが行動した後は必ずほめることも忘れないように練習しました。

- 宿題説明…「親子タイムをもとうシート」「行動を3つに分けようシート【2回目】」と2つの宿題を出しました。
- 次回の確認…日時の確認を行い，最終回を休まないように促しました。

5）第5回（最終回） まとめ ☞ 資料3-5 （P. 312）

- あいさつ
- ウォーミングアップ 「良いところ探し」
- 宿題発表…第4回宿題の「親子タイムをもとう」シートについての発表をしてもらいました。自閉スペクトラム症のある子どもと一緒に楽しむのは難しい課題だった保護者もいました。こだわりの強さのある子どもの場合，子どもが興味をもつ遊びをしていても，親は何が楽しいのか理解できず，対応方法がわからなかったようでした。

親子タイムで，「好きな遊びにつきあう」というと，「電話帳をペラペラめくっているのが好きなのですが，それにどうやってつきあえばいいのでしょう」と言われた方がいました。何か他の人が横にいても嫌がらない遊びを一緒に並んでやってみるように伝えました。砂場で砂を入れ物に入れたりすることなら同じ場所にいて遊ぶことができた，ということがありました。こんな遊びができ意外と楽しそうだったのでびっくりしたという感想が聞けました。子どもが興味をもちそうなことに少し誘いかけてみることもときには必要かもしれません。

- **講義内容**…このセッションでは，第1～4回までのふりかえりを行いました。特に伝わりにくかったと思う回について重点的に振り返るようにしました。また，保護者自身が変化したことに気づいてもらうために第1回の宿題だった「行動を3つに分けようシート」と，今回の宿題の「行動を3つに分けようシート」を比較してもらいました。「こんなことで叱っていたのか」「子どもの行動を待って見守ることができるようになったので自発的行動が増えたように思う」「以前は保護者基準での3つの行動の分類だった。なぜ好ましいと思うのかということを考えて子どもにあわせた基準にした」「子どもにわかりやすいように伝え方を変えた」などの変化が保護者の言葉として出てきました。

　プログラムを通して，ほめることを大切にするように伝えていきますが，子どものなかには発達的な弱さから，ほめられてもあまり反応がないように見える子もいます。だからこそ，たくさん声をかけ，トーンを変え，保護者が喜んでいるのだということを伝えるような工夫が必要です。はっきりと喜んでいるとわからなくても，表情が違うなどで子どもの反応の変化を見ている保護者もいました。子どもの表情や態度を観察していくと，その子なりの表現方法があるようです。じっくりと子どもを見守る気持ちが大事だと保護者の話を聞きながら思います。

6）フォローアップ回【2カ月後】

　2カ月後に，プログラムの内容を活用できているか，新たな問題が生じていないかを確認する目的で実施しました。この2カ月間で良かったことについても，「良いところ探し」としてこれまでのセッションと同様に言ってもらいましたが，時期的に小学校入学が目前に迫ってきていることもあり，「あせり」が見えました。うまくいくようになっていたり，あせりからしんどくなっている保護者がいました。小学校入学はゴールではないので，その子にあわせて自立のために一つひとつできることを増やしていってほしいとスタッフから話をしました。引きつづき，指示を出した後には子どもがやったことをほめることを忘れないように再確認しました。

❸ 印象に残っていること

「私の話をこんなに話して聞いてもらい，ほめてもらえる場があることがうれしかった」というような内容の感想がとても印象に残っています。子どもだけでなく保護者も自分の取り組みがこれでいいのかどうかと迷いながら毎日を送っていることを痛感しました。

また，ロールプレイをやっていくなかで，日常生活で子どもの様子をよく見ている保護者は上手に再現できていると思いました。保護者同士でのロールプレイには，日々のかかわりのふりかえりや子どもの気持ちを体験できる場面になったりと，学ぶところが多かったのではないかと思います。

プログラム終了時には，行動の分類では「好ましい行動が増える」「なくしたい行動が減る」といった変化が現れました。何が変わったというと，一番に子どもの行動を見る視点が変化しているのだと思います。また，子どもの行動を客観的に見ることができるようになり，叱りすぎないようになったようです。保護者の気持ちの変化は，親自身から言葉ですぐに聞くことができますが，子どもの行動の大きな変化というのはやはり半年以上をかけてじっくりと出てくるものだと思うので，そういった意味からも，フォローアップの回をもつことはその後の保護者のフォローはもちろん，子どもの変化を知るうえでも大切だと思います。

幼児期の発達の遅れのある子どもには，親子タイムで一緒に遊ぶことを見つけることが課題になる場合もあります。ほめることを続け，子どもにとって親との関係が心地よいものになってくると，遊びのなかでも一緒にできる時間がもてるようになるのではないでしょうか。

標準版のペアレント・トレーニングでは，後半はテクニック編となっています[1]。幼児期はテクニックよりも行動を見る，ほめる，保護者の行動変容により小さなことでも子どもの成長を喜ぶことができるよう手助けしていくことが一番大切なところだと思いました。短期間で「子どもの行動をしっかりと見る」「ほめる」「子どもにあわせて具体的に指示を出す」といったポイントを押さえることにより，就学前の親子の緊張感の高まる時期に少し役立ったのではないかと思います。

このプログラムを受けた保護者が引きつづき必要なときに支援を受けられたり，年齢にあわせた相談ができるように，各年代にあわせたペアレント・トレーニングが専門機関や教育機関でも広がっていくとよいのではないでしょうか。

（前田由美子）

■ 文献 ─────────────────────────────────────

1）岩坂英巳，中田洋二郎，井澗知美・編著：AD/HDのペアレント・トレーニングガイドブック
　─家庭と医療機関・学校をつなぐ架け橋．じほう，pp180-199，2005
2）山上敏子：発達障害児を育てる人のための親訓練プログラム─お母さんの学習室．二瓶社，pp81-
　90，103-116，2001

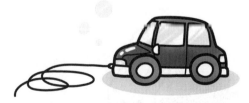

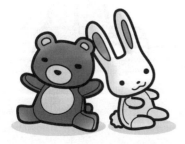

第 **7** 章

学校版プログラム
（ティーチャー・トレーニング）

① 学校版

❶ 学校版プログラム　ティーチャー・トレーニングの始まり

　ペアレント・トレーニングが広がりつつある2004年，和歌山で，ティーチャー・トレーニングが始まりました。それは，1日の3分の1を過ごす学校という場でペアレント・トレーニングを応用させ，教師（ティーチャー）が，子どもの特性に応じた対応を学び，実践していけないかと考えたからです。親が家庭で自身の子どもとのかかわりに疲れ切っているのと同様に，教師も子どもへの対応がわからず，悪い行動ばかりが目につき，叱ってばかり，子どもはますます反抗し，不適応行動が増えていました。「困った」「手に負えない」「でも，何とかしたい」と悩む教師たちが，グループになって，2週間に一度の割合で集まりました。子どもの行動を客観的に観察し，良いところを見つけてほめることをベースに，ステップバイステップで，わかりやすい理論と具体的な実践練習（ロールプレイ）で学んでいくことは，とても新鮮で，「ああそうか，なるほど」「これならできそう」と実感できることがありました。セッションに来るのが精一杯だったメンバーも「自分だけ」という孤立感が薄らぎ，徐々にグループで学びあうことの良さを実感できました。このようなメンバー同士の共感と高めあいはスタッフにとっての励みと喜びであり，1期終えるたびに充実感をもつことができました。「メンバーあってのティーチャー・トレーニング。また来期も実施していきたい」という思いをもちつづけられたことが和歌山で継続できたカギであると思います。

❷ ティーチャー・トレーニングとペアレント・トレーニングの違い

　ティーチャー・トレーニングとペアレント・トレーニングの大きな違いは，使う場が違うということです。学校には，学級という集団があります。ティーチャー・トレーニングで対象としている子どもは1人ですが，その子どもを取り巻く学級集団があります。担任は，行動観察するのも，ほめるのも，指示を出すのも，集団のなかにいるその子ど

① 学校版　**83**

もに対してしていくわけです。

　たとえば，対象とする子どもが5分間座れていることをほめたいとします。みんなの前でほめることがいいので，「○○さん，座れてえらいね」と言います。その子どもはうれしそうですが，他の子どもは「なぜ，私たちもほめてくれないの？ちゃんと座っているのに」とか「座っているだけで，ほめるの？」とか思ったり感じたりします。担任は，対象の子どもの反応と同時に，まわりの子どもたちのこの反応や思いを感じとっていく必要があります。担任は，いままで気づかなかったわずかながんばりに注目して対象とする子どもをほめます。その子どもをほめていくかかわりを続けるなかで，自然とまわりの子どもたちの良いところもほめるようになります。まわりの子どもたちも良い注目をされ，ほめられることが続くと，対象の子どもに対しても肯定的な注目ができるようになってきます。「△△さん，立ち歩いても早く座れるようになったね」という言葉がけが子どもたちの間で自然と生まれてきます。

　このように，この子どもへの対応を学び実践していくなかで，まわりの子どもたちも担任の接し方から学び変化していく，集団として育っていく，ということが起こってきます。この「1人の子どもの育ちが集団を育て，集団の育ちが1人の子どもの育ちを伸ばす」ということこそが，ティーチャー・トレーニングであるがゆえに派生してくることで，同時にティーチャー・トレーニングの醍醐味でもあるといえます。

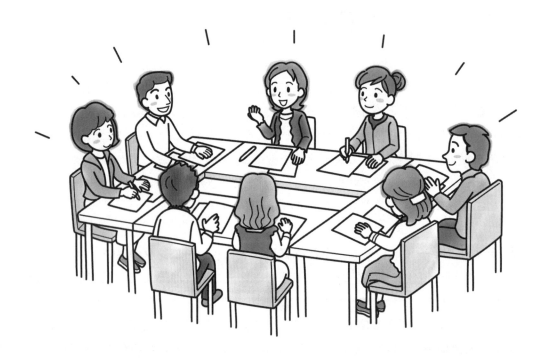

2つ目の違いは，ペアレント・トレーニングは親子なので，ずっと関係が続きますが，ティーチャー・トレーニングは担任と子どもなので，原則1年かぎりということになります。つまり，ティーチャー・トレーニングは1年で，担任と子どもの「ほめる⇔がんばる」を通して関係を改善し，担任の適切な対応で子どもの適応行動が見うけられるという実感がもてることが重要となります。1年間で対象の子どもが劇的に良くなるということはありません。プログラム開始時は心身ともにへとへとだった担任が半年近く学び，実践していくなかで，子どもの良いところが少し見つけられた，子どもの行動を客観的にみられるようになった，自分自身が少し楽になった，といった変化が現れてきます。ティーチャー・トレーニングのメンバーは教職にあり，多くの子どもを見てきた経験から，メンバーそれぞれの対象児の子ども像をイメージしやすく，共感しながら聞きあうことができます。メンバー相互の気づきや共感があり，意見交換をするなかでグループとしての高めあい，深めあいがあります。

　ティーチャー・トレーニングを学び，そのことを活かしていけるのは，対象の子どもを担任している1年です。メンバーはその年度が終わると，また新たな出会いがあります。その際にティーチャー・トレーニングで学んだことはまた使っていけます。それがスムーズにいかないとき，自信がもてないとき，子どもの困難が大きいときなど，リピーターとして再び申し込んでくれた例もあります。

　対象となった子どもの次年度への引きつぎについては，ティーチャー・トレーニングから学んだ方法を次年度の担任に引きついでほしいと願っています。現在は，引きつぎシートに「有効だった対応（○○な状況で△△な行動に対し□□な対応をすると少し落ち着いた），してはいけない対応（●●な状況で▲▲な行動に対し■■な対応をすると余計に暴れた）」の欄を設けるということで，引きつぎのなかに，ティーチャー・トレーニングの要素を盛り込んでいく工夫をしています。

❸ 気をつけること ☞ 資料4-1, 4-2 (P. 313, 314)

　ティーチャー・トレーニングを行ううえでとても大切な留意点は，個人情報を扱っているので，セッションの内容，対象児に関することについての守秘義務を厳守するということです。メンバーがティーチャー・トレーニングに参加して，そこで話した対象児について得られた情報や他のメンバーの対象児について得られた情報も，漏れるようなことがあってはなりません。ティーチャー・トレーニングのセッションの様子を実際に見学して学びたいという要望もありましたが，守秘義務の点から断ってきました。守秘義務については初回のセッションで確認します。それが前提で，メンバーも安心して対象児について語ることができます。

❹ ティーチャー・トレーニングとは？

1）ティーチャー・トレーニングは何か特別なこと？

　ティーチャー・トレーニングとは，特別なことではありません。いままで現場の先生が実践してきたことを否定するものではなく，むしろ実践経験を土台として，その子どもの特性に応じた対応法を学び，理論的に客観的に裏付けするものなのです。

2）ほめることについて ☞ 資料4-3，4-4 (P.315，317)

　私たち教師は以前から「子どもはほめて育てよ」と言われてきました。ほめることの大切さは，多かれ少なかれ教師をしていれば実感してきたことだと思います。ただ，ほめることが良いとわかっていても，つい注意が先になったり，漠然とほめていたり，ほめているのかおだてているのかわからなくなっていたり，ということが多かったのではないでしょうか。ティーチャー・トレーニングにおける「ほめる」とは，「子どもの行動を観察し，少しでも良いところを見つけて具体的にほめる」なのです。しかし，気になる行動・止めさせたい行動ばかりが目につく対象児に良い注目をしてほめるというのは，実践するのは本当に苦しいです。10も20も悪いところを注意したいのに，たった1つ良いところを必死で見つけてほめる。まさに教師にとっての修行＝トレーニングなのです。

　この「良いところ探し」は，ティーチャー・トレーニングのすべてのセッションで行います。「教師が対象児の行動観察をして良いところを見つけて具体的にほめる」とい

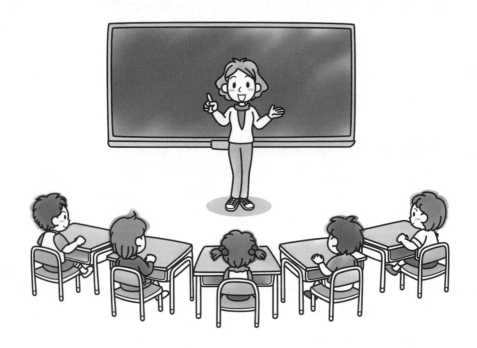

う実践は，初めは無理をしてやっとできるという感じですが，だんだんと定着して，自然にできるようになってきます。たとえば，授業中，後ろを向いてしゃべってばかりいる子どもに対して，初めは注意したいのをこらえるのが精いっぱいで，前を向いたときに，「お，前向いたね」とやっとほめた，という感じです。しかし，プログラム後半になってくると，子どもの行動をよく観察してほめることを続けていますので，注意したいのを我慢するのでなく，良い行動を余裕をもって待てるようになっています。だから，ほめるのが無理なく肩の力を抜いてできるようになっています。

　子どもの行動そのものはそう簡単に変えられませんが，この教師側の「良いところを見つけてほめる」が自然に行えるという変化がとても大きいことなのです。教師が子どもに肯定的な注目をしてほめるということを継続することで，子どもの好ましい行動が増え，教師と子どもの「ほめる⇔がんばる」という良い関係性が出てきます。この良い関係性こそが，後半のテクニック「従いやすい指示の出し方」「ほめるために注目を外す」の土台となります。

3）指示することについて　☞ 資料4−6 (P. 320)

　静かな落ちついた声で言うほうがかえって子どもは聞くといったことはこれまでも経験的に行われてきました。ティーチャー・トレーニングで学ぶ「従いやすい指示の出し方」は，これに通じるところがあります。

　しかし，一般的な指示は単発で出しますが，ティーチャー・トレーニングの「従いやすい指示」は「予告→指示（近づいて・穏やかに・落ちついた声で）2，3回繰り返す→ほめて終了」というやり方で出します。予告してから指示を出すとか，指示に従えたらすぐほめる，ということは，経験だけからはできません。なお，ティーチャー・トレー

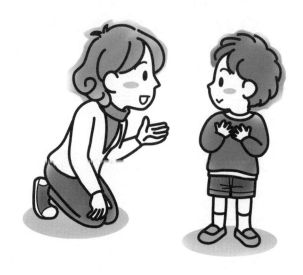

ニングにおいて「従いやすい指示」を出すことの前提として，教師と子どもの「ほめる⇔
がんばる」関係ができて，それが土台となっていることが最も重要です。

4）ほめるために注目を外すことについて ☞ 資料4-7 (P. 322)

　子どもがつっかかってきて仕方ないときは相手にせずに，後で落ちついてから話すと
いったことは，これまでも経験的に行われてきました。しかし，ティーチャー・トレー
ニングで注目を外すというのは，「ほめるために（そのタイミングを）待っている」状
態です。

　子どもは指示されたことがわかっていても，すぐに従えず，文句を言ったり不適切な
行動をしたりすることがあります。このとき，教師は子どもの文句や不適切な行動に過
敏に反応せず，注目を外します。注目を外されることで，子どもは腹が立ち，いったん
その行動がエスカレートしますが，そのうちに気づきがあって（私をほめてくれる大好
きな先生が私に注目しない→私のしていることは良くないことなのかなぁ～），文句や
不適切な行動が止まるタイミングがあります。このときすかさずほめられるから、うれ
しい。このように，子どもの不適切な行動から注目を外すのは，ほめるタイミングをう
かがっているのです。「ほめるために注目を外す」のと，いまは興奮しているから相手
にしないでおこうという経験的なかかわりとは，大きく違います。

5）行動観察から見えてくること ☞ 資料4-5 (P. 319)

　行動を流れで観察して（状況－行動－対応）良い注目をしてほめる，行動を3つに分
けて（増やしたい行動，減らしたい行動，許しがたい行動）それぞれの行動に決められ
た対応をする。これらのことは，行動ばかりを対象にしていて，本当にそれだけで子ど
もとの関係が良くなったり，適応行動が増えたりするのか…といった疑問が出てくるの
ではないでしょうか。行動を客観的に観察することを継続して行っていくと，行動の裏
にある子どもの気持ちがだんだん見えてきます。たとえば，授業中離席するという行動
に対し，その行動だけに注目すると，「また，立っている。早く座らせないといけない」
と思い，「座りなさい」と注意する。ところが，「状況－行動－対応」という流れで行動
を観察できるようになってくると，どんな授業の何をしているときに立つのかが見えて

表7-1　行動観察の表

状　況	子どもの行動	あなたの対応

きます。すると，「○○のときによく立っている。△△が苦手なのかな。わからないから立つのかな。本当はわかりたいのだろうな」というようにその子どもの行動の裏にある思いまで見えてくるのです。このように行動を客観的に観察できるようになると，子どもの行動の裏にある子どもの気持ちもわかってきます。子どもの気持ちがわかると，教師側が予測できるので落ちついてゆとりをもって対応できます。この落ちつきとゆとりが子どもをほめることにつながり，教師と子どもの関係に良い循環をもたらします。

❺ 2つの事例から

　ここまで，和歌山県におけるティーチャー・トレーニングの歩みを振り返り，ティーチャー・トレーニングがどういうものであるかを伝えてきました。ここからは，実際にティーチャー・トレーニングのセッションで学んだメンバーの事例をあげることで，より身近にティーチャー・トレーニングを感じとっていただきたいと思います。なお，プライバシー保護の関係上，事例の本質を損なわない範囲内で一部に修正を加えています。

事例1

　メンバー　A先生　40代　男性
　対象児　　ゆうきさん　小学3年生　男児（医療機関へはかかっていない）
　A先生が担任した当初からゆうきさんは離席，教室を出ていって授業に参加しないことがほとんどでした。ゆうきさんが出ていくと必ず一緒に教室を出ていくBさんもいました。A先生は，まわりの子どもたちがゆうきさんに対して「楽してるな」とか「ずるい」という思いをもたないうちに，ゆうきさんが教室に戻れるようにしたいと思いました。

　A先生は，ゆうきさんがBさんと教室から出ることについては，ゆうきさんがBさんと一緒にどこへ行って何をしているのか安全確認をすることと，他の子どもたちの学習を進めることをどうするか，悩みました。どちらも放ってはおけません。A先生は，「5分間，この課題をやっておいてね。先生，ゆうきさんたちを探してくるよ」と教室の子どもたちに言って，職員室に寄って「校長先生，5分間教室を出ます。お願いします」と告げて，探しに行きました。ゆうきさんたちは学校の外に出ることはなく，たいてい砂場で遊んだり遊具で遊んだりしていました。A先生は「いま，教室では，みんなは○○しているよ。帰ってこられるか？」と穏やかに言いました。ゆうきさんからは「無理」と返ってきました。一言でしたがその口調は普通でした。A先生は「危ないことはしないようにね。待っているからね」と言って，その場を去って教室に戻り

ました。教室で待っていた子どもたちには「ゆうきさんたちは△△にいたよ。□□していたよ」とゆうきさんたちの状況を伝えました。こういう状態が毎日続きました。そのうちに子どもたちからゆうきさんたちのことを心配して「どうだった？」と聞くようになりました。A先生のゆうきさんへの声かけも「次の時間から大丈夫か？」と具体的になり，ゆうきさんも「後15分（で戻る）」と言えるときもありました。6月くらいから，ゆうきさんは，だいたい言っていた時間になると教室の近くまで戻ってくることができるようになってきていました。ゆうきさんをいち早く見つけた子どもが，そっと「先生，近くにいるよ」と教えてくれます。A先生も「そうか，戻ってきたか。もうちょっとだね」と小声で返します。A先生は，まわりの子どもたちがゆうきさんに良いまなざしを向けてほしいと思っていました。同時に，自分のやっている対応でいいかどうかという迷いもありました。そんなとき，ティーチャー・トレーニングと出会いました。

　A先生は子どもの行動の記録を簡単に自分なりにつけていましたが，ティーチャー・トレーニングに参加してみて，「状況－行動－対応」という行動観察の方法を知り，この方法で記録していきました。すると，A先生は，子どもの行動がどういう状況のとき起こっているのか，子どもの行動に自分はどのように対応しているのかが見えてきました。また，A先生の穏やかな接し方で，ゆうきさんは教室近くまで戻ってきていましたが，ティーチャー・トレーニングで，具体的に子どものよい行動をすぐにほめるということを学んでから，A先生は，教室近くまで戻ってきているゆうきさんをすかさずほめました。「すかさずほめる」が，ゆうきさんの次の適切な行動「教室に戻る」につながりました。

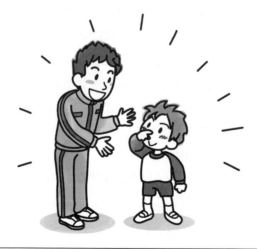

　メンバー　C先生　40代　女性

　対象児　　まさとさん　小学4年生　男児（医療機関へはかかっていない）

　C先生が担任した学級は，全体的に，口々にしゃべるという実態があったので，C先生は，授業中は「手をひざ，前を見る」と言葉かけをして，学習ができるように心がけていました。まさとさんが，わがままを言ったり，やかましくなったりしたときは，C先生は，「静かに」と注意して抑えていました。まさとさんは気に入らないことがあったとき，物にあたって自分の気持ちを表現することがありました。6月くらいに，まさとさんはテストをしていてわからない問題があったので，イライラして暴言を吐きました。C先生は静かにするように注意しました。それに対し，まさとさんが口答えをしてきたので，C先生は，ここで引いてはいけないと，さらに語気を強めて，厳しく注意しました。まさとさんもエスカレートして，さらに暴言を吐き，ののしりあいの状態になりました。C先生は，自分1人では押さえがきかなくなった状態を会議で報告し，協力を求めました。校長先生が支援に入ったり，親と話し合う機会をもったりと，すぐに学校内で動きがありましたが，まさとさんの荒れとC先生に対する暴言は収まりませんでした。

　このようなときにC先生はティーチャー・トレーニングに出会いました。

　ほめることが見つからないほど状況は難しかったですが，C先生は，小さなことを何とか見つけて，具体的に「まさとさん○○できてえらい」とほめていました。C先生は，セッションのなかで自分のまさとさんに対する否定的な気持ちや，疲れきっているという思いを吐き出しながらも，まさとさんの良いところを見つけてほめていました。他のメンバーから「大変な状況のなかで，よくまさとさんの良いところ見つけてほめたね」と共感され，わかってもらえて認められて，気持ちが少し楽になりました。

　ティーチャー・トレーニングも後半になり，「ほめるために注目を外す」というセッションで，C先生は次のようなホームワーク報告をしました。「まさとさんがけんかをした相手に謝る場面で，まさとさんは謝らずに，近くの水道から水を出したり，貼ってある掲示物を破ったりしました。私は，まさとさんのこの行動に過敏に反応せずに，注目を外して，ほめるタイミングをうかがっていました。すると，やがてまさとさんのこれらの行動が止んだのです。それで，そのとき私は，すかさずまさとさんをほめました。まさとさんはその日は謝れなかったけど，あくる日謝れたんです。まさとさんが謝った後すぐに私は

謝れたことをほめました」このように，C先生は「困った行動が止まったとき
にすぐにほめる」というテクニックを身につけ，その後，適切なタイミングで
ほめることができるようになっていきました。

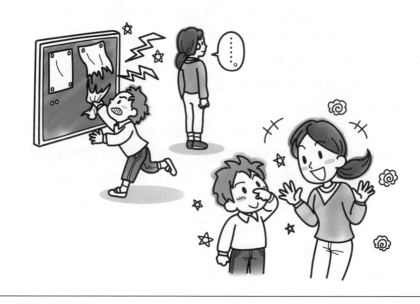

❻ これからのティーチャー・トレーニング

　ティーチャー・トレーニングは，毎年3～8人ぐらいの1グループで，2004年度より
13年間橋本市で実施できましたが，なかなか広がりにくいのが現状です。その原因と考
えられるのが，教育現場の多忙さです。筆者らが実施しているティーチャー・トレーニ
ングのセッションは勤務時間を過ぎてから，インストラクターの学校に集まって行いま
す。勤務時間以降に定期的に集まるということは，かなり負担の大きいことです。メン
バーは口コミで集められますが，インストラクターをしようという人はなかなかいませ
ん。しかし，2010年度より，和歌山市でもティーチャー・トレーニングのグループが立
ち上がり，4年間実施されました。スタッフは通級指導教室担当者や教育支援センター
職員で行いました。メンバーのニーズも高く，セッションを継続していくなかでのメン
バーの変容に，スタッフも効果を実感し，「引き続き実施したい。」と手ごたえを感じて
いました。県内でのこのような広がりは大きな前進です。今後は，継続できるインスト
ラクターの確保と，スタッフの層を厚くしていくことが，課題と考えます。
　また，インストラクターのいる学校で校内のティーチャー・トレーニングをするとい
うことも，有効です。メリットは「校内のメンバーなので，すぐに集まれる」「時間的
にも所属長の許可を得たら，放課後，勤務時間内から始められる」といった取り組みや

すさと「メンバーの先生に声かけをして，リアルタイムで困っていることを聞いたり質問に答えたりできる」「対象児の様子や変化を間近に見ることができる」といったことです。留意点としては，「緊急時以外は電話をつながない」とか「セッションの時間を守る」といったことがあげられます。

　ティーチャー・トレーニングで身につけていく「子どもの良い行動に注目してほめる」ということは，すべての子どもたちに対して行える，教育実践の基本であると思います。

　目に見える行動をほめるということは，ほめられたことが子どもに明確にわかり，「またほめられたいから，その良い行動をする」という良い循環を生み出します。客観的な子どもの行動観察（状況－行動－対応）を継続してすることは，教師自身が自らの授業や対応を振り返るきっかけとなります。「従いやすい指示の出し方」や「ほめるために注目を外す」は，他の子どもたちにも使っていけます。約半年間のティーチャー・トレーニングで学んだことは日々実践していくなかで，本当にその人自身のものとなっていき，あらためてじわじわとティーチャー・トレーニングの良さを実感していくことになります。

　ティーチャー・トレーニングを終えた後，メンバーの苦しかった表情が笑顔に変わっていったとき，その向こうに対象の子ども・まわりの子どもたちのたくさんの笑顔が見えるようで，このティーチャー・トレーニングのプログラムの素晴らしさを実感すると同時に喜びと感謝の気持ちでいっぱいになります。これからも，ティーチャー・トレーニングの灯を絶やさず，新たな広がりと発展のために，ステップバイステップで歩んでいきたいと思います。

（宮田　文，藤原壽子）

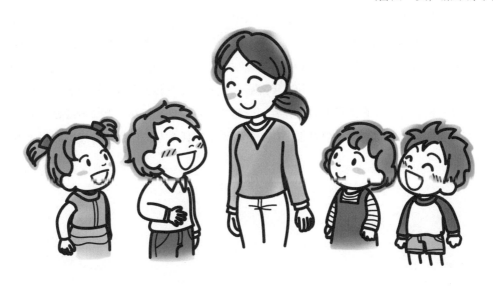

2 幼児版

● はじめに

　ここ数年保育現場では発達障害をはじめとした発達に遅れがみられる子や，大きな遅れはみられないが"集団活動に参加しようとしない"，"すぐ友だちに手を出してしまう"，"思いどおりにならないと大騒ぎをする" といったような医学的な診断はついていないものの日々の保育のなかでその対応に困難を抱える「気になる子」といった発達にアンバランスさのある子が増えてきているといわれています。

　保育の現場においてもペアレント・トレーニングの考えや手法を取りいれた保育を行うことは，子どもの行動を理解し，肯定的な注目をすることで子どもと保育者のコミュニケーションをよりスムーズにし，より良い関係を築くことができるようになり，子どもの発達を伸ばすことにつながるのではないだろうかという考えから，発達に遅れがみられる子や「気になる子」といった就学に向け早期からの支援の必要性が感じられる子どもたちを保育する保育者に対して奈良教育大学特別支援教育研究センターで開発・実践されたティーチャー・トレーニング（幼児版）について紹介します。

❶ 奈良教育大学特別支援教育研究センターでの ティーチャー・トレーニング（幼児版）について

1）プログラムの対象

　奈良教育大学特別支援教育研究センターでのティーチャー・トレーニング（幼児版）は地域連携事業の一環として行われ，奈良市内の幼稚園・保育園に募集用紙を教育委員会や児童保育課（当時・現 保育総務課）を通して配布し，募集を行いました。（図7-1）

　ペアレント・トレーニングの有効な年齢層としては，おおよそ5～10歳といわれていることや，幼稚園・保育園双方の保育者が一緒のグループメンバーとなることができるようにするため，プログラムの対象を4～5歳児を担任もしくは担当している保育者としました。

奈良教育大学特別支援教育研究センター

ティーチャー・トレーニング(幼児版)参加者募集　案内

　ここ数年，保育の現場でも"集団での活動が苦手"，"落ちつきがない"，"感情をうまくコントロールできない"，"他児とのトラブルが多い"といった子どもの姿が増えてきたという声が聞かれています。もともと子どもはエネルギッシュで，向こうみずで，危険なことも大好きです。だけどそのくせ，甘えん坊で，泣き虫で，かんしゃくもちでもあります。

　子どもたちはそれぞれに個性があり，成長のスピードも一人ひとり違いますが，この違いのなかに発達の遅れや偏りが影響していることがあります。子ども本来の姿のようにもみえますが，発達の問題や環境面の影響などが絡みあったとき，落ち着かない，危ないことを平気でする，親や保育者の言うことを聞かないといった大人にとって頭の痛い問題，本人にとって困った問題へと発展してしまうことがあります。

　「何とかしよう！」「何とかしなければ！」とあせり，かかわればかかわるほど逆に子どもに振り回され，子どもはだんだん反抗的になり，わざと悪いことをしようとするようになったり，先生自身が迷われたりすることはありませんか？

　通常のやり方ではうまくいかない子どもたちに対してはちょっとした工夫が必要です。日々，子どもたちと真剣に向きあい一生懸命保育をしているからこそ悩んだり，迷われたりすることも多いのではないでしょか。どのようなかかわり方をするのが効果的かを，同じ悩みをもつ保育者と一緒に学ぶティーチャー・トレーニングに参加してみませんか。

ほめるパワーを使ってみよう!!

　ティーチャー・トレーニングは，家族支援の１つとして行われているペアレント・トレーニングの手法を保育者用に対応させているプログラムです。子どもの「行動」に焦点をあて，その行動の特徴を理解し，肯定的な注目のパワー（ほめる）を使うことを基本としています。これらによって子どもと保育者とのコミュニケーションをよりスムーズにし，より良い関係を築くことができるようにするとともに，叱られることが多く，友だちからも疎外されることが多くなってしまいがちな子どもの自己評価の低下を防ぐことを目標にしています。

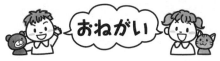

おねがい

　今回は，７月から５回かけてじっくりとティーチャー・トレーニングに取り組んでいく計画です。それぞれの回で学んだことを保育のなかでより活かしていくために，参加の対象を今年度**４〜５歳児を担任もしくは担当している方**とさせていただきます。

　本事業は奈良教育大学特別支援教育研究センターの地域連携事業と大学院研究を兼ねて行います。

図７−１　ティーチャー・トレーニング（幼児版）参加者募集案内

日　時：20XX年７月14日〜９月29日　PM４：15〜６：00
場　所：奈良教育大学特別支援教育研究センター　講義室
目　的：•発達の遅れやアンバランスのある子どもへの理解を深める。
　　　　•気になる子どもの行動に対しての対処法を保育のなかに取りいれることで，
　　　　　子どもとの良い関係を築きながら，子どもを伸ばしていく。
内　容：１回目（７月14日）…子どもの行動を観察してみよう
（予定）２回目（７月29日）…行動を３つに分けよう
　　　　３回目（８月18日）…上手なほめ方
　　　　４回目（９月15日）…指示の出し方　ほめるために待つ
　　　　５回目（９月29日）…ふりかえりとまとめ
　　　　•12月上旬頃，フォローアップセッションを行う予定です。
※ティーチャー・トレーニングでのかかわりを用いたい“気になる子”を１人決めて参
　加してください。

○各回宿題（課題）があります。必ず宿題（課題）を行いご参加ください。
○グループで行いますので，遅刻せず，毎回参加してください。
　参加費：無料
　定　員：8名
　その他：•研究の一環として取り組んでいるため，アンケートをお願いする予定です。
　　　　　　その際，個人を特定されないよう配慮することをお約束しますので，ご了
　　　　　　承ください。

　＜申し込み　記入事項＞
　　①　参加される方のお名前
　　②　園名
　　③　担任もしくは担当されている年齢　（４歳児 or ５歳児）
　　④　ティーチャー・トレーニングでのかかわりを用いたい“気になる子”について
　　　　•どのような姿が気になっているのか
　　　　•診断名　（ある or ない）
　　⑤　参加にあたっての先生自身の抱負
　　⑥　アンケート調査に協力　（Yes or No）
　　⑦　添付ファイル受信可能なメールアドレス

●なお，参加希望が多数となった場合，人数調整をさせていただくことをご了承ください。
　参加の可否については，6月30日までにご連絡します。

図７－１のつづき　ティーチャー・トレーニング（幼児版）参加者募集案内

2）プログラムの目的

ティーチャー・トレーニング（幼児版）の目的を，

① 発達の遅れやアンバランスさのある子どもへの理解を深める

② 気になる子どもの行動に対しての対処法を保育のなかに取りいれることで，子どもとの良い関係を築きながら子どもを伸ばしていく

という2点にしました。

そして，保育を行うなかで気になりティーチャー・トレーニング（幼児版）を活かしてかかわっていきたいと考えている子どもを1人決めて参加してもらうようにしました。また，休まないで参加することや遅刻をしないこと，宿題を必ずやってくるといった約束事ですが，子どもの名前をはじめとした個人情報の取り扱いに関することについても注意をうながしました。

3）プログラム内容とセッションの流れ

プログラムの内容については，事前にその内容を保育者向けにした3回の短縮版「ティーチャー・トレーニング（幼児版）勉強会」を奈良市教育委員会，保健所，そして保育課（当時・現 保育総務課）の協力のもとに行い参加者へのアンケート結果なども踏まえて，幼児版ならではのプログラム内容を検討しました。その結果をもとに幼稚園や保育園でより具体的な実践が可能となる保育者向け全5回の「ティーチャー・トレーニング（幼児版）」のプログラム内容を構成しました。（**表7－2**：3回短縮版，**表7－3**：5回版） 20XX年度に行われたティーチャー・トレーニング（幼児版）では保育

表7－2　ティーチャー・トレーニング（幼児版）勉強会　3回短縮版

	日　　程	内　　容
第1回	20XX年2月5日（金） PM　5:40～7:10	○ＴＴとは ○子どもの行動を観察してみよう ○行動の3つに分けよう ○上手なほめ方 ◆**グループ別演習** ・H.W.1　子どもの行動を3つに分けよう！シート
第2回	20XX年2月19日（金） PM　5:40～7:10	○指示のだし方 ◆**グループ別演習** ・H.W.2　子どもの行動－どうほめたかシート ・ロールプレイ「指示の出し方」
第3回	20XX年3月5日（金） PM　5:40～7:10	○ＴＴを体験してのふりかえり ○ほめるために待つ ○行動の仕組みとほめるパワー ○質疑応答 ◆**グループ別演習** ・H.W.3　指示－どうなったかシート

表7－3　ティーチャー・トレーニング（幼児版）5回版

	日　程	テ　ー　マ
第1回	20XX年7月14日（水） 16：15～18：00	H.W. 1「子どもの行動を3つに分けよう！シート」報告 子どもの行動を観察してみよう
第2回	20XX年7月29日（木） 16：15～18：00	H.W. 2「子どもの行動を3つに分けよう！シート【再】」報告 ほめるパワーを身につけよう
第3回	20XX年8月18日（水） 16：15～18：00	H.W. 3「子どもの行動－どうほめたかシート」報告 子どもの行動のしくみ ●ロールプレイ「子どもの行動のしくみ」
第4回	20XX年9月15日（水） 16：15～18：00	H.W. 4「子どもの行動－どうなったかシート」報告 H.W. 5「スペシャルタイム」報告 達成しやすい指示の出し方 ●ロールプレイ「指示の出し方」
第5回	20XX年9月29日（水） 16：15～18：00	H.W. 6「指示－どうなったかシート」報告 ほめるために待つ ふりかえりとまとめ ●ロールプレイ「ほめるために待つ」
フォロー アップ回	20XX年11月17日（水） 16：15～18：00	ポイント復習と近況報告

士と幼稚園教諭の計8人の保育者が参加し，7月からほぼ2週間に一度のペースで保育時間終了後の夕方16時15分～1時間45分のセッション全5回と約3カ月後にフォローアップセッション1回を設けました。

　セッションの流れはおおよそペアレント・トレーニングと同様で，①ウォーミングアップ（良いところ探しと宿題報告），②講義による学習やロールプレイ体験，③ホームワークの説明としていました。スタッフとして児童精神科医，心理士，幼稚園教諭などが参加し，セッション終了後には参加保育者の様子や次回への留意点などについてそれぞれの専門性を活かした視点から話し合いました。

　各回のプログラムのねらいと内容，セッションの流れについては**表7－4**を参照ください。

　日程については子どもが入園や進級など新しい生活に慣れ，保育者自身も子ども一人ひとりの様子をとらえられるようになる時期を考えると6月頃からのセッションスタートがよいように思いますが，幼稚園では7月後半から夏休みに入ってしまうことから，7月後半から9月までのセッション日の計画については幼稚園教諭がメンバーとして入っている場合，日程の調整とともに宿題などを夏休みが終わってから後日報告してもらうといった工夫が必要となってくるでしょう。

表7－4　各回のねらいと内容・セッションの流れ

第1回：子どもの行動を観察してみよう　－行動を見て，理解する－　☞ 資料5－1

◆**セッションのねらい**
- 行動とはどのようなものなのかということの理解を促す
- 行動を3つに分類して，子どもの様子を具体的に把握する
- 子どもの行動を見ることの大切さを意識する

◆**セッションの流れ**
Ⅰ．ウォーミングアップ
　①自己紹介をする
　②他己紹介をする
Ⅱ．講　義
　1．ティーチャー・トレーニングとは
　2．ティーチャー・トレーニング幼児版が目指していること
　3．子どもの行動を観察してみよう
　4．子どもの行動を3つのタイプに分けてみましょう
Ⅲ．宿題（H.W.）報告
　　H.W.1　行動を3つに分けよう　☞ 資料5－2
　　　•3つの分け方の確認を行う
　　　•3つの行動に分けて，良い行動に注目する（ほめる）ことの大切さを伝える
Ⅳ．次回宿題についての説明
　　H.W.2　行動を3つに分けよう【再】　☞ 資料5－3

第2回：ほめるパワーを身につけよう　☞ 資料5－4

◆**セッションのねらい**
- ほめることで子どもの良い行動を増やすことができることを理解する
- 日常の子どもの行動からほめる行動を見つけていくことの大切さを知り，ほめ方のポイントを学ぶ

◆**セッションの流れ**
Ⅰ．ウォーミングアップ
　①良いところ探し
　②宿題（H.W.）報告
　　H.W.2　行動を3つに分けよう【再】　☞ 資料5－3
　　　•子どもの行動に注目できたか，行動を3つに分類することに迷わなかったかというところにポイントを置きながら，参加者の宿題（H.W.）を報告してもらう
　　　•前回のセッション内容を同僚に伝えられたか，伝えてどうだったかということも報告してもらう
Ⅱ．講　義
　　→第2回レジュメ
Ⅲ．次回宿題についての説明
　　H.W.3　子どもの行動－どうほめたか　☞ 資料5－5

第3回：子どもの行動の仕組み　☞ 資料5-6

◆セッションのねらい

- 保育のなかでみられる場面を通して行動の仕組みを知り，子どもの行動を変えるためのポイントを学ぶ
- ロールプレイを通してほめることを意識して行い，ほめる大切さを感じてもらう
- スペシャルタイムの提案

◆セッションの流れ

Ⅰ．ウォーミングアップ
　①良いところ探し
　②宿題(H.W.)報告
　　H.W.3　子どもの行動－どうほめたか　☞ 資料5-5
　　- 子どもの行動に注目してほめることはできたかをポイントに報告してもらう
　　- 前回のセッション内容を同僚に伝えられたか，伝えてどうだったかということも報告してもらう
Ⅱ．講　義
　→第3回レジュメ
Ⅲ．次回宿題についての説明
　　H.W.4　子どもの行動－どうなったかシート　☞ 資料5-7
　　H.W.5　スペシャルタイム　☞ 資料5-8

第4回：達成しやすい指示の出し方　☞ 資料5-9

◆セッションのねらい

- 達成しやすい指示の出し方を学ぶ
- ロールプレイを通して，子どもにとってわかりやすく達成しやすい指示を出すことを体験する

◆セッションの流れ

Ⅰ．ウォーミングアップ
　①良いところ探し
　②宿題(H.W.)報告
　　H.W.4　子どもの行動－どうなったかシート　☞ 資料5-7
　　- 子どもの行動をじっくりと見ることができたかということや，参加者自身の子どもへの対応，またそのときの子どもの反応はどうだったかについて報告してもらう
　　H.W.5　スペシャルタイム　☞ 資料5-8
　　- どのようなスペシャルタイムを子どもともつことができたか，やってみての感想，そのときの子どもの様子などについて報告してもらう
Ⅱ．講　義
　→第4回レジュメ
Ⅲ．次回宿題についての説明
　　H.W.6　指示－どうなったかシート　☞ 資料5-10
　　H.W.7　行動を3つに分けよう【再】　☞ 資料5-11
　　※H.W.としては行わないものの，スペシャルタイムも続けてみるよう呼びかける

第5回：ふりかえりとまとめ　☞ 資料5-12

◆セッションのねらい

- ほめるために待つとは，子どもの好ましくない行動からあえて注目を外すことであることを理解する

- ほめるために待つことと，待った後には必ずほめることを組み合わせることで，子どもの行動を変えることができることを学ぶ
- これまで学んだことを振り返りながら，あらためてほめるパワーを確認する

◆セッションの流れ

Ⅰ．ウォーミングアップ
　①良いところ探し
　②宿題（H.W.）報告
　　H.W. 6　指示－どうなったかシート ☞ 資料5-10
　　・予告，CCQを使いながら，うまくほめることができたかを報告してもらう。ほめられたときの子どもの様子や保育者自身が感じた気持ちにも触れる

Ⅱ．講　義
　1．ほめるために待つとは
　2．ほめるために待つコツ
　3．ロールプレイ
　　・絵本を聞いている途中，違う本を読んでほしがる子どもの様子を想定して，ロールプレイを行いながら子どもの好ましくない行動から注目をはずすこと，ほめる機会を待つこと，好ましい行動が出てきたらほめることを体験する
　4．これまでのふりかえり
　5．H.W. 1とH.W. 7　行動を3つに分けようシートを見比べる
　6．質疑応答

フォローアップ回

◆セッションのねらい
- これまでのセッションで学んだことから，ポイントとなるところを重点的に復習する
- ほめるパワーが子どもの行動を変えていく基本となることを思い出し，それを続けていくことの大切さをあらためて伝える

◆セッションの流れ

Ⅰ．ウォーミングアップ
　・良いところ探し

Ⅱ．講　義
　1．指示…うまく指示は出せていますか？
　2．ほめるために待つコツ…使ってみてどうでしたか？
　3．ほめるパワー
　4．近況報告と今後のヒント

❷　幼児版ならではの特徴について

1）ほめ上手を活かして

　幼稚園や保育園の先生たちは，日頃の生活のなかで子どものちょっとした行動の変化やつぶやきなどキャッチするのが上手です。そして何より，子どものちょっとした良い行動を見つけ，ほめることがとても上手です。そのため，幼児版のなかで学んだ"ほめるパワー"や"ほめ方のポイント"が日常の保育のなかに取りいれやすく，保育者の気持ちの安定や子どもの行動の変化などの効果が得られやすいことは幼児版ならではの特

徴といえるでしょう。

　また，この5回のセッションのなかで「私（＝保育者）がほめる声かけをしていると他の子どもたちもそれをよく聞いていて，同じようにその子の良いところを見つけてほめる声かけをしたり，報告しに来たりするようになった」という参加者の声がありました。気になる子と保育者との関係だけでなく，その子を取り巻くまわりの子どもたちに対しても良い影響として広がるのが速く，"ほめる効果" をより活かすことができていたのも大きな特徴であると感じました。

2）子どもの行動の仕組みを学ぶ

　幼児版では，第3回のプログラム内容に『子どもの行動の仕組み』についても詳しく取りあげました。子どもの行動について学ぶことは，ほめることとあわせてとても重要なポイントとなります。"ほめること" と "行動を見ること" ができているからこそ，指示の出し方などのテクニックも活きてくるからです。

　子どもの行動には　a．きっかけ・状況 ⇒ b．行動 ⇒ c．結果　という流れがあることを知ってもらい，日々の保育のなかでとりがちな対応と望ましい例を具体的にあげながら（☞ 資料5-6 P.334），子どもの行動はどのようになっているのか，また，どのようなかかわり方が子どもの行動を変えていくのかについて学ぶようにしました。

3）指示の出し方も幼児版で

　日頃から保育者はまず子どもの声（＝思い・気持ち）を受けとめることをよく行っています。幼児版の場合，指示の出し方もペアレント・トレーニングでの予告をしてCCQで指示を繰り返すだけでなく，まず子どもの声（＝思い・気持ち）を受けとめてから指示を出すほうが日々の保育に近く，保育者も取り組みやすいようでした。

　そのため，幼児版では指示の出し方を　子どもの声を受けとめてから…1．予告 ⇒ 2．CCQ（＋手がかり）⇒3．ほめる　という流れも可能としました。（次頁のロールプレイ参照）

　CCQに関しても『声かけ』→『声かけ＋指さし』→『声かけ＋モデリング（お手本)』→『声かけ＋身体促進（手伝ってあげる・一緒にする)』といったように，指さしやお手本，一緒にするなどの手がかりを加え子どもが達成しやすい指示の出し方をしていく工夫も取りいれました。第4回の『達成しやすい指示の出し方』で次のような場面設定でロールプレイの台本を作り，これに参加者が自分なりのアレンジを加えながら，子どもにとってわかりやすく，達成しやすい指示の出し方を体験してもらいました。

Ⓣ 「ゆうちゃん，もうすぐお帰りの時間だよ。帰る用意をしよう」

ゆうちゃん：「えー！　いらん。いま，バッタ見てるねん」

Ⓣ 「そう，バッタ見てるのね。←（子どもの声・思いを受けとめる）

　　じゃあ，ゆうちゃん，時計の長い針が10にきたらお帰りの用意しようね」

　　と時計を指さす ←（近づいて予告）

－長針が10を指す－

Ⓣ 「ゆうちゃん，長い針が10になったよ。さあ，お帰りの用意しよう。帽子

　　をかぶるよ」←（CCQで）

ゆうちゃん：「いやや！　もっとバッタ見たいから帰らへん！」

Ⓣ 「ゆうちゃん，帽子をかぶろうね」と声をかける。←（具体的に指示して，

　　　　　　　　　　　　　　　　　　　　　　　　　　そしてCCQで）

ゆうちゃん：「いや！」

Ⓣ 「ゆうちゃん，ほら帽子をかぶろう」とかぶって見せる。←（手がかりを

　　　　　　　　　　　　　　　　　　　　　　　　　　　　与える）

ゆうちゃん：しぶしぶ帽子をかぶる。

Ⓣ 「帽子かぶったね！　ゆうちゃん，できたね!!」と頭をなでる。←（ほめる！）

ゆうちゃん：「かばんも持つ！」と帰る用意をする。

Ⓣ 「お帰りの用意できたね！　えらかったね，ゆうちゃん!!」←（再度ほめること

　　　　　　　　　　　　　　　　　　　　　　　　　　　　を忘れず！）

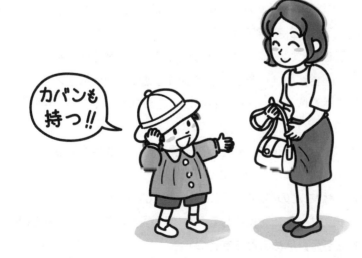

カバンも
持つ!!

4）ほめるために待つ必要性

　保育者は子どものさまざまな行動をキャッチすることが上手であるがゆえに，好ましくない行動に対しても一つひとつに反応して注意や促しの言葉かけをしてしまうところがあります。そのためにも，子どもの好ましくない行動からあえて注目をはずしてほめる行動を待つ"ほめるのを待つための無視"は保育者にとって子どもとかかわるうえで必要なテクニックとなります。また，子どもにとってもその行動を注目されないことで，"「これを続けていてもダメなんだ」と気づいてもらうための無視"となります。

　そのため，幼児版では最終回のプログラム内容に必ず『ほめるために待つ』を取りいれています。

　この『ほめるために待つ』では，"待ってから必ずほめる！"ということを参加者に強調することが必要です。ほめることと併用してこそ効果があるということを繰り返し参加者に知らせます。また，「○○したらいいよ」という好ましい行動のヒントを具体的に子どもに知らせることも加えました。しかし，「実際の保育のなかでどうしたらいいの？」という参加者の声が多くあがるのがこの『ほめるために待つ』です。そのため，この『ほめるために待つ』に関しても，セッション内でロールプレイを通して体験してもらうようにしていますので，それについても紹介します。

≪設定場面≫　絵本を聞いている途中，違う本を読んでほしがるあっちゃん

Ⓣ　絵本を読みはじめる

あっちゃん：「先生,それ知ってる‼　だから,こっちがいい！　この本がいい！
　　　　　　こっちにして！　こっちしかイラン！」と言いはじめる。

Ⓣ　「あっちゃん，この絵本が終わったらあっちゃんの本を読むね。だからこ
　　の本が終わるまで静かに待っててね」

――と「終わったら読む」という予告と「お口をとじる」の※目印（＝ペープ
　　サート）を見せて確認する（←**予告と好ましい行動のヒントを与える**）

Ⓣ　「おもしろそうなお話でしょ！　さあ，これからどうなるのかな？　楽しみ
　　だね！」

――と少しあっちゃんから目線を離して絵本を再開する（←**注目をはずす**）

あっちゃん：「こんなんいらんわ！　それ知ってるし！　だからこっちにして！
　　　　　　このパンやさんのお話にしてよ‼」と言いつづける。

Ⓣ　――※目印（ペープサート）を指さして，絵本に専念する（←**好ましい行
　　動のヒントを与え，ほめるときを待つ**）

あっちゃん：「あっちゃんはこっちがいいねん‼　こっち‼！」と言うが聞いて

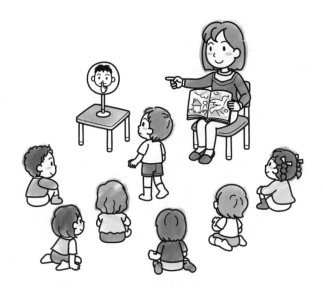

もらえない。

あっちゃん：先生が聞きいれてくれない様子にあきらめて静かになる。

Ⓣ「あっちゃん，静かに待ってくれているね！　すごい！」

──とすかさずあっちゃんをしっかりと見て，ほめる（←**ほめる！**）

Ⓣ　──最後まで絵本を読みきる

Ⓣ「あっちゃん，待っててくれてありがとう！　先生うれしかったよ！　じゃあ，あっちゃんの本を読もうね！」

──とほめ，あっちゃんの絵本を読む（←**ほめる!!**）

　参加者の様子を見ていると，ロールプレイを体験することで，『ほめるために待つ』ということがどのようなものなのかイメージがもちやすくなり，"無視"という言葉に対する印象も変わるようでした。このロールプレイではペープサートという視覚情報を通して子どもにも好ましい行動のヒントを与えています。幼児の場合，言葉の指示での予告だけでなく，このような視覚情報を加えることで，子どもにもわかりやすく達成しやすいものとなるでしょう。そして，

①　"「ほめる」→「ほめられしうれしい！」→「よた，火もかんばるせ！」"という保育者と子どもとの関係が，プラスの関係になっていることが大前提であること

②　このテクニックは4〜5歳以上を目安に，年齢の幼い子やその子の抱えている障害（自閉スペクトラム症など）や親子関係（親子の愛着形成が不十分だと思われる場合）によっては使いづらいものでもあるので，その子の特性をよく見て使うよう

にすること

③　ときには子どもが注目を引こうとして一時的に行動がエスカレートすることがあり，そのようなときは他の先生の理解と協力も得ながら「ここは我慢のしどころ！」と思い，待つことを続けてみる

ということも大切なポイントとしてあわせて知らせました。

5）同僚への報告

　幼児版では毎回の宿題（H.W.）に「前回学んだことを誰かに伝えたか？」「伝えてみてどうだったか？」という『同僚への報告』を加えています（☞ 資料5−3 P. 330〜）。特に幼稚園の場合，1人で担任していることが多く，問題を1人で抱えがちになってしまいやすいことがうかがえます。1人で抱えこまず，職員間で子どもへの統一した対応や共通理解を図ることでティーチャー・トレーニングの効果がより高まるであろうと考え，実際取りいれてみたところ「宿題（H.W.）として取り組まなくてはいけない」という意識が高くなり，参加者自身が同僚に子どもの様子や学んだことを進んで報告する様子がみられるとともに，園内の勉強会でより多くの職員に学んだことを広めたり，宿題（H.W.）シートを日々の保育記録に活用したりするなど園全体で取り組んでいく報告を聞くことができました。

6）幼児版だからこそ，『スペシャルタイム！』

　この幼児版では，保育者と子どもとの2人きりの特別な時間として『スペシャルタイム』も設け，自由遊びのときに一緒に遊んだり，給食を隣同士で食べたり，手伝いを一緒にしたりといったような工夫をしながら取り組んでもらいました。すると，「スペシャルタイム以降，子どもの姿が変わってきた」「スペシャルタイムをしてから，子どものほうから『先生，また一緒に遊ぼう！』と誘ってくるようになった」という報告が聞かれたり，終了後のアンケートでも「スペシャルタイムを行ってからのほうが"かわいい"と感じることが多くなり，子どもとの心の結びつきが強くなったように思う」との回答がみられたりしました。

　幼稚園や保育園では自由遊びの時間などがあり比較的取り組みやすく，保育者と子どもとの関係を深めるきっかけに『スペシャルタイム』は効果的であったと思います。

7）その他のちょっとした工夫

①　ロールプレイでの工夫

　保育者の皆さんは日頃から絵本の読み聞かせなどをしているため，演じることはとても上手で，ロールプレイでもアドリブもどんどん加えながら演じられることが印象的でした。幼児版では，ペアレント・トレーニングのように参加者から困っている行動を出しあいながら進めていくロールプレイとは異なり，その日のプログラム内容に沿ったね

らいをもとにした保育現場でよくみられる，保育者がちょっと困ったなと感じる場面を取りあげて行いました。そして，ロールプレイでのねらいや場面設定とおおまかな台詞を書いた書面を参加者に配布して時間短縮を図ることで，できるだけ多くの参加者に演じてもらうことができるようにしました。また，書面にロールプレイのねらいを記載することで，参加者にもどのようなことを身につけようとしているのかということをはっきりと示すことができたように思いました。

② 出席シールと挿絵

保育園や幼稚園では，毎日子どもたちは出席ノートにシールを貼って1日のスタートを切ります。この幼児版ではいつもとは反対に参加者が，初回のレジュメに設けた欄に参加する度にシールを貼るようにしました。シールを出しわすれていると「今日はシールないんですか？」と尋ねられたり，「今日はキラキラシールや!!」とうれしそうにシールを貼られたりする姿が見られ，日頃の保育の忙しさからホッとひと息ついてもらう小道具となったように思いました。

レジュメに関しても，挿絵を所々に入れ幼児版ならではの"あたたかさ"が書面からも感じられるようにしました。絵があるだけで，少し心が和むように思われます。

③ 参加者同士の話す時間と場所の提供

セッションが始まる前のひとときを参加者同士の交流の場として提供していました。ペアレント・トレーニングの場合は，セッション終了後にそのような場がもてるようにされますが，幼児版の場合，セッション終了が夜になるため，セッション前の時間に設定していました。保育終了後に駆けつける参加者も多くセッション前のおしゃべりの時間が十分にもてないときもありましたが，お互いの園の様子や情報を交換しあう機会となっていたようです。

● おわりに

ティーチャー・トレーニング（幼児版）の一番の効果としては，子どもの良い行動に注目しながら，保育者が発達における障害（自閉スペクトラム症など）やアンバランスさを抱える子どもとのかかわり方を具体的な保育スキルとして獲得することで，子どもとのかかわり方や視点が変わり，子どもの行動が変化して保育者自身の気持ちが安定していくということだといえます。

これまでの保育のなかでついつい子どもの良くない行動にばかり目が向き，その行動を修正しようとばかりしていたことはありませんか？

子どもを見るまなざしの角度を少し変えて，まず良いところや好ましい行動に目を向けることで子どもとのかかわりがずいぶん楽になります。そして，子どもがわかりやす

く達成しやすい指示を出すなどの具体的な方法を学び，実践していくことで子どもの行動も変わってきます。それを同じ悩みをもつ保育者同士が思いを分かちあい，ともに学んでいくのがティーチャー・トレーニング（幼児版）なのです。

　保育園や幼稚園は子どもたちが生まれて初めて出会う集団生活の場であり，社会への第一歩を踏みだす大切な場所です。そのような場のなかでほめられ育まれた成功体験は，子どもたちの「できた！」という自信とともに自尊感情（＝自分も相手も大切にする気持ち）にもつながると考えます。そのためには，これからティーチャー・トレーニング（幼児版）を通して１人でも多くの保育者が，１つでも多く成功体験を子どもたちに与えてくれるようになればと願っています。

（田中あゆみ）

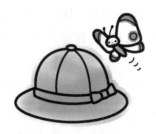

第 **8** 章

子どもと親の特性に応じた工夫

① ASDタイプへの取り組み

● はじめに

　我々は，岩坂らが紹介したペアレント・トレーニングをもとに[1]，自閉スペクトラム症（autism spectrum disorder：ASD）のある子どもを対象に実施する目的で修正を加えたプログラム，PTSSを実施しています。PTSSは，The modified <u>P</u>arent <u>T</u>raining of <u>S</u>maller groups and <u>S</u>horter schedules（PTSS）の頭文字をとったもので，グループの人数を3〜4人に少なくし，回数も6回と短縮して行うものです。ASDのある子どもたちに，PTSSが他の方法と比較して有効であるかどうかについての検証はこれからですが，PTSSの実施前後の検討では，親の養育に関する自信度をあげ，さらに，子どもの問題行動の改善において，極めて有用であるという結果を得ています[2]（Okuno et al. B&D, 2011）。以下に本プログラムの概略をお示しします[3]〜[6]。

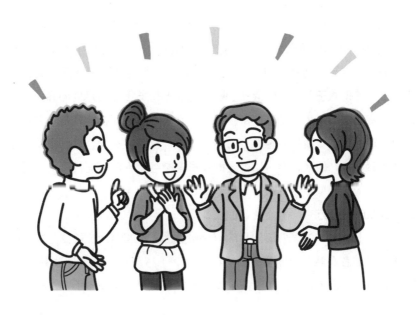

❶ ASD版プログラム作成までの経緯

　「ペアレント・トレーニング（短縮型）PTSS」では，就学前から小学校中学年までの発達障害のうち，特に，自閉スペクトラム症（ASD）のある子どもの親を対象に実施しています。本プログラム作成時には，参加人数を少人数にし，短縮版とするように工夫しました。

　参加人数を少なくした理由は，2つあります。まず，ASDのある子どもではおのおのがもつASD特性の差異が大きいため，個別性と課題に十分に配慮し，子どもの特性や問題行動に配慮したグループ分けを行うなどの丁寧な取り組みがいっそう必要であること，2つ目は少人数のグループにすることで参加する親同士がしっかりと話し合いできる環境を提供し，お互いの互助機能の形成が良好となることを目的としていることです。さらに，早期発見から実際の支援までの待機期間が長い現状において待ち時間をできるだけ減じて多くの親子をサポートできるように，従来の10回のセッションを3カ月の短縮版（計6回）としました。これにより，参加する親の負担も減じると考えています。

❷ プログラムの概要
1）プログラムの対象とグループ構成

　グループは，3～4家族程度の小グループで編成し，できるだけ同グループの年齢差が3学年を超えない範囲で，また同学年のみで揃えないように配慮します。これは，メンバー同士，子どもの発達到達度を比較するのではなく，他のメンバーの子どもの成長過程をみて親が自分自身を振り返り，またメンバー同士が，お互いに励ましあう機会としてもらうことを企図しています。

　また，ASDのうちでも，高機能であるか否かでタイプ分けをし，合併症については，ASD児で多く併存する注意欠如・多動症（ADHD）症状が合併するかどうかに考慮してグループ編成します。ASDのある子どもの特徴や課題には個別性が高いので，おのおのの親にとってより子どもの特徴・状態・経過などにあった満足度の高いグループセッションができるよう，グループ分けが重要です。子どもが反抗挑戦症や素行症を有している場合や，親が重篤な精神疾患を有していたり，攻撃性や操作性が強く，集団でのトレーニングにおいて，他メンバーに否定的な影響を与えうる可能性のある場合は個別の対応が適切と考え，対象から外れてもらうことがあります。

2）プログラムの進め方

　第1回目で，トレーニングの参加目的（☞ 資料1-3 P. 254）を確認します。プログラム中に，他の参加者が話した内容，および，プライバシーにかかわる事項については，秘密厳守をお願いします。また，主治医には，プログラム中での子どもや親の変化を報

告し，セッション中の親の発言や表情，様子を記録し，診療に役立ててもらうようにしています。トレーニングのスケジュールは，**表8－1**のレジュメのとおりです。

表8－1　トレーニングのスケジュール

第13回　ペアレント・トレーニング（短縮型）

ペアレント・トレーニング予定

第1回	20XX年7月5日	子どもの苦手なこと・得意なことを知る，参加の目的を確かめる
第2回	7月19日	子どもの行動観察・理解，子どもの行動をほめる
第3回	7月26日	家庭内でルールを作り，指示を通りやすくする
第4回	8月2日	望ましくない行動の予防のために
第5回	8月9日	無視・リミットセッティング等の仕方
第6回	8月23日	全セッションのふりかえり・今後の課題について考える

＊上記の内容で，毎回，各テーマに基づいて，
　お子様への対応方法をいっしょに考えていきます。

　＊　時間　　　午前10時15分～11時45分（約90分）

　＊　場所　　　○○病院○階　第○会議室

　＊　募集人数　約4～5家族

　＊可能な限り，全セッションにご参加お願いします

3）各回のセッションの流れ

セッションは，1〜2週間に1回，計6回のペースで行います。各回のセッションの予定を確認した後，以下の流れで実施します。

⑴ セッションの初めに「良いところ探し」を実施します。（P.18参照）

⑵ 「ホームワーク報告（2回目以降）」をできるだけ1人1回は発表してもらいます。ホームワークシートの行動観察表（**表8−3以下**）をもとに，どのような状況のときに，子どもがどう行動したか？親がどう対処したか？また，その後の子どもと親の反応など，そのときの表情や態度，気持ちにも触れて報告してもらいます。

⑶ すべてのメンバーの報告が終わると，1人ずつ「ホームワーク報告のふりかえり」をしてもらい，どのような状況でどのような行動があったか？どのような行動をしたか？などを聞いていきます。最後に，ホームワークに取り組み，また，メンバーの報告を聞きながら，今回，親子ができるようになったことを再確認したり，子どもの成長をお互いに評価しあうなかで，「次に，（親が）○○まで指示すると，（子どもが）□□できるかも？」「次の目標は何か？」などを話し合っています。

⑷ 前回のセッションで，記載してもらったホームワーク（コピーを取っておく）について，インストラクターのほうから口頭でコメントを伝えます。

⑸ 各セッションのテーマについて，スライド・資料（ファイルブックに綴じた印刷媒体）を用いて講義をした後，その内容について，メンバーから日常を振り返ってのコメントを引きだします。

⑹ メンバーと相談しながら，適宜ロールプレイを行います。基本的には，インストラクターが主導してロールプレイ場面を設定します。

　　具体的には，メンバーのホームワーク報告のなかから，それぞれの子どもに共通する問題行動や，親が難渋する場面でのこれまでの親の対応の仕方などをピックアップしてもらいます。そして，ロールプレイの1回目では「普段の親子のやりとり」を演じてもらい，2回目は，1回目のロールプレイを見て，メンバー同士で工夫点を話し合ってもらい，それを活かしたやりとりを演じてもらいます。ロールプレイの後では，子役，親役を演じてくれたメンバーをねぎらい，演じた感想を聞いています。

⑺ 最後に，セッション全体のふりかえりをし，日常のなかで活かせそうなこと，また疑問点等を話しあいます。

4）スタッフ

PTSSでは，会を進めていく「インストラクター」と，「書記」兼アシスタント（全体を見渡して，必要時アドバイスをして進行を助ける），計2人のスタッフで進行します。

スタッフは，メンバーが安心して，楽しい雰囲気のなか，本音で話し合いができるように，親だけの時間を設けるなどの配慮をします。

❸ プログラムの前期の内容
1）　第1回　「子どもの苦手なこと・得意なことを知る，参加の目的を確かめる」
①　自己紹介と他己紹介（隣の子どもさんの紹介）
　標準版と同じく，2人1組で，5分間トーキングを行います。
②　「自閉スペクトラム症（ASD）」について学ぶ
　自閉スペクトラム症（ASD）の障害特性の理解に向けて[7]～[9]，社会的コミュニケーションおよび対人的相互性反応，興味の限局と常同的・反復的行動など講義形式での説明を行っています。ASDのある子どもには，自分なりの一貫した問題解決の方法があり，場面・状況・結果に応じてその方法を変更することが苦手であったり，また，問題解決の方法をわかっていても，必要時に，対応策を引きだすのが苦手などの特性があります。とりわけ，高機能ASDのある子どもでは，日常生活で起こりうる仲間やきょうだいなど対人関係上の問題の問題解決的アプローチを習得することが重要であるので，親が子どもに対して，共感的，かつサポーティブな学習を促せるように進めています。この際には，スライド（資料配布）を用いて，日常場面での親の困難さに加えて，子ども自身が困っているであろう行動について，具体的な事例をあげて視覚的に伝えています。説明で用いた資料は，家庭に持ち帰ってもらい，父親など他の家族にも確認してもらって，家庭での取り組みに役立ててもらっています。

表8−2　自閉スペクトラム症（ASD）について学ぶ

特徴：苦手なところ　　特徴，原因のあと，対応，トレーニングの必要性に向けて

1．社会的コミュニケーションと対人的相互反応		2．限定された活動や興味：こだわり
・視線があわない・避ける ・人見知りをしない ・お友だちとのかかわりが少ない ・自分勝手な行動をする ・指さしが遅れる	・言葉の発達が遅かった ・人の話を言葉どおり受け取る 　（独語）エコラリア ・話が一方通行 ・ごっこ遊びが苦手	・奇妙なものや事柄に固執する 　（道順・手順） ・全体よりも一部にこだわる
↓ ☆これらの特徴は，相手や場所（学校と家庭）によって程度が変わることが多いです ☆成長とともに変化し，まわりの人とのかかわりのなかで，改善していくところがあります		

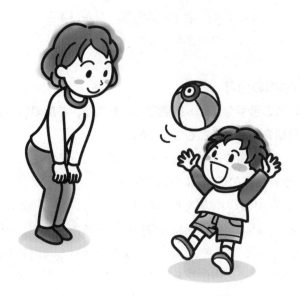

③　ペアレント・トレーニングの導入の後，終了時にどうなりたいか？　参加の目的を明確にする

④　ホームワークの説明「子どもの行動・対応・その結果どうなったか？」について

　「子どもの行動・対応・その結果どうなったか？」について，行動観察の導入として，ホームワーク「H.W.１」をしてもらいます。第１回目では，まだ学習前なので，普段の日常場面でのやりとりを観察してもらいます。この際は，難渋した場面，問題行動で追われた場面のみの記載にならないよう，「これは，うまくいったな？」と思うところもあわせて，観察をお願いします。

2）　第２回　「子どもの行動観察・理解，子どもの行動をほめる」

①　良いところ探し

　まず，「良いところ探し」をします。はじめは「うちは，いいところないです！」や，「こんな些細なことでいいんでしょうか？」など，躊躇される方もいますが，他メンバーの報告を聞いてから，折をみてセッションの最後にもう一度促してみると，意外とうまく報告されることもあります。また，どうしても難しい方には，「お母さん自身ががんばったところ」の報告をしてもらうこともあります。

②　「子どもの行動・対応・その結果どうなったか？」についてホームワーク報告

　ここでは，ホームワーク「H.W.１（表８−３：以下H.W.１）」をもとに報告してもらいます。「どこが問題なのか？」を特定するのではなく，子どもの行動の改善を目指すのに，１：子どもにあわせて，できることからステップを踏んで（スモールステップ），２：具体的に・わかりやすく伝えていく，ときには興味をもたせながら（ASDの子ど

表8−3　H.W. 1

日　付	状況・場面	子どもの行動	親 の 対 応	子どもの反応
11月○日17時ごろ　保育園のお迎えのとき	保育園に，母が迎えに行って，「そろそろ帰ろう！」と声をかける。	ときどき，母をちらっと見たりしているが，聞いてないのかお友達と遊び続ける。	「もう一帰るよ！」と言って，遊んでいるのを無理やりやめさせて手を引っ張って連れて帰る。	「わぁー，いやぁー」と大声で泣き続ける。

日　付	状況・場面	子どもの行動	親 の 対 応	子どもの反応
3月○日18時ごろ　夕飯のとき	晩御飯の後，使ったソースや食べた後のお皿が，食卓においたままになっていた。	ふざけながらだが，ソースを持ってきてくれた。	大げさに，「助かるわ！」とほめた。	すごくうれしそうに，残りのお皿やコップなど全部運んでくれた。

もでは，興味・関心の範囲が限定されているので)，3：「ほめる」ことで「できた！」という自信を積みかさねさせる，4：一貫性のある対応をすることが大切であることを伝えます。これはASDのある子どもには特に重要なところなので，スライドを使って行動の経過，前後の様子がわかりやすいように図にして，丁寧に伝えます。**表8−3**（H.W. 1）にあるように，メンバー同士が，それぞれの状況・場面について報告しあう過程では，その行動が起こった前後の状況やそのときの親の対応，子どもの反応などを振り返り，「いまだったらどうするかな？」といった新たな対応への気づきや工夫を話し合う機会，そのときの親自身や子どもの気持ち，また子どもの表情や態度なども振り返ってもらう機会にします。「ほめると，誇らしげにしていました」「（1つほめると）子どもは，本当にうれしそうに他のお手伝いもしてくれた」など，今回，あらためて気づかれた子どもの成長などを報告してもらいます。この後のホームワーク報告にも通じますが，ASDへの対応として，問題行動が起こる前に，子どもにあったより良い環境を予防的に整えていくこと，また親が，そのときの子どもの表情や気持ちにも注目したり，日常のなかで，一緒に喜んだり，笑ったりする機会をもつことが大切なので，早い段階から，行動の前後の状況・場面について丁寧に話し合います。

③　子どもの行動への良い注目の仕方

　ASDのある子どもでは，問題行動が起こったときに，注意や叱責をするのではなく，スモールステップでいまやらなければならない行動を具体的に伝えていく必要があり，できたときには，そのつど「ほめる」ことで，行動が強化され，行動のレパートリーが増えていくことなどを説明します。また，この際には，先のH.W. 1をもとに，メンバー同士の話し合いのなかで，「親が○○と対応したら，子どもを□□とほめられたかな？」

「意外に，○○できていたな」など，それぞれの気づきもあわせて「子どもの良いところ・良い行動に注目」する必要性について理解を促します。「ほめる」については，ガイドブックをもとに親のホームワーク報告を例にあげながら，より具体的に丁寧に説明します。時間があればロールプレイも実施します。

● 親子タイムについて ●

　ASDのある子どもでは，親が子どもと一緒に楽しめる遊びを見つける，またあらためて親子の時間を設定するのが難しいといったことをよく聞きます。親子タイムでは，日常のなかで子どもが普段1人で楽しんでしていること・好きなこと（ブロックや電車の絵本など）に，親のほうから無理のない範囲で入っていき，子どもの興味関心に沿って，自然な親子のコミュニケーションややりとりの機会としてもらうように伝えます。そのようななかで，できれば子どもが少しがんばればできそうな目標を設定して，挑戦してみる機会にもしてもらうようにと考えています。

　あるメンバーからは，「家の中でアンパンマンのDVDをかけているが，セリフを何となくまねして "あ○ぱ○まん" と言っている。言葉を出そうとするところが増えてきたようです」。また「夏祭りに行ったとき，会場に入るのを嫌がったので（こんなことはいままでなかった），よく観察してみると，信号が気になったのか，信号のほうに向かって行って "あお，あか" と言っていたので，一緒にあわせて言ってみた」と，子どもの小さな成長の気づきを聞かせてもらうこともありました。

　また他のメンバーからは，プログラムの後半になってくると，「子どもはほめられようとお片づけできるようになってきた。できないときも，以前は，"できない！できない！" とダダをこねていたのに，私に，"手伝って！" と言えるようになった」「いつもは自分から宿題をやらないが，ある日1人で本読みしていたのでびっくりしてほめると，自分なりに "この字なに？" と尋ねたり，メモしていた」ということも聞きました。

　ASDのある子どもでは，親がほめても「ほんとに喜んでいるのかわかりづらい」など，親にとってわかりやすい反応が得られないことで，親が「ほめ甲斐がない」「この対応でいいのか？」と自信をなくしてしまうこともよく聞かれます。ホームワーク報告では，子どものそのときの表情やその後の些細な言動の変化への気づきもあわせて話し合ってもらいます。また，園の送り迎えなどの他のきょうだいがいない時間帯をねらって，子どもと2人きりの時間をもち "順番交代や要求，気持ち" を言葉にしていくなどの機会としてもらうなどを説明します。（図8−1）

④　ホームワークの説明「子どもの行動−どうほめたかな？」について

　この時点では，まだ「ほめる」ことに難しさを感じられるメンバーもいるので，「ありがとう」など，お母さんの気持ちを伝えるだけでもかまわないことを伝えます。

「○○は，楽しかった？」
「△△は，しんどかった？」
「それは，残念だったね」
「□□ちゃんは悲しいかな？」
「見てみて，しょんぼりした顔してるよ」
「お話してくれて，ありがとう」
「大丈夫！」
「あげる…もらう」
「ありがとう」…などなど

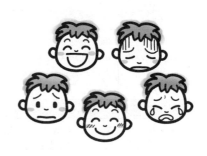

自分で，自分の気持ちや，相手の気持ちに気づけるように……
お母さんと一緒に，気持ちを言葉にしていく

☆感情を言葉にすることで，態度や行動で表すことが減る
☆気持ちの余裕を作ってあげる機会にも…
☆自分がしてほしいこと・うれしいことを友だちにもできるように…

お母さんのほうから，
子どもの楽しいこと・好きなことに
自然に入っていくように

図8－1　親子タイム

❹ プログラムの中期の内容

1）第3回　「家庭内でルールを作り，指示を通りやすくする」

① 「良いところ探し」　継続して実施します。

② 「子どもの行動－どうほめたかな？」についてホームワーク報告
　　H.W. 2（表8－4）

　毎回の「良いところ探し」もあわせて，日常で「ほめる」習慣を作ることを勧め，ま
たそれによって，そういった時間が，親子のより良いかかわりの時間になり，子どもの
良い行動の観察の機会になることを確認します。「ほめる」ことに抵抗のあるメンバー
もいるので，メンバー同士が，親のしんどさや不安などを告白しながら，それぞれのペー
スでトレーニングしていけるように促します。

　親子タイムについて，以下メンバーからのエピソードの一部を紹介します。あるメン
バーは，「"あんた，いい加減にしいや…"っていうくらい反抗ばかりだったのが，私が，
ほめていたら，子どものほうから，"ぼく，えらいもんな！"と自分で言うようになった」
「ピアニカの発表会に向けて，自分から何回も練習していたので，ほめていたら，いつ
もは誰が何と言っても，なだめても練習しなかったのに，しかも，いつもなら1カ所ひっ

表8-4 H.W.2

日　付	好ましい・良い行動	親の対応「どうほめたか?」	次に何が起きたか?
6月〇日15時頃 公園で遊んでいる とき	弟と走っていてこけた が,泣かずにすぐに立ち 上がった。	泣かなかったね。 かしこかったね。	「うん!」と言って, うれしそうにまた遊び始 めた。

日　付	好ましい・良い行動	親の対応「どうほめたか?」	次に何が起きたか?
3月〇日7時頃 リビングで弟と 「ねんど」をして いるとき	弟に,「ねんど」を教え てあげられました。	さすがやね。これもやっ て,弟に見せてあげよう か?	細かい形も丁寧に作っ て,私と弟に見せてくれ ました。

かかったら,ピアニカを投げるほどだったのに,"ちがったこれ。2の指や"とか,自分で直しつつがんばっていた」と。「"お母さん,ご飯おいしかった。ありがとう"と言ってくれた」など。このように親子タイムに取り組むなかで,ASDのある子どもが自分の感情を言葉にすることで,不適切な態度や行動で表すことが減ってきたり,また,親子の気持ちの余裕を作る機会となったり,さらには自分や相手の気持ちに気づけ,自分がしてほしいこと・うれしいことを友だちに対してもできるなどの社会性を育む機会にできればとお伝えします。

③　指示の出し方

　ASDのある子どもでは,「耳からの情報が入りにくい,周囲の刺激で気が散りやすい。動機付けが弱い」という特性があります。ここではほめられる体験をより増やしていくために,標準版の指示の出し方であるCCQとあわせて,いま身につけたい(もう少し

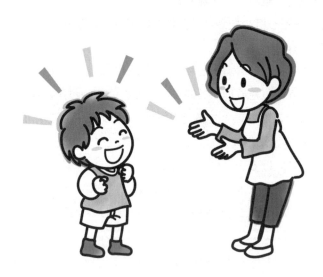

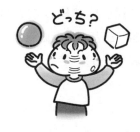

選　択　・・・　○○と□□　どっちする？

2つ以上のやり方を提案し，子どもに選択させる
・子どもと一緒に計画する
↓
☆自分で決める機会(ゆとり)となるように
・子どもにとっては，強制ではなく，決定権を与えられた感じがする
・衝動的でなく，そのつど自分で考えた行動をとれるように

図8－2　指示の出し方

で身につきそうな）具体的な行動を目的にして，「○○しましょう！」などの肯定的な指示の出し方を伝えます。（**図8－2**）「行動を切りかえる準備」として「予告（○分したら，終わりにしましょう！）」など「目に見えないルールの理解」に加えて，「我慢して何かに取り組む力」を育てるために，「○○したら，□□しよう！」など，「より具体的な指示の出し方」も話し合ってもらいます。特に，ASDのある子どもでは「視覚支援（見てわかりやすい環境）」が大切なので，1日のスケジュールや予定などをイラストや文字を用いて提示したり，日常でまだ身についていない行動（歯みがき，手洗い）については，その行動をする場所に具体的な手順のイラストを貼っておくなど，それぞれの工夫できることを話し合ってもらいます。

④　ホームワークの説明　「指示の内容・子どもの反応・どうしたか？」について

　ホームワーク「H.W.3（**表8－5**）」について，親子で取り組まれた工夫を記載してもらいます。

表8－5　H.W.3

日　付	指示したこと	子どもの行動	（親）その後どうしたか？
5月○日16時頃 買い物の帰り	買い物の帰りに，駐車場で自転車に乗りたがる「ここを10回，回ったら，帰ろうね」	すぐに，自転車に飛び乗り，キコキコ1回……と。	1周するごとに，1回，2回…と数え，9回目で，「あと1周だよ！がんばれ～」
4月○日20時頃 晩ご飯の後，弟とリビングでゲームをしている	ゲームのやり方をお兄ちゃんが弟に教えているとき，とてもえらそうにしている。「お兄ちゃん上手やな，よく知っているな。すごいな」	弟に，急に優しい言い方に変わる。	「優しい言い方やね。いいね」

2）第4回 「望ましくない行動の予防のために」

① 「良いところ探し」 継続して実施します。

② 「指示の内容・子どもの反応・どうしたか？」についてホームワーク報告
　　H.W. 3（表8－5）

　指示のテクニックでは，子どもの手に負えるように，指示を小さく分割して出すことを学びます。そしてそうすることでできたことをまたほめる機会としてもらうように話し合ってもらいます。

③ 　がんばり表・スケジュールの作成

　ここでは「がんばり表やスケジュールの作成」に取り組むときに，ASDの特性を考慮して視覚的にわかりやすい絵を用いたり，好きなイラストや色，シールを用いて親子で話し合いながら表を作ることに取り組みます。また時間の流れに沿って難しい行動の前後には簡単にできる行動をもってくることにより「うまくできる・喜んでする行動」でほめられた後には，次の「うまくできない・好きでない行動」にも協力しやすいように目標行動を設定してもらいます。視覚的な手がかりで環境を理解でき，見通しをもてることで，安心して生活できるように，活動と場所とを対応させていくよう，できれば子どもと一緒に計画していくようにお伝えします。上記のことにより「時間や場所，手順の工夫」として「いつ（いつまで）・どこで・何を・どのくらい・どのように…したらいいか？」がわかるようになります。感情のコントロールに向けては，いろんな感情や感情の程度がわかるように，また表情・行動・言葉で表すことができるように，日常の家庭のなかで「楽しかったね！」「残念だったね（うまくいかなかったことを認める）」「しんどかったね」「どのくらい楽しかった？／怒ってるの？／しんどかった？（程度）」

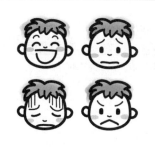

感情を知るために

いろんな感情，感情の程度がわかるように，
表情や行動，言葉で表すことができるように…

↓

「楽しかったね！」
「残念だったね（うまくいかなかったことも認める）」
「しんどかったね。お話してくれて，ありがとう！」
「○○したいの??（要求を言葉で）」
「どのくらい楽しかった？　怒ってるの？　しんどかった？（程度）」

↓

感情の整理，気分のコントロールに

図8－3　感情のコントロールに向けて（一部抜粋）

表8－6　H.W. 4　がんばり表

	げつよう	かよう	すいよう	もくよう	きんよう	1しゅうかんのコメント
せいふくをぬぐ	🚗	🚗	🚗			きちんとできていました
ハンガーにせいふくをかける	🚗	🚗				がんばれた
タオルとスモックをせんたくかごに入れる	🚗	🚗	🚗			自分からやろうとしたね
おべんとうをだいどころにだす	🚗	🚗	🚗			ときどき忘れてたけど,ほとんどできていました
もくひょう	1しゅうかん, がんばりましょう!					

などのやりとりの機会を作ってもらうようにお伝えします。（図8－3）

④　ホームワークの説明　「がんばり表」について

「H.W. 4　がんばり表」（表8－6）について，親子で取り組まれた工夫を報告してもらいます。

❺　プログラムの後期の内容

1）第5回　「無視・リミットセッティング等の仕方」

①　「良いところ探し」　継続して実施します。

②　「がんばり表」についてホームワーク報告　H.W. 4（表8－6）

　ここでは，前回の「指示」と同じく，親が「子どもがうまくできるには，どれくらいの時間・手助け・声かけ（回数）が必要か？」を確認しながら「（ママが）2回の声かけして，○○できる」「ママが手伝って，歯みがきする」など具体的な目標を考えてもらっています。がんばり表の目標行動の欄は，トイレや着替えのイラストを描いたり，目で見やすくに目標行動がわかりやすいような工夫を提案しています。「目標の行動ができたときに，子どもが自分からシールを貼りに行く！」と言ったことを報告してもらうなかで,子どもの協力や親子のより良い関係についての気づきを深める機会としています。

　また「子どもに達成感をもたせる，わかりやすいルール作り」を確認してもらいます。高機能のASDのある子どもでは，感情コントロールについての内容も入れています[10]。

たとえば，親子で，あらかじめ日常の言動を振り返って，感情のレベル（1～5段階）について確認してもらいます。Bちゃんの場合は，お母さんと以下のようにお約束を決めました。（「（Bちゃんが）叩く，蹴る」はレベル「5」。「Bちゃんが，その場から離れて，自分の部屋に行く。お母さんに，"弟が○○してきた！"と言いに行く」のは，レベル「4」。「仲良くできる。一緒に遊んで楽しい！」は，レベル「1」）。その後のお母さんから，「あるとき，Bちゃんが弟との兄弟げんかの後，感情のレベル表にあわせて，"おれ，いま，『4』だから，おかあさんに告げ口しにきたよ"と言うことができるようになった」と，報告がありました。

③ 「無視・リミットセッティング」の仕方

　ASDのある子どもは，「無視」に気づきにくいので，身についていない行動が多い場合には，まずは「指示のテクニック」，そして「うまくできたときには，しっかりほめていくこと」が前提です。

　子どもへの「無視」は，「しっかり指示した後に，子どもが自分から行動に移すまで，しばらく様子をうかがって待ってみる機会として使用してください」とお伝えしています。ASDのある子どもの行動に対して無視・リミットセッティングを用いなければならない場面に遭遇した際には，親も感情コントロールを必要とされますので，無視の時間では親は「雑誌を見る／家事をもくもくと続ける／大きく深呼吸」などのように対処を工夫し，子どもが自分でその行動を収めるチャンスを与える機会にできるようにグループで話し合います。

　「リミットセッティング」は，どうしてもしてほしくない行動を減らすために，家庭

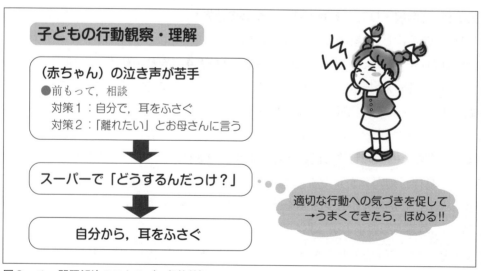

図8－4　問題解決のスキル（一部抜粋）

内のルールで一貫した対応を作っていく機会です。特に高機能ASDのある子どもでは，「リミットセッティング」に取り組む前に，問題場面の行動を子どもと一緒に考えていけるように，問題解決のスキルや問題行動が起こる場面での対処の仕方をあらかじめ話し合ってもらいます。（図8－4）

　あるメンバーからは，「毎回，買い物で，お菓子を決められず，たくさん買ってもらおうと大騒ぎするので，親は大変困っていましたが，『お約束シート』を使って，前もって親子で約束ごと（1つに決められないなら，買わない！家に帰ります！）を設定し，その後，一緒に買い物にいった際，いったん駄々をこねはじめたが，お母さんが"約束したよね。まだごねるなら帰るよ"と言ったら1つに選ぶことができるようになった（でも，残りのものを放ってしまうのはなおらないけど，笑いながら）」という報告もありました。

④　ホームワークの説明

　　「無視・リミットセッティングの仕方」について　H.W.5（表8－7）

　ホームワーク「無視・リミットセッティング等の仕方」について，親子で取り組んでもらいます。

2）第6回　「全セッションのふりかえり・今後の課題について考える」

①　「良いところ探し」　継続して実施します。

②　「無視・リミットセッティングの仕方」について

　　ホームワーク報告　H.W.5（表8－7）

　「無視」について，年少の子どもでは，最終セッション近くになると，「うちは，『無視』することはあまりなかった」といったうれしい声も聞きます。一方では，あるメンバー

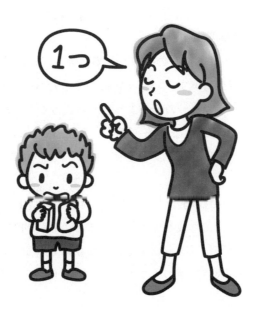

表8-7　H.W. 5

日　付	してほしくない行動	（親）まずどのように対処したか？	（親）どのように無視したか？	（子）次に何が起きたか？	（親）どのようにしてほめたか？	（子）次に何が起きたか？
7月○日 20時頃 夕飯後 宿題にとりかかる	宿題がまだできてないのに，8時からのテレビが見たいと何度も言ってくる。	「宿題が終わったら，テレビをつけます」	台所で，片づけ物をした。	「あーもう8時！はじまっちゃったよ」と，半泣きになりながらも，必死にスピードあげて，宿題した。	8時5分にできたので，「本気でがんばったらこんなに早くできたね。えらいね」とほめてテレビをつけた。	「ふー」と息を吐き，それからうれしそうにテレビを見ていた。

日　付	してほしくない行動	実際の（親）の対処（警告）	（子）次に何が起きたか？	（親）どのようにしてほめたか？	（子）次に何が起きたか？
3月○日 17時頃 買い物の帰り	出かけるとき，自転車の前に乗りたいとダダをこねる。	「弟と一緒のときは，後ろに乗ります」「ずっと言うなら，もう帰ろうか」	「いやだ!!いく，いく!!乗るー」と後ろの席へ。	「よく我慢したね。弟が一緒でないときには，前に乗ろうね！」	泣きやみながら「うん，わかった!」と。

は，「無視すると，そこにあるものを投げたり，崩したりすることがあってまだ難しかったけど，いまならできるかな？」「"○○できないとスーパーに今日は行かないよ"と子どもに先に言ってあったが，タイミングが悪かったのか"○○電車に乗りたい！乗りたい！"とパニックになってしまった」と，特に，年少で知的発達に遅れのある子どもでは，「無視はもう少ししてから」という発言もよく聞かれます。

● リミットセッティングについて ●

　毎日，「同じ服を着たい！」と，このやりとりで格闘していたメンバーからは，「長ズボンとポロシャツ，色は緑が好きで，パジャマとして着たものをそのまま園に着て行こうとしたり，洗濯して干しているものを着ようとするような『こだわり行動』に対して，聞かないときは，"幼稚園お休みしようか（警告）"と言うと，あきらめてくれる」など，実は自分なりに「リミットセッティング」を使っていたということも聞かれます。

● 警告について ●

　高機能ASDのある子どもでは場合によっては，前もって親子で一緒に相談しながら，お約束ごと（シート）を一緒に作成してもらいます。これは問題解決のプロセスを確認する機会ともなるので，実際に「ゲームをなかなか止められない場面」などに遭遇したときに，子どもが自分から約束に気づくことができて「止められた！」といった声も聞かれました。

③　幼稚園・地域との連携についての話し合い

　自尊感情やソーシャルスキルを伸ばすために，保育園・幼稚園・学校でも，家庭と同じように対応してもらえる環境を整えるように，先生と定期的に話し合う機会をもつように勧めています。先生と一緒にそのときどきの行動の目標を一緒に考えていくことがとても重要です。できれば配布する資料を園や学校の先生に見てもらい，一緒に子どもへの取り組みを進めていくことも有用です。

　知的発達に遅れを伴う場合は「就学時に，特別支援学校を選択するかどうか？」「担任に視覚支援などどこまでお願いしていけばいいのか？」「家ではこんな工夫をしてきたが，これからどんな支援があるのか？」「これからもずっとやっていかないといけないのか？」など，学校や地域のリソースとの関係や，今後の心配ごとも多く話し合っています。一方で，高機能ASDのある子どもの場合は「学校の友達にいじめられているようで，でも何があったのか聞いても，"忘れた"としか言わない」「一方的に，向こうが（相手が）悪いと言っている」「友だちとうまく遊べない」「学校の先生が見てくれることで，安心できるけど，またクラスが変わるとどうなるか？」「最近，特別支援学級のお部屋に行くのが嫌なようで，どうしたらいいか？」など，家庭以外での子どもの様子で懸念していること，不安なことを話し合います。

④　ふりかえり

　全6回の内容を振り返り，メンバー同士の成長や，子どもの成長を評価しあい，終了後の目標を確認しあいます。

❻　事例の紹介

　最後に実際のグループセッションを通しての親子に変化がみられた事例を一部ご紹介します。なお内容は，守秘義務の都合上，一部修正を加えています。

> **たろうちゃん（4歳男児，高機能ASD）**
>
> 　PTSS開始時，たろうちゃんは，スーパーに行くと，毎回「おもちゃがほしい！ほしい！」と言いだし，思い通りにならないと泣き叫んで，なかなかぐずりが収まらないことに親御さんは困り果てていました。そこで3回目以降ご両親との事前の約束として，「お手伝いのポイントがたまったら，月に1回おもちゃを買うけどそれ以外は買わない」とし，根気強く一貫した対応を試みました。その後もなかなかうまくいきませんでしたが，ある日いつものようにスーパーに行くと，やっぱりおもちゃをほしがり泣き叫んで，聞くことができなかったので，お母さんはやむなく「もう，買ってあげようか！」と言ってしまいま

した。すると，たろうちゃんのほうから「お父さんに聞いてからにしよう！」と言ってきました。ご両親は，このとき，はじめてたろうちゃんがうまく我慢することができたのでしっかりほめました。また最終回の頃になると「スーパーでのおもちゃの買い物も，すごく小さいものをほしがる程度になっています。お父さんが，『ＯＫ』したときだけ『買ってもらえる！』というのもわかってきた様子」とうれしげに話されました。開始時は「私もたろうの世話で１日いっぱいいっぱいで，家事が全然できなくてすごくつらい。でも，放っておいたら，泣く，かんしゃくで，我慢するのがつらい。何とか少しでも楽になるためにがんばりたい」と言われていました。しかし最終回では「たろうが何でも自分でするように取り組んでいる。自分でレインコート着たりとかしている。うれしいみたい。ここでやったとおりにやってみたら，本当にたろうが変わってきたので，本当参加してよかった。家の外の環境は変わらないかもしれないけど，でも家が楽しくて安心できる場所であるようにしたいなと思うようになった。いま，すごく私のことも好きみたいなので…」と照れ笑いされていました。

はなこさん（８歳女児，ADHD併存）

　PTSS開始時のお母さんのコメントでは，「これまで姉妹と比べて何をやってもダメだと思っていました。ホントに育てるのが大変な時期があって，健診や幼稚園でもひどいことを言われたときはすごく悲しかったです。私がどんなにがんばっても結果が出なくて。でも，この子を守るのは私なので，具体的な対応をしてあげたい！」と，お母さん自身のしんどさと今後の意気込みについて話されました。感情についてのホームワークでは，はなこさんに対して「ママだって，悲しいときも，うれしいときもあるのよ。今日（体育）はどれくらいだった？（１～５段階でどの段階）」と聞くように，また，「この表にシールを貼ったので気づきになったのでよかった」と振り返り，そのときの感情への気づきや言語化を促す工夫を話されました。また「がんばり表の『シール』が大好きみたいで，この表のおかげで『えんぴつ』をすべて持って帰ってこられるようになり，その後も続けて持って帰られるようになった」とうれしそうに話されました。最終回では「今回私自身が自分を見つめなおす機会になった。怒らないことで良いほうへ良いほうへ行けたのでよかった。私もがんばっているなと思った」と，冗談もまじえてうれしそうに話されていました。

　病院の待ち時間にじっと座って待っていることができたので「じろうちゃんじっとできてえらかったね」とほめたら，"○○こ！○○こ！（抱っこ！抱っこ！と言っている様子）"と抱っこをせがんできたので抱っこしてあげた。この１カ月後には「園に行く準備をして玄関で，①かばんを持って，②靴を履いて待っていたので，"自分で用意できたね。えらいね"とほめたら，じろうちゃんが"抱っこ"と言えたので，抱っこして頭をナデナデしたらうれしそうにしていた」と。このほかにも，うんちをしておしりを押さえてうんちが出たことを教えてくれた際に「（教えてくれて）ありがとう！おしりキレイキレイしようね」と一緒に喜んでほめると，じろうちゃんが，"（うんち）バイバイ！"とうんちを流して上手に手を叩いて喜んでいたと。トレーニングの最後には「買い物に行ったとき，おかし２個持ってきた。どちらかに選ぶように言ったら，２個のうち１つ選ぶことができた」「ゲーム遊び（ジェンガ）では，すごい小声で色の名前を"あか""あお"と言っていた。『きいろ』は難しいみたいだったけど（笑）。また"〜だね"と"○○ね"だけだけど真似できた」。じろうちゃんのお母さんは，これまでもいろいろな療育や支援を受けておられたこともあってか，最終回では「いろんな取り組み方があるけど，私が子どもと楽しく過ごすのが大切だなと思った。楽しく過ごすなかで，私も子どももできてくることがあるんだ！と感じられた。ここ（PTSS）に来て私の気が楽になった」と笑顔で振り返っていました。

　以上３ケースの紹介でしたが，プログラムを進めるなかで，親が子どものほんの少しのことでも新たな成長を感じていくなかで，親が，それを喜び，子どもの対応への自信を高めていく良いかかわりの変化を見せていただきました。同時にポジティブな経験を積むなかで，親が，子どもの障害に対する受容についても少しずつ進んでいるところもみられました。

❼ フォローアップの会

　基本的に，最終回の約３カ月後に，（２〜３グループごと約10人）フォローアップの会を実施します。内容は，全６回のふりかえりと，最近のご様子を聞かせてもらいます。この会では，一緒にトレーニングを受けたメンバーとの再会の機会を喜びあったり，またはじめて出会った親とも「新しい情報の交換や意見の交流，感情の共有の機会」の場にしてもらうように考えています。

❽ 親の感想から

　最後の第6回での感想から，参加者自身の気持ちとして，ほぼ全員から参加してよかったとの声がありました。具体的なコメントとして「ほめ方がわかった。イライラしないですむ自分を再発見した。自分が変わった。無視や警告が難しかったが，ふりかえりをしていくうちにコツをつかんだ」などの声がありました。また子どもの観察から「子どもが自分で課題を見つけて取り組むようになった。野球部の監督から劇的に変わったと言われた。不思議なくらい兄弟げんかが減った」などの声がありました。

❾ まとめ

　トレーニングのはじめに子どもの障害特性を再確認するなかで，親がいま，困っている問題行動がけっして親の育て方や本人のわがままや怠けなどによるものでないこと，また親子ともこれまでの努力や成長してきたことを認めながら，それぞれの親子にとってより良いやりとりの機会を作っていけるようにトレーニングを進めます。

　トレーニングの醍醐味は「行動観察」であると思いますが，親が「どうしたらいいの？」「何でこうなるのだろ？」などと感情的にならずに，子どもとの日常のかかわりを少し離れて客観的に眺めてみてもらいながら，子どもへのかかわりのヒントを得たり，子どもの成長を確認していく機会にしてもらえればと願いつつ，日々親の皆さんと一緒に子どもの成長を喜んでいければと思っています。

（奥野裕子）

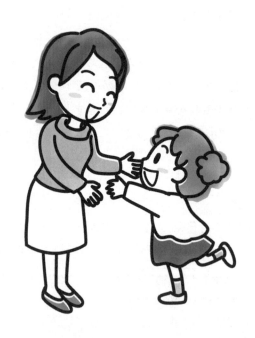

■ 文献 ─────────────────────────────────────

1）岩坂英巳，中田洋二郎，井潤知美・編著：AD/HDのペアレント・トレーニングガイドブック─家庭と医療機関・学校をつなぐ架け橋．じほう，2004

2）Okuno H, Nagai T, Sakai S, et al. Effectiveness of modified parent training for mothers of children with pervasive developmental disorder on Parental confidence and children's behavior. Brain Dev 2011; 33: 152-60.

3）シンシア・ウイッタム・著，上林靖子，中田洋二郎，藤井和子，井潤知美，北道子・訳：読んで学べるADHDのペアレントトレーニング─むずかしい子にやさしい子育て．明石書店，2002

4）レックス・フォアハンド・ニコラス・ロング・著，小羽俊士・訳：困った子が5週間で変わる─親にできる行動改善プログラム．日本評論社，2003

5）Charles E. Schaefer, James M. Briesmeister・編，山上敏子，大隈紘子・監訳：共同治療者としての親訓練ハンドブック，上．二瓶社，1996

6）長澤正樹，関戸英紀，松岡勝彦・著：こうすればできる問題行動対応マニュアル─ADHD・LD・高機能自閉症・アスペルガー障害の理解と支援．川島書店，2005

7）横山浩之：ADHD，LD，高機能自閉症　軽度発達障害の臨床．診断と治療社，2005

8）杉山登志郎，辻井正次・編著：高機能広汎性発達障害　アスペルガー症候群と高機能自閉症．ブレーン出版，2006

9）田中康雄・著：軽度発達障害のある子のライフサイクルにあわせた理解と対応．学研，2006

10）カーリ・ダン・ブロン，ミッツィ・カーティス・著，柏木諒・訳：これは便利！5段階表─自閉症スペクトラムの子どもが人とのかかわり方と感情のコントロールを学べる5段階表活用事例集・スペクトラム出版社，2006

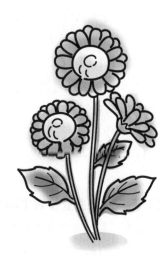

虐待予防と養育者支援の観点から

● はじめに

　子ども虐待が年々増加し，社会問題になっています。その要因の1つに，発達障害の存在が虐待のリスクを高くすることが指摘されています[1]。筆者は発達障害を抱える子どもやその養育者に対する支援を行っていますが，養育者から聞く日常生活からは，大変な思いを抱えながら子育てをしている実態が浮かびあがってきます。継続的な支援に恵まれず孤立していたり，子どもの独特な性質によってイライラや疲弊感を抱きやすい状況は，養育者側の高ストレス状態と直結しやすく，発達障害のある子どもが被る虐待リスクの高さはけっして楽観視できません。虐待ハイリスク児になりやすい発達障害のある子どもへの早期支援対策の確立は，社会全体の，そして子ども臨床に携わる私たちの課題であり，そのなかでも「虐待予防」は虐待を生まないための対策として重要な意味をもちます。

　この本では，発達障害のある子どものペアレント・トレーニングについて紹介しています。筆者が取り組んだペアレント・トレーニングでは，参加メンバーたちは，開始当初はわが子との関係の悪循環に苦しんでいました。しかし，トレーニングの経過とともにわが子の行動を理解し，適切な対応をとれるようになり，子育ての楽しさを実感できるようになり，養育者としての自信を得ていきました。特に，養育への自信の獲得は，発達障害の症状にかかわらず多くの事例において，子どもとの関係の改善や子どもの行動の改善に大きく関与することが示唆されています[2][3]。

　筆者は，このプログラムには，養育者としての自信の向上や親子関係の改善を通じて，虐待を予防する効果があると考えており，今後，このプログラムが虐待予防のための早期支援策の1つとなることを願っています。その願いを込めて，本項では，虐待予防と養育者支援の観点から，筆者が実践している発達障害のある子どものペアレント・トレーニング・プログラムを概観し，虐待予防や虐待リスク低減のための具体的な工夫や留意点について紹介します。すべての子どもが地域のなかで安全に育っていくために，私たちにできる最初の一歩を考える契機となれば幸いです。

❶ 発達障害のある子どもを子育て中の養育者の苦悩

　発達障害のある子どもの養育者の話を詳しく聞くと，子どもの問題行動への対応に苦慮している以上に，ご自身に生じる苛立ちや不安などのネガティブな気持ちにとらわれ

ているために苦悩している姿が浮かんできます。それは，「自分自身が楽になりたい」「いまの自分をどうにかしたい」「子どものことで，もうこれ以上イライラさせられたくない」といった言葉に現れることがあります。その背後にある個々の状況はさまざまですが，共通項もあり，筆者はそれらを，関係性の問題と障害受容の問題の2つに整理しています。

1）関係性の問題

　発達障害のある子どもは発達の仕方がそれぞれ違い，症状も極めて個別性が高いので，一般的な育児書にあるような子育て方法ではうまくいきません。しかし，わが子の特性にあわせた対応方法を一人で見いだし，実践していくことはたいへん難しいことです。日常のトラブルの発生を恐れ，子どもの困った行動をとらえる養育者側のセンサー機能が高まっていくと，わが子を"問題行動を起こす子ども"という狭い見方でとらえがちになっていきます。しかも，それに対応して"注意叱責する養育者"という固着した親子関係ができあがっていきます。この負のスパイラルから一人で脱出することは困難です。

　また，養育者自身の被養育体験によるネガティブな心の反応が，現在の子どもとの関係のなかで誘起されることがあります。ある事例では，子どもが養育者に慰めを求めると，「これくらい我慢しなさい」とはねつける場面が頻繁に観察されました。その養育者には，子ども時代に弱音を吐くことが許されず我慢してきた育ちの歴史があるため，わが子の行動に接して甘えたくても甘えられなかった子ども時代の気持ちが喚起され，無意識にわが子を遠ざけていると推測されました。誰でも関係における傷つき経験をもっていますので，こうした反応は発達障害児の養育者に限らず全ての養育者に生じ得ます。しかし，発達障害児の養育という高いストレス状況下，養育者側の不安や恐れは活性化しやすい状態であり，これまで蓋をしていた過去の関係性の問題が現在の親子関係のなかで発現してしまうことが考えられます。このことは，特に，養育者が被虐待の経験を有している場合は，世代間連鎖の問題として留意しておきたいところです。

2）障害受容の困難さ

　診断による障害告知後の養育者側の精神状態は，健全な子どものイメージを喪失する体験でもあり，それが障害を抱えるわが子との関係の安定性に影響を及ぼし得るという研究報告があります[1]。養育者によっては，わが子の特徴的な行動を目の当たりにして，診断後のショックの気持ちが再現し，時として，抑えていた悲しみや怒りの感情が爆発してしまうことがあるようです。親子の関係性の問題とも重なりますが，障害受容は親子間に横たわる大きなテーマです。

❷ ペアレント・トレーニングのコンセプト

　発達障害のある子どもを育てる養育者たちが追いつめられて，虐待行動にいたってしまう手前で，それを止める必要があります。養育者たちの抱えるつらさを受けとめつつ，発達障害のある子どもに対応した新しい子育て方法をともに見いだしていくことが，親子の成長を支え，虐待予防に役立つと考えます。

　プログラムの位置づけは**図8−5**に示されるとおりです。基本的な枠組みは発達障害のある子どもをもつ養育者への子育て支援プログラムです。ただし，発達障害による養育困難や養育不安は虐待リスクを高める可能性があることから，虐待予防の観点は外せません。対象としては，高ストレス群，虐待ハイリスク群，虐待軽症群となります。

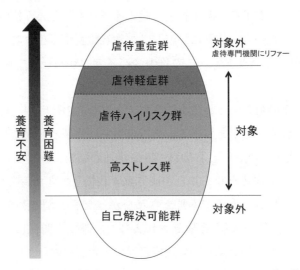

図8−5　虐待予防の観点からみるペアレント・トレーニングの位置づけ

　このプログラムは親子関係の好循環の形成と，養育者の子どもに対する適切なかかわり方の習得を目標にしています。目標達成に際して，どんなことが重要なポイントとなるのか，養育者のニーズに基づいて以下4点にまとめました。

(1)　養育者が抱く感情には，子どもの発達障害がどういうものなのか，子どもはどのように成長していくのか，といった不安があります。従って，本プログラムでは，発達障害の特徴や子どもの行動について心理教育し，個々の子どもの特性にあわせた具体的な対応方法の習得を目指します。具体的な方法を習得し，手応えを得ていく過程のなかで養育者側の不安を軽減させます。

(2)　発達障害のある子どものもつ器質的な特性は，親子の呼吸のあいにくさを生じさせ，結果として親子関係の悪循環を生みだします。(1)の子どもへの対応方法に留ま

らず，健全な親子関係を形成するための“ほめて育てる”かかわり方についても心理教育し，親子関係の修復に働きかけます。

(3) 発達障害のある子どもの育ちは，子どもをとりまく家庭，学校，サポート機関，コミュニティが連動していく統合的な援助システムがあってこそ促進されます。養育者には連携の重要性についても心理教育し，支援リソースを上手に利用するコツやコミュニケーション法の習得を支援します。それによって，孤立した子育てを予防します。

(4) 最も重要なことは，個々の受講者が，発達障害のある子どもの養育者として，これから先わが子と前向きに生きていく自信をつかむことです。そのためには，養育者自身の心の疲れや傷つきが癒され，新たな力を得ていく体験が必要です。このペアレント・トレーニングでは，心理教育だけでなく，グループセラピーの場としての機能ももたせています。

❸ プログラムの概要

以下にプログラムの概要，および実施までの経過を記します。

(1) **メンバー構成**：発達障害もしくはその疑いのある子どもの養育者を対象に，4人前後を固定メンバーとしています。人数が多いとインストラクターの対応が行きとどかず，養育者が日常的に体験している孤立状態と同じことがセッション内でも再現されてしまいます。ドロップアウトを避けるためにもこの規模に制限しています。

(2) **プログラム実施場所**：心理相談機関，地域の発達障害児支援プログラム等

(3) **スタッフの構成**：1クールを通してインストラクター1人，記録者1～2人

(4) **事前面接**：応募者には面接を行い，ペアレント・トレーニングの参加基準のスクリーニングを行います。参加基準は2つあります。グループの約束事（毎回参加，遅刻しない，ホームワークの実践，発言のルール，守秘義務）が遵守できることと，養育者自身が変化することに抵抗がないことです。ときには，応募者もしくは子どものメンタルな課題が重く，ペアレント・トレーニングによるアプローチでは効果が期待できないと判断するケースもあります。その場合は，他の専門機関を紹介したり，主治医と相談することをお勧めしたりします。別室では，別のスタッフが子どもと遊び，行動観察を行います。このプログラムの対象は多様な状態像をしめす発達障害児であることから，プログラム提供前に，子どもがどんな遊びを楽しめているのか，「お片づけ」などのストレスに際してどのような状態になるのか，といった実態を客観的に把握します。それによって，各セッションの内容をファシリテーターが養育者それぞれの子どもの実態にあわせて個別的に解説することが可能にな

ります。

(5) **プログラムの形式**：

　　① 週1回90分

　　② 連続8回のセッションおよび終了後2回のフォローアップ（合計10回）

　　③ 有料

　　岩坂らによる標準版プログラムは10回のセッションを約半年の時間をかけて丁寧に実施していきますが，本プログラムでは，より多くの方の参加を促すために，必要最低限の内容に絞って8回のトレーニングセッションを約2カ月間で完了させます。実施期間が短いことは，参加者にとって計画が立てやすい，毎週の実施によって連続性が維持されやすいなどのメリットがあります。一方で，期間の短さは場合によってはデメリットにもなります。養育者同士が仲良くなり，日常でも変化の手応えを感じはじめた頃にプログラムが終了することになるので，プログラム終了に際して不安が高まる人がいます。そこでプログラムを提供する側が，限られた期間のなかで何を提供していくか，ということを明確にもっておくことが非常に重要になります。また，プログラム終了後も効果を維持するための工夫も必要です。筆者のプログラムでは，終了後1カ月，および終了後6カ月にフォローアップセッションを設け，継続的にフォローするようにしています。

(6) **プログラムの内容**：各セッションの主なテーマは表8-8に示すとおりです。

　　セッションの流れは，<「良いところ探し」→ホームワークの報告→テーマに従った講義→ロールプレイ>となります。その後，各家庭で実際に実践してもらいます。

　　ここで，プログラムの方法についてのポイントを述べます。

① 　ペアレント・トレーニングは，養育者が子どもの良いところを発見することができて，はじめて意味をなすものです。「良いところ探し」はそのためのトレーニングでもあり，プログラム全期間を通して実施する重要な項目です。わが子との関係性の悪循環が長期間に渡るほど，ポジティブな視点を得ることは難しいのですが，筆者のグループでは，「良いところ探し」を「親バカタイム」と呼び，わが子が赤ちゃんだったときの親バカだった自分に立ち返ることを促しています。ほめることが苦手な日本文化では，「親バカ」になることで，子どもに対して良いと思ったところ，かわいいと思ったところを発見しやすく，またそれを率直に報告しやすいようです。プログラム開始時は，多くの養育者が「思い浮かびません」と言いますが，徐々に「良いところ探し」ができるようになり，わが子への肯定的な注目が可能になっていきます。この変化はトレーニングによる効果だけではなく，セッション中に養育者自身がインストラクターから肯定的な注目

表8-8　各セッションの主なテーマ

セッション	主　な　内　容
1	オリエンテーション（メンバー紹介，グループの約束，講義）
2	子どもの行動の背景について 子どもの行動の観察と記録の仕方
3	好ましい行動への対応：効果的なほめ方 親子タイムの紹介
4	好ましくない行動への対応：効果的な指示の出し方（指示-ほめる）
5	好ましくない行動への対応：効果的な"知らんぷり"の仕方（待つ-ほめる）
6	許しがたい行動への対応：限界設定と警告の与え方 ポイントシステム表の紹介
7	連携（医療，教育，福祉，心理）
8	全体のまとめ
フォロー-1	1カ月後のフォローアップ①
フォロー-2	6カ月後のフォローアップ②

を得て，ほめられるという体験が関係しています。インストラクターと養育者間の"ほめる-ほめられる関係"の形成が，日常生活における養育者と子どもの関係に反映されていくからです。

② ロールプレイは積極的に行います。最初は，演じたり観られたりする気恥ずかしさがあるようですが，プログラム終了後は，新しい気づきを得たという感想が意外なほどに寄せられます。ロールプレイは，役を演じることで日常の問題を客観的に見つめ，問題の改善について考えるきっかけを養育者に提供する効果があります。さらに，役を演じることで養育者同士の親しみが高まり，横のつながりを形成させる効果もあります。

③ 第8回の最終回では，参加者同士が互いの良いところを伝え合う時間を設けています。「良いところ探し」の実績を積んできた養育者は，ポジティブな視点で人々も観察できるようになっているので，互いをほめる作業は抵抗感なく進みます。「○○さんの一生懸命な姿勢が私の励みになりました」，「○○さんの優しい言葉がけはお子さんにとって嬉しいだろうな，と思いました。私も真似してみます」など，互いをほめ合う，明るく，温かな時間が流れます。これは，仲間からほめられて嬉しかったという思いを糧にして，プログラムが終了した後も自信をもって子育てに臨む意識の形成をねらっています。

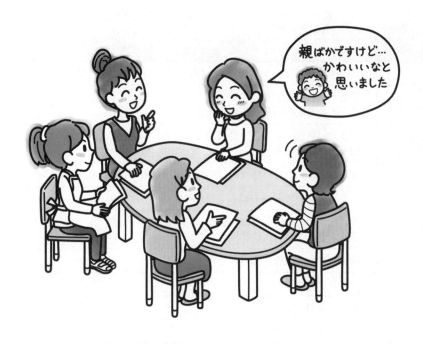

❹ プログラムを進める際の留意点

　養育者が安心してグループに参加し，自身が変容していくための場となるためには，インストラクターと養育者との信頼関係，そしてグループの安全性という２つの条件が重要になります。そのためには，ペアレント・トレーニングは単に養育スキルを学ぶ場ではなく，個々の養育者が受容され，癒され，新しい歩みのきっかけをつかめる場となることを目指す必要があります。特に，虐待リスクの高い養育者は，自己評価が低く，周囲からの刺激を過敏に受けとめる傾向が強いため，前述の２つの条件を確立することが必要不可欠です。ここでは，これらの条件を確立するためにインストラクターが留意すべきポイントを４つに整理して説明します。

(1)　**メンバーへの受容的態度**：養育者が自分のことを全面的に受けいれてもらったという経験が，自分自身を見つめなおし，新しい自分のあり方を確立していくための力となることを理解しておきましょう。インストラクターは，養育者の行動について否定的な評価は下さず，どんなことを話しても受けいれてもらえる空間を提供するようにします。わが子に対する暴力的なかかわりが語られたときには，そのような行動をとってしまうほど追いつめられた気持ちを理解し，共感するようにします。筆者は「（その行為によって）あなたも傷ついているのですね」とその養育者の傷ついた心を包みこむ態度を意識しています。その上で適切な対応法について話し合います。

(2)　**メンバーへの肯定的なまなざしとフィードバック**：プログラムでは，養育者がわ

が子の「良いところ探し」を実践することを促しますが，インストラクターが個々の養育者に対して「良いところ探し」の視点をもって接していくことも重要です。ここで，インストラクターが「良いところ探し」をすべき対象は，養育者自身に対してであり，子どもに対してではないことに注意が必要です。つまり，子どもをほめるのは養育者の仕事であり，インストラクターは子どもをほめる養育者をほめてあげるのです。養育者の取り組みに対して，少しでもがんばっていそうなところや工夫したところを敏感にとらえ，肯定的なフィードバックをしていきます。その際，「○○さんが，そこに気づかれたのはよかったと思いますよ」「○○さんは，そういう工夫をしてみてうまくいったのですね」などと，○○さんを主語にした言葉をかけるほうが，実際にがんばっている養育者の心に響き，励みになります。

(3) **メンバーのプライバシー情報の保護**：プログラムは養育者が居住する地域で実施されることが多いので，地域のなかで自分のプライバシーが安全に守られることも重要です。自分の話す内容が他メンバーから不用意に口外されることを心配する方は当然いらっしゃいます。このことには，虐待リスクの高い養育者がグループに参加している場合，特に意識すべきです。筆者のプログラムでは，守秘義務の約束の遵守を徹底させるために，事前面接はもとよりプログラム開始後も折に触れて指導し，グループの安全性が維持されるように配慮しています。守秘義務の約束に基づく守りがあるからこそ，養育者が安心して参加し，自分を語ることが可能となることを皆に理解してもらうのです。また，守秘義務の意識を個々がもちつづけて，相手の安全を守ることは，グループの一員として他者とともに生きる協同的な自分のあり方を経験することになり，養育者の変化，成長に結びついていきます。

(4) **発言と傾聴のルール**：もし発言の機会がないままセッションが終了してしまったり，話している最中に他者から遮られてしまったりした養育者がいたら，その方の自尊心は傷つき，以後，安心して発言する気持ちが失われてしまうでしょう。そこで，グループには養育者が安心して自分の話を最後までできることと，それを最後まで聴いてくれる人がいるという明確な構造が重要になります。筆者のプログラムでは，インストラクターが1人ずつ順番に話を聴き，他のメンバーは自分の番が来るまでは最後まで話を聴いて割り込まないことを約束にしています。これによって，話す人はインストラクターに最後まで安心して語ることができ，聴く人は人の話を聴く姿勢を保つことによって，他者の経験から新たな気づきを得ることが可能になります。この経験は，子どもの行動に対して衝動的に反応してしまいがちな養育者にとって，待つという姿勢を身につけ，自らの子育てのあり方を変容させていくための練習にもなります。プログラム開始当初は，割りこみ場面が頻発しますが，イ

ンストラクターが「いまは聴いていてくださいね」とさりげなく，かつ揺るぎなく制止する姿勢を示すことよって，個々の養育者にこの意識が形成されていきます。それは，後にグループの場を超えて，日常の場の親子の関係のなかで汎化されていく効果があります。

　上記の4つのポイントは，実は，ドロップアウト者を出さないための留意点でもあります。ドロップアウトした養育者は，自分に対する不全的な思いとグループから去る孤独を経験します。この感情は，最後までやり遂げられなかった自信喪失感だけでなく，自分や他者への否定的感情や怒りの感情も引きおこし，大きな葛藤を抱えてしまうことになります。何よりも，その感情がわが子に向いてしまうことでドロップアウトの体験が虐待を発生させるきっかけとなってしまっては，このプログラムの目的と逆行してしまいます。インストラクターの責任は，参加する養育者の存在価値，そしてその子どもの存在価値と同じくらい重いのです。

❺　あるケースの紹介

　ここで，あるケースについて簡単に紹介します。ペアレント・トレーニングにおける心理教育的なアプローチに加えて，養育者の心理により添う姿勢が大事であることを示すために，養育者とインストラクターとの相互のやりとりを中心に記していきます（養育者の発言は「　」，インストラクターの発言は＜　＞）。なお，プライバシーに配慮して，内容は全体に差し障りのない範囲で変更しています。

概　要

　Ａさん（32歳）は，ADHDの診断を受けた小学校2年生の長男の養育について困っていました。長男には，落ちつきのなさや指示の通りにくさといった行動上の問題に加えて，反抗的な態度が顕著にみられました。発達障害のあるわが子を受けいれたい思いと，わが子への拒否的な思いが交差し，実際の対応はそのときの気分によって変わりました。ときには手が出たり，暴言を吐いてしまいました。この状態に危機感をもち自分だけではうまくいかないと感じ，ペアレント・トレーニングに参加しました。

●**第1週**：自己紹介でＡさんは「親子関係をどうにかしたくてグループに参加しました」と言いました。「子どもが言うことを聞かなかったり，反抗的な態度を取るとイライラして…」と自信のない表情をしています。インストラクターは，＜わが子を理

解しようとしてきたお母さんの気持ちはとても大切だと思います＞とＡさんの過去の取り組みを肯定し，＜自分の育て方が子どもに良くなかったのではと思ったとき，Ａさんとして苦しかったでしょう。これからのセッションのなかで少しでも楽になれるような方法を一緒に考えていきましょう＞と，これから共に歩む姿勢を示しました。

●第2週：良いところ探しで，「思い浮かびません」と困った表情をしています。他のメンバーの報告をひととおり聞いた後，最後に「こんなことしか思い浮かばないのですが…」と，買い物の帰りに子どもが荷物を持ってくれたエピソードを語ってくれました。インストラクターはＡさんがあきらめずに良いところ探しをした姿勢を肯定的に評価しました。「子どもが好きになれない。好きになりたくてこのトレーニングに参加したんです」と語るＡさんに，インストラクターは，Ａさんなりに葛藤してきた苦労をねぎらい，＜新しいスタートをきったのだから，これからきっと変わっていくと思います。Ａさんのペースを大事にしながら一緒に歩んで行きましょう＞と，再度，ともに歩む姿勢を示し，語りかけました。他のメンバーもＡさんの言葉に静かに耳を傾け，頷いていました。

●第3週：効果的なほめ方の学習をしました。「もっとほめられる場面があったと思う。私はほめていなかった」と，自責的に過去の自分を否定するＡさんがいました。＜これまでＡさんとして精一杯のことをやってきましたよね。それはいまここにＡさんがいることにつながっているのです。いままでは独りでがんばってきたけど，いまは独りではない。新しい歩みはもう始まっていますよ＞と，過去のＡさんを肯定し，すでに新しいスタートをきっていることを示しました。

　こうしてインストラクターは何度も何度も新たな歩みが始まっていますよという語りかけを行いました。これは，Ａさんが変化していく自分自身を受けいれていくための必要なプロセスでした。

●第4週：良いところ探しの要領をつかみはじめ，子どもの好ましい行動を敏感にとらえることができるようになってきました。初回と比べてＡさんのなかに余裕が生まれてきたようです。子どもへの対応も変わってきました。ホームワーク報告では，「ほめてあげると，子どもがうれしそうだった」＜お子さんのうれしそうな表情を見て，Ａさんはどう感じました？＞「うれしかった」とのやりとりがありました。ロールプレイでは，子どもへの指示の出し方の場面に関し，Ａさんが子役，スタッフが親役で実践しました。ロールプレイ後の感想で，「予告してもらうと心の準備ができることがわかった。力ずくで言うことを聞かせるよりも，穏やかに接するほうが効果があるんですね」と気づきを述べていました。自分の性格についても内省が進みました。「自分は1か10かの性格。すべてをやらないと不安だし，結果が出せないと不安。自分で

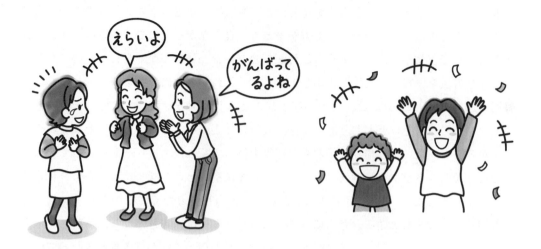

プレッシャーをかけているのかも…」と語りました。

　第4週あたりからは，グループが安心して自分の弱さを語れる場であることを感じられるようになってくるので，グループの雰囲気が変わります。自分の失敗やつらい気持ちを共有し，互いにねぎらったり励ましあったりという相互支援の動きが活発になっていきます。そのグループの変化とともに，積極的にグループに関与するAさんの姿が観察されました。

●**第5週〜第7週**：わが子の特性に配慮した対応を，Aさんなりに考え，工夫して，実践している様子がみられるようになりました。すぐに応答しない子どもに対してイライラして声を上げたり手を出したりするよりも，少し待つほうが子どもは自分の気持ちに折り合いをつけて行動できるようになることを気づきはじめたようです。「子どもを信頼することが大切なのですね」と語りました。その気づきについてインストラクターは＜Aさんがいま言ってくれたことは，私もとても大事だと思います＞と肯定的に評価をしました。第5週のこの頃には，Aさんのわが子への激しい叱責や暴力はなくなっていました。「子どもがかわいいと思えるようになった（6週目）」「今週は一度もキレなかった（7週目）」の声も聞かれました。

●**第8週**：ホームワーク報告のなかで「子どもの行動には悪い行動もあるけど，良い行動もあるのですね」と，子どもの行動をバランスよく見れるようになっているAさんがいました。わが子に対する理解の幅が広がり，「これもあれも，全部私がやってあげるのではなくて，ときには手を離してみることも大切だと気づきました」と言いました。養育者の良いところ探しでは，他の参加者から，「正直に語っている姿から，正面から問題をみようとしている姿勢が伝わってきた」とコメントされ，涙を流しておられました。「子どもが変わったというよりは，私が変わったと思います。自分の

余裕ができたところで，いまのありのままの自分でいいことに安心できました」と振り返り，8週間のトレーニングセッションを修了しました。

プログラムを通して，インストラクターは，心理教育的アプローチに加えてこれまでのAさんの努力を認め肯定したうえで，いまこれからの歩みに位置づける姿勢を取りつづけました。それによって，Aさんは徐々に気持ちを切りかえて，わが子の特性にあわせた具体的な対応方法を習得していっただけでなく，自分自身の性格や行動について内省する心の作業に入りました。物事を完璧に完成させようとする性質や，他者からの評価が気になって思いどおりにいかない状況において不安定になる自分の心の状態が子育てと連動していることに気づいていったのです。その後，Aさんと子どもの密着した負の関係に余裕が生まれ，両者にほどよい距離が形成されました。その結果，Aさんはわが子の行動を客観的に見つめ，“悪い行動も良い行動も”バランスよくとらえられるようになっていきました。また，同じ悩みをもつメンバーと出会って彼らと感情を共有するなかで自分は独りではないという実感を得たり，自分の気づきや思いを語ることによって他のメンバーの問題を解決に導いた経験も意味のあることでした。Aさんの自己効力感が目覚めていったのです。自信がないために萎縮と爆発を繰り返していたAさんは変わりました。その変化はAさんが自分の感情を統制できるようになり，子どもへの対応が穏やかになっていった経過に現れています。少しずつ，主体性をもって子どもの問題に取り組む姿勢が育ちました。

　子どももまた，変化しました。ペアレント・トレーニング後に行った子どもの行動調査では，Aさんの子どもの行動が協調性，コミュニケーション，セルフ・コントロールの領域で改善されていることが示されました。

● おわりに

　ペアレント・トレーニングのグループは，異なる人格をもった個々が集まる，いわば小さな社会です。同時に，養育者として子どものために変化したい，という共通の目標をもった集団でもあります。養育者たちがこれまでの自分に1つの区切りをつけて新しい子育てのあり方を確立するきっかけを得たり，同じ問題を抱えた人がほかにもいるという共通性を実感できるということは，ペアレント・トレーニング・プログラムがもつ特色であり，魅力でもあるといえるでしょう。

　本プログラムは8週間という短期間であり，養育スキルの習得や，養育者自身の内面的な変容を可能とする，十分な期間とは言えないかもしれません。しかし，その短い間でも，発達障害のある子どもを養育する養育者としての新しい歩みの道すじを提供する

ことは可能です。ペアレント・トレーニングに参加した養育者たちが，精神的混乱から立ちなおり，「孤育て」から脱却し，わが子との新しい関係のなかで，「これからは何とかやっていけそう」という少しでも楽観的な見通しが立てられるようになれば，このトレーニングは成功だったと言えるのではないでしょうか。

　プログラムに参加した養育者の子どもたちに，その後の親子関係についてインタビューをしたことがあります。養育者については「やさしくなった」「どうしても苦手なことがあることをわかってくれている」，自分については「自信がついた」「お友だちと上手に話せるようになった」とあり，自分が養育者から大切にされているという実感を得たことで安心し，子ども自身の育ちの力が向上していることがうかがえました。こうなればもう，親子は虐待リスクから離れたとみることもできるでしょう。

　なお，親子間に横たわる関係性の問題が大きく，関係性によりフォーカスした支援の必要性が高い事例については，筆者は現在，本プログラムに加えて，子どもと養育者の安定したアタッチメント関係の形成を支援するプログラム（『安心感の輪』子育てプログラム）も実践しています[4]。これは，親子の関係性に焦点づけたプログラムで，子どものアタッチメント欲求に対する養育者側の敏感性や応答性を高め，健全な親子関係の形成を支援することを目的としています。本ペアレント・トレーニングにあわせて提供することで，これまで効果が現れにくかった困難事例や虐待事例に対しても，より有効な支援を届けることが可能になると考えています。

　すべての子どもたちと，すべての養育者に，自ら成長していく力が内包されています。彼らの成長に寄りそい，悲劇的な虐待を少しでも防ぐ助けになれば，と願ってやみません。

（久保信代）

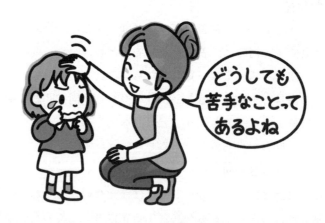

どうしても苦手なことってあるよね

■ 文献

1）久保信代，金山好美，岩坂英巳：軽度発達障害児に対する社会的スキル訓練（SST）と親訓練プログラムの統合的アプローチ—親訓練プログラムの有効性—. 関西福祉科学大学心理教育相談センター紀要　2007；5：35-48
2）久保信代，岩坂英巳：広汎性発達障害児（PDD児）を対象としたペアレント・トレーニング—PDDの特性に応じたプログラムの改変と効果に影響を与える要因について—. 児童青年精神医学とその近接領域　2013；54(5)：552-570
3）杉山登志郎：こども虐待は，いま. そだちの科学　2004；2：3-9
4）久保信代：自閉症を抱える子どもと親の関係支援. 北川恵，工藤晋平・編：アタッチメントに基づく評価と支援. 誠信書房，pp181-195，2017

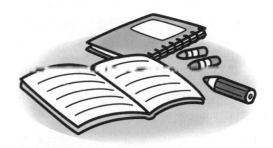

③ 思春期

● はじめに

　筆者は心理士として，日常生活に困難を感じている子どもや，迷いながら子育てをしている保護者とかかわっています。そのなかで，思春期の子どもを育てている保護者とペアレント・トレーニングに取り組み，多くの方が子育てへの自信をとりもどしていかれるのを見てきました。ペアトレは学童期の子どもに効果を発揮することは実証されていますが，工夫次第で思春期の子どもにも効果があると実感しています。

　ここでは，まず，発達障害のある思春期の子どもを育てている保護者が感じている心理的困難について，述べていきます。次に，思春期を対象としたペアレント・トレーニングを紹介し，思春期向きの具体的工夫に触れます。

　ところどころで紹介するケースについては，たくさんの方のお話から本質的な部分を抽出して構成したフィクションであることをご了承ください。

❶ 発達障害のある思春期の子どもを育てている親の困難の本質

1）　親のさびしさ

　自分の存在や働きかけが子どもに安心感，幸福感をもたらしたという実感は子育て中の親の大きな喜びではないでしょうか。発達障害のある子どもを育てている親は，この喜びを実感できる機会が少なくなりがちです。次のケースは，そんな親のさびしさを具体的に表現しているように感じます。

ケース①

●子ども ひろしさん（小学校6年生・男児）・母親 ゆうこさん

　ゆうこさんの語りです。「ひろしは小さいときから親がいなくても平気で，放っておいても1人で遊んでる子でした。遊んであげようと思っても，私のことなんか眼中になくて，ひろしがかわいいと思う気持ちが空回りしているみたいでした。さびしかったけど，楽といえば楽でした。下の子が生まれて，普通に子育ての大変さを味わいました。下の子は後追いも人見知りもすごくて，トイレのドアを閉めることもできないくらい。普通だったら，いい加減にしてって思うでしょ。でも，私は，その大変さがうれしかったんです。こんなにも私を求めてくれるのねって，母になった感激を味わいました。いま，下の子の考

えていることはわかるし，あの子は，それに対して私がどう言うかも大体わかっ
てるみたいで，ちゃんと伝わったって感じがあるんです。同じように育てたの
に，ひろしとは話してても，どこかしっくりこなくて，それがひろしに悪いなっ
て思うんです」。

　発達障害のある子どもを育てている多くの親が，ゆうこさんのように，自分の思いだ
けが空回りしていると感じているようです。空回りは子どもが生まれたときからずっと
続き，思春期にいたってもなお子どもと「しっくりこない」感じをさまざまなエピソー
ドとして表現されます。エピソードからは，自分の存在が子どもにとって意味をなして
いないのではないかというさびしさを感じます。
　人は人との関係のなかで成長していき，人と人との関係もまた，時間の経過とともに
変容していきます。子は親との関係のなかで，その親の子となり，親は子との関係のな
かでその子の親に成長していきます。そして，この相互の関係もまた成長していきます。
ところが発達障害のある子どもの場合，子どもの特性がこのような親子の関係のスムー
ズな成長を阻むようです。これを愛着形成という切り口で考えてみたいと思います。
　愛着は，「愛着のある帽子」のように一般的に思いいれのある様子を指します。愛着
という言葉がよく使われる心理学でも，一般的な意味に近い用い方をする場合もありま
すし，英国の児童精神科医ボールビーの理論のAttachmentの訳語として用いたときに

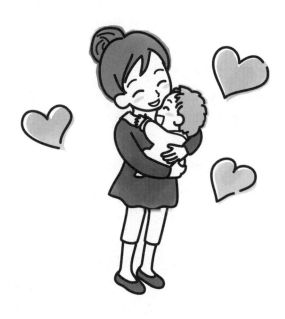

は，「ネガティブな情動状態を，他の個体とくっつく，あるいは絶えずくっついていることによって低減・調節しようとする行動制御システムのこと[1]」という意味で用います。親子の情緒の通いあいは含まれません。「愛着」と「愛着形成」という用語を，筆者はここでは吉田（2006）に倣って次のように定義します。なお，引用文献中に出てくる用語はこのかぎりではありません。

　幼い子どもが母親[注1]のもとに身の安全を求めて近づく本能的行動を愛着（アタッチメント）行動といいます。母親は自分の守りのもとで安心している子どもの充足感を感じ，気持ちが満たされ，子どもをいとおしく思うようになります。このようなわが子に対する情緒的な絆をボンディングといいます。そして，母子双方からの心理的な交流の形成を母子間の愛着形成と呼びます。[2]

　たとえば，子どもは怖い思いをしたときには，泣いて母親に抱っこをせがみ（愛着行動），母親に，「よしよし，怖かったね」と慰められると，恐怖が和らぎます。母親は，自分の応答が子どもを落ちつかせたことで，子どもに安心感を与えられる存在であると感じます。また，自分に守られることが必要な子どもがいとおしくなっていきます（ボンディング）。このようなやりとりを積みかさねるなかで，子どもは愛着行動の対象をはっきりと定め，子どもの愛着行動に応えることで，母親はボンディングを深め，母子の愛着形成がなされていきます。

　ところが，発達障害のある子どもの場合，このような愛着形成の過程が独特です。ASDのある子どもについては，「子どもは養育者に対する関係欲求（愛着欲求）を潜在的にはもっているにもかかわらず，生来的と考えられる知覚過敏が対人接近によって生まれる強い緊張や不安をもたらし，いざかかわり合おうとすると，回避的反応が引き起こされ，愛着関係が成立しがたい[3]」，また，ADHDのある子どもについては，「（愛着の対象である）特定の他者を選択する暇がない，じっくりと弁別するために必要な他者からの信号を正しく受けとめられない[4]」といわれています。そんな子どもたちも，時間をかけて，彼ら独特のやり方で親への接近行動，分離不安などを表現するようになります。

　小学校高学年や中学生の子どもが，母親が買い物に行くそぶりを見せた途端，「宿題がわからない」と母親の外出を止めようとしたり，それまで自分でできていた日常の身辺整理を母親にしてもらおうとしたりするようになることがあります。また，わざと嫌がられる言動を取りながら母親にまとわりつくこともあります。それらは，親に頼りたい，親の傍にいたい気持ちの，その子なりの表現かもしれません。幼稚園くらいの年齢なら，「何だかんだ言って，ママでないとダメなのね」と子どもの気持ちに沿った理解がしやすいのですが，身体は大きく成長した子どもにそんな幼い部分があることは理解

しにくく，「自分でできるでしょ」「そんな言葉づかいは止めなさい」と子どもの実際の年齢に応じた対応をしてしまうのではないでしょうか。

　子どもの世話をしよう，子どもと遊んであげようと親が思っている時期には発達障害のある子どもは親に執着しません。そして，子どもに愛着形成の準備が整ったときには，子どもの年齢が上がっています。そのため親は見かけの大きな子どもの幼児的行動を受けいれることに抵抗を感じ，子どもの内的成長に応じた働きかけがしにくくなります。このタイミングのずれがあるため，親子双方に愛着形成の経験が乏しくなってしまい，ゆうこさんのように，子どもに伝わらないさびしさを感じることになると考えられます。

2）子育てへの後悔

　子どもと自分の気持ちが何となくしっくりいかないと悩みながら，子育てしてきている親は，たいてい一度は「自分の育て方が悪かった」と口にします。「悪かった」という中味には，子どもの特性に気づかず子どもの行動を問題視してそれを修正しようと厳しく接してきたことを「子どもにすまない」という気持ちと，「自分の育て方が悪かったからきちんとできないのだ。もっとちゃんとしつけなければ」という気持ちがあります。そして，多くの方が両者の間で，極端から極端へと揺れています。

　子育てにこのような戸惑いはつきものですが，愛着形成が進み，自分のどのような働きかけが有効かを体験で理解していけば，徐々に揺らぐことが減っていきます。しかし，発達障害のある子どもを育てている場合，親は自分の働きかけへの自信が得られず，迷いつづけます。子どもの成長とともに，不安が軽減することはなく，むしろ成長に伴って戸惑いの揺れ幅が大きくなるようです。

　子どもの行動への対応が揺れつづけることで，子どもが混乱し，問題に見える行動がよりクローズアップされ，さらに親が悩むという悪循環の底流には，親子のあうんの呼吸がなかなか成立しないことがあります。

注1）乳幼児期の子どもの世話をしているのは母親が多い現状から，「母親」と記述しています。子どもには愛着行動の対象となる特定の養育者が必要ですが，母親でなければならないということではありません。

❷　思春期のペアレント・トレーニングの基本的考え方

1）子どもにあわせて親子関係を再構築する

　思春期の子どもをもつ親を対象としたペアレント・トレーニングでは，子どもの問題行動の改善にプラスして親に対して子どもへの新しい見方を提供することを大事にしています。新しい見方は2つあります。その1つが子どもの愛着欲求に応えられる親になることです。親は子どもに注目し，子どもの行動にこまめに反応していく過程で，意外

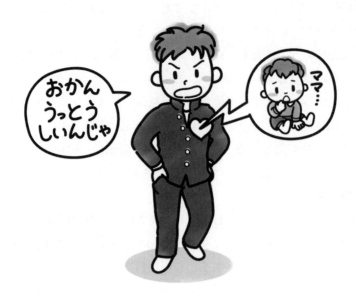

にも子どもが自分のほめ言葉に喜ぶことを発見します。反抗的な言動をとることもある子どもの中に，小さな子どものように親を求める気持ちがあることに気づき，「もう大きいと思っていたけど，幼い部分もあったんですね」と言います。そして，ほめる－ほめられる関係を築く過程で，親は自分の肯定的かかわりの有効性を実感していき，子どもはいままで十分とはいえなかった甘えを満たされる経験を形を変えて可能にします。甘えたい気持ちを適切に満たされた子どもは，親は自分を受けいれてくれる，不安なときには頼りになる存在だと実感します。このような親子のやりとりを通して，親は子どもの愛着欲求に応えられたときのうれしさを，子どもは親に受け止められた安心感を経験することを大事にしています。

２）内なる親はポジティブに

　もう１つは子どもの行動への動機付けをポジティブなものにすることです。

　人間は基本的に易きに流れるものです。楽しいことをし，おいしいものを食べ，寝たいだけ寝られたらどれほど楽でしょう。それでも，寒い冬の朝でも時間どおり起きて家族に朝ご飯を食べさせる，仕事でミスをした翌日もちゃんと職場に行く，など，人は葛藤を乗りこえて，社会的に望ましい行動を選択しようとします。

　親子関係が順調に発達すると，子どもは，「自分は親に受けいれられている」「自分という存在は善きものなのだ」と経験します。成長につれて，慰めてくれたり，励ましてくれたりした親が子どもの心のなかに定着して，実際の親が目の前にいなくても不安や葛藤に立ちむかい，少々の困難にぶつかってもかんばろうとするようになります。また，

周囲の大人が良い行動は認めてくれることで、何が良いのかがわかり、大人がもっている行動規範もまた子どもの心に定着します。そして、「自分は存在する価値のある人間なのだ」と自信をもち、自分を高める行動を取りたいと思うようになります。

　ただ、発達障害のある子どもはどうしても、親との歯車がかみあうまでに長い時間と手間を要しますので、なかなか自信が育ちません。また、「何でそんなこともできないの」と注意されながら育つことが多くなりがちで、良い行動を良いと確信する機会が少なくなります。そのため、望ましい行動を選択するときも、「〜しない人間はダメだから」「〜しないと怒られるから」と消極的選択になってしまいます。

ケース②

●子ども たかしさん（中学校 1 年生・男児）・母親 えみこさん

　相談ではじめて出会ったときのたかしさんは硬い表情で、仇を見るように大人を見ていました。筆者が親を、もう一人の心理士が子どもを担当しました。えみこさんは、毎日のように学校からかかってくる問題行動を報告する電話に疲れきっていました。それでも、たかしさんが友だちと仲良くできるようにと、一挙手一投足に至るまで、細かく注意をしていると話されました。

　ペアレント・トレーニングの考え方を用いた相談をはじめてしばらくしたころ、授業参観があり、たかしさんが挙手をして自分の作品を披露したそうです。「いままで授業参観のときは途中でトラブルがあって、一度も最後まで見たことがなかったんです。ちゃんと見られただけでもうれしいのに、みんなと同じことができるなんて、がんばったなあと思って、堂々と発表できてかっこよかったってほめました」と報告されました。

　相談の回数を重ねるにつれて、来談時のたかしさんの表情が和らいできました。えみこさんは、「これまで、トラブルがあったときは親があせってしまって、あれしたらダメ、そんなことしたら友だちいなくなるって、すべてにダメ、ダメで指示してました。ここで勉強して、子どもには子どもの気持ちがあるんだとわかりました。子どもが『学校で友だちに嫌なこと言われて腹立った』、と話したときには、『そんなふうに言われたら腹立つね』、とそのまま聞くようにしたんです。そしたら、何でも話してくれるようになって。それに、いままでは、途中で『もういい』って怒っていたのがなくなって、普通に話すようになったんです」と話されました。

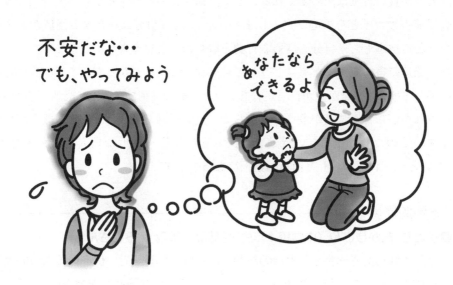

　小さな子どもは自己中心的です。自分が思っていることが子どものなかでは事実です。徐々に，そういう主観的事実を客観的事実とすりあわせて，修正できるようになっていきますが，発達障害のある子どもは自己中心的な世界から脱出するのにもまた時間がかかるようです。たかしさんが経験したトラブルの原因は，客観的には，たかしさんにあったかもしれません。しかし，たかしさんの主観的事実では，自分ばかりが悪者にされているようで被害感が募っていたのではないでしょうか。おまけに，家では注意されてばかりで，安らげる場所がなかったかもしれません。もちろんえみこさんの働きかけは，何とかたかしさんが，お友だちと仲良くなってほしいという切実な願いからのことです。

　ペアレント・トレーニングを学んだえみこさんが，たかしさんの訴えを否定せずに共感しながら聞くようになります。この行為は「そのままのあなたでOK」というメッセージになります。自分を受け入れられることでたかしさんの不安が低減し，母親に聞いてもらう安心感を求めて，穏やかに母親に話せるようになっていきます。まず親が変化したことで，関係が変わり甘えを満たし満たされる心地良さを，この年齢にあった形で経験したケースです。えみこさんはたかしさんの中に，頼りになる，慰め，励ましてくれる，「内なる親」として定着し，彼の人生を支えることでしょう。

　親に甘えたいと思うようになる思春期にこそ，その子にあわせて甘えを満たし，しっかりした行動規範を示しながら，良いことを良いと認めることで，肯定的，積極的な親役割を子ども自身の心のなかに定着させられるチャンスととらえることも大事にしています。

❸ 思春期のペアレント・トレーニング　具体的工夫

1）医療機関でのプログラム

　数年前医療機関で，**表8−9**のように，標準プログラムをアレンジした思春期ペアレント・トレーニングを実施していました。その際に思春期向けに工夫した点を紹介します。

表8−9　思春期ペアレント・トレーニング　予定表

	内容	ホームワーク
1	オリエンテーション ミニ講義　子どもの関係発達	子どもの行動−対応−その結果
2	**子どもの行動の観察と理解** ミニ講義　思春期の子どもの課題 子どもの行動の5つの要因 行動のABC	ほめた行動−どうほめたか
3	**認めて育てる自尊心** 行動の好循環と悪循環 行動の3つのタイプわけ 行動改善のための5つのポイント 認め方	行動の3つのタイプわけ
4	**達成しやすい指示の出し方** 指示のテクニック 　予告−CCQ−ブロークンレコード−ほめて終了 思春期の特性	指示−子どもの反応−あなたはどうしたか
5	**とりあわない態度** 3つのタイプわけと一貫した行動（復習） 上手な認め方 とりあわない態度 　・子どもの行動の構造 　・行動の強化と消去	とりあわなかった行動−どのようにしたか−そのあとどう認めたか
6	**まとめ** 第2回から第5回の内容の復習 今後のこと 　・各専門機関との連携 　・進路について	
7	フォローアップ	
8	個別ブースターセッション	

２）「親子タイム」,「警告―リミットセッティング―タイムアウト」の省略

　ペアレント・トレーニングでは，プログラムで扱った内容を家庭で実践してくるという宿題が出ます。宿題は成功してこそ意味がありますので，成功しにくい宿題は出さないようにします。

　思春期の子どもは表面上「親なんて関係ない」というポーズをとりたがります。「親子タイム」は，プログラムに取り入れていた頃，宿題の達成率が低い課題でしたので，省略しました。ただ，上手く実施できれば，親子の愛着形成を促進させる方法ですので，セッション中に，機会をとらえて「親子タイム」のような時間をもつことに触れるようにします。

　親子タイムの例としては，小学校高学年くらいの子どもの場合，読み聞かせはいかがでしょう。子どもは，内容的には中学生向きの本を理解しますが，自分で読むと文字を追うことに精いっぱいになってしまい，楽しめません。親に読んでもらうと，心地よい時間のなかで，物語の世界に浸れます。この場合も，親が読ませたい本ではなく，子どもの興味優先で選ぶことが大事です。

　ケース③

　●子ども さとしさん（小学校６年生・男児）・母親 かずこさん

　親子分離のグループ活動で，ペアレント・トレーニングをしていた頃の参加者です。その頃は親子タイムを取り入れていました。かずこさんは職場から直接来ていましたので，さとしさんとは別々に来ていました。「さとしは，甘えん坊だから，親子タイムは喜ぶと思うけど，妹がいるので，お兄ちゃんとだけ遊ぶことが難しいんです」と困っていました。ある日，かずこさんのお仕事が休みでさとしさんと一緒に来たことがありました。さとしさんは平静を装っていましたが，明らかに高揚していました。それを見たある参加者が，「お母さんと一緒だと子どもさん，うれしそうね」と言いました。筆者は，「さとしさんは，妹がいるから，いつもはお母さんを一人占めできないですね。ここからの帰りに２人だけで，その間はさとしさんと楽しく過ごす時間にしてもらえば，親子タイムになりますね」と言いました。

　思春期は，遊ぶというより，批判をさしはさまず，子どもの話を聞くだけで，その時間が「親子タイム」として機能します。親が，「お母さん休憩するから，一緒にお茶飲まない？」と親側の都合として，一緒に過ごす時間を提案するのもいいと思います。子

どもは「仕方ないから付き合ってやるか」という体をつくろうことができます。かずこさんのように，目的地に着くまでの間，というような自然な形で，子どもが親を独占する時間をもつことも親子タイム的かかわりになります。「しなければならない」ではなく，自然に親子タイムのような時間がもてれば，それに越したことはないと考えています。

「警告―リミットセッティング―タイムアウト」に関しては，思春期の子どもを対象とした場合，親が相当に腹をくくらなければなりません。「言ってしまったら必ず実行」，「実行できないことは言わない」と覚悟がいります。タイムアウトは使わなくて済めばそれに越したことはありません。

親が子どもの行動の意味を理解し，自分の働きかけに自信を深めると，子どもは許し難い行動にまで至らなくなります。「警告―リミットセッティング―タイムアウト」を宿題にしていた頃，この宿題に対しては，「タイムアウトが必要な行動はありませんでした」と報告されることがほとんどでした。そこで，タイムアウトの前段階までをしっかり取り組むほうが得策だと考え，省略しました。

3）子どもへの理解を深める

1回目と2回目で，発達障害のある子どもの独特な愛着形成と思春期の特徴についての講義をプラスします。独特な愛着形成については，思春期ペアレント・トレーニングの基本的な考え方で述べた内容です。子どもは，この時期にようやく愛着欲求が発現してきます。その一方で，自立に向かう気持ちが芽生え，一人立ちへの準備も始めます。親から離れる不安の大きさ，支え合う仲間関係の作りにくさから，ひどく甘えたり，かと思うと，ひどく反抗したりと，言動が不安定になるのが，この時期の特徴です。そして，「赤ちゃんみたい」と思うような子どもの行動が出てきたらチャンスととらえて，親に甘えたいという基本的な欲求をこの時期らしい形で満たしていきましょうとお勧めします。

4）ほめ方・認め方の工夫

思春期ペアレント・トレーニングでも毎回セッションの初めにウォーミングアップとして子どもの良いところ探しをします。2回目では，良い行動をほめる宿題が出ます。

年齢が上がるにつれ，良い行動を見つけるときに同年齢集団での相対評価で行いがちになっていきます。行動を相対評価すれば，できていてあたりまえのことばかりで，良いところはなかなか見つかりません。良いところを見つけるために，以前のその子自身と比較すること，いまできていることに注目することを強調します。すると，「こんなことあたりまえなんだけど…」と謙遜しながらも，見つけられるようになります。

ほめ方も子どもの発達段階にあわせる必要があります。「○○できて，えらいね」「賢いね」と言っても子どもにはピンときません。むしろそのくらいでほめられるほど自分

は幼稚ではないと反発します。ハイタッチ，グータッチなどは自分が親と対等の立場で"健闘をたたえられた"感じで受けいれられやすいようです。「私はあなたが○○したのがうれしかった」と，「私」を主語に置いたⅠ（アイ）メッセージを使う場合もあります。あるいは，通じる子どもにはわざと小さい子扱いをして，ほめる−ほめられる関係を遊びのようにしてしまう方法や，ひねりを加えて冗談や皮肉っぽく言ってみる方法もあります。基本的に皮肉は良くないことですが，親子の間でそれが認める表現として定着している場合は良いのではないでしょうか。親が認めていることが子どもに伝わっていることが確認できれば，子どもが喜んでいるように見えなくても，それには言及しません。

ケース④

●子ども あいこさん（中学校2年生・女児）・母親 ふみこさん

　ふみこさんはあいこさんに「『宿題くらい自分でできないと困るよ』と毎日言い聞かせているけど，できないんです」と言われます。宿題を仕上げて出すまでの一連の行動を小さな課題に分けて，どこでつまずくかを考えますと，問題は気が散ることだとわかりました。そこで，自室でやっていた宿題を，ダイニングテーブルでやるようにし，ふみこさんはあいこさんの集中が切れる前にこまめに肯定的な声かけを実践してみました。

　いつも夏休みは，宿題とのバトルに終始し，期日までに提出できたことがなかったそうですが，その年は決められた日に提出でき，そのことに先生が驚いたそうです。ふみこさんは「『へえ，あいこでも宿題できることあるんだねえ』って言ったら，『あたりまえじゃん，私はやればできるんだから』って言ってました」と笑って報告されました。

　ふみこさんは皮肉っぽくほめていますが，わざと皮肉っぽさを出すことで，本当の皮肉にはなっていません。あいこさんも，ほめられてうれしい素振りは見せていません。しかし，自分の行動にお母さんが喜んでいることはわかっています。このくらいのさらっとしたやりとりが思春期にはちょうどいいようです。

5）行動のABCの定着

　2回目では行動のABCを使って，子どもの適切な行動，不適切な行動について学習します。行動は，何かをきっかけとして起こり，行動の結果もたらされたものが，その行動を起こりやすくしたり，起こりにくくしたりします。子どもを認めることで適切な行動を強化すること，不適切な行動に誤った強化をしないこと，環境や状況を調整して適切な行動を選択するきっかけづくりをすること，を学びます。内容は標準プログラム（☞ **資料2-6** P.265）のまま，例だけを思春期向きにします。そして，思春期らしい行動を行動のABCで理解できるようになるためにワークシートを導入します。

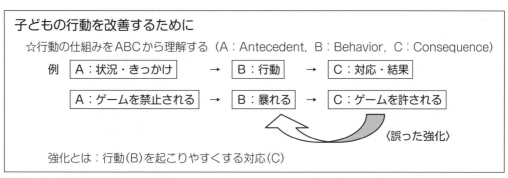

　子どもの行動を改善するために

　　☆行動の仕組みをABCから理解する（A：Antecedent，B：Behavior，C：Consequence）

　　例　　| A：状況・きっかけ | → | B：行動 | → | C：対応・結果 |

　　　　　| A：ゲームを禁止される | → | B：暴れる | → | C：ゲームを許される |

　　　　　　　　　　　　　　　　　　　　　　　　　〈誤った強化〉

　　強化とは：行動（B）を起こりやすくする対応（C）

図8-6　思春期の行動のABC例

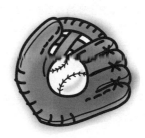

【ワークシート】

こんな時，どうする？

1．行動のABCを使って考えましょう

　　子どもが宿題のために調べ物をしたいから，母親のタブレットを貸して欲しいと言った場面。

	A（状況・きっかけ）	B（行動）	C（対応・結果）
①	タブレットを貸してもらい，宿題をしないで動画を見る。「宿題しないのなら貸さない」と，タブレットを取り上げられる。	「貸せよ。宿題できないじゃないか」と怒り出し，タブレットを奪い取る。	（ア）母親は，「本当に宿題するんだね」と怒りながら，いやいやタブレットを貸してくれた。
②	母親が，「1時間貸してあげる。調べてわかったことを見せてくれたら，そのあと時間が来るまで，自由に使っていいよ」と言って，タブレットを貸してくれた。	15分で調べ物をして，「終わった」と言って母親に宿題を見せてから，動画を見始める。	（イ）「宿題より，動画のほうが長いじゃない。もう返して」とタブレットを返却させられる。
			（ウ）「誘惑に負けないで，先に宿題やったのはすごいと思うわ」と認めてもらい，残り時間は自由に使わせてもらう。

(1)　（ア），（イ），（ウ）は子どものどんな行動を強化するでしょう。

(2)　子どもの望ましい行動を強化する対応はどれでしょう。

(3)　②では，「A（状況・きっかけ）」において，子どもの望ましい行動を引き出す工夫がされています。どんな工夫でしょう。

(4)　「C（対応・結果）」において，望ましい行動が強化されやすい言葉かけの工夫を見つけましょう。

2．次のような状況で，子どもの望ましい行動を引き出したい時，どうしたらいいでしょうか。

A（状況・きっかけ）	もらったお年玉を全部持ってゲームセンターに行こうとして，「全部持って行ってはいけない」と止められる。

(1)　この状況では，どんな行動が望ましいと言えるでしょう。

　①　お年玉を全部持ってゲームセンターに行く。

　②　千円だけ持ってゲームセンターに行く。

　③　ゲームセンターには行かず，拗ねて部屋にこもる。

(2)　望ましい行動を引き出すために，「A（状況・きっかけ）」の段階でどんな事前調整ができるでしょう。

(3)　子どもが望ましい行動を選択したら，その行動を強化するために，どんな言葉をかけたらいいでしょう。

図8-7　行動のABC　ワークシート

6） 行動の３つのタイプ分け

3回目では，「良い行動・減らしたい行動・許し難い行動」のタイプ分けを学習します。子どもの年齢が上がるにつれ，親はやってほしい行動への要求が高くなり，自分の要求に満たない行動にはジャッジが厳しくなり，減らしたい行動や許し難い行動が多くなりがちです。

ケース⑤

●子ども あやかさん（中学校1年生・女児）・母親 めぐみさん

　めぐみさんは，行動の３つのタイプ分けの宿題報告で「宿題をやったあと，筆箱も教科書も出しっぱなしにしてゲームを始めた」ことを，「減らしたい行動」として報告しました。他のメンバーとやりとりするなかで，「宿題をやった」のは良い行動なのに，片付けない，ゲームを始めたことと一連にして「減らしたい行動」にしたことに気づかれました。そして「宿題をやったらすぐにほめてあげればよかった」と言いました。結局あやかさんは，寝る前に「アッ忘れてた」と教科書を片付けたそうです。他のメンバーさんから，「自分で気づくなんてすごい」と称賛され，めぐみさんは少しびっくりした顔をしました。その後自分のジャッジが，子ども目線でなかったことに気づかれ，「親が，できるようになってほしいことを子どもに押し付けていたんですね」と言いました。

　めぐみさんが自分で気づかれたように，行動のタイプ分けでは，要求水準を子どもにあわせること，適切な指示を出して子どもが自分で行動を選択できるよう手助けすることの大切さを強調します。そうすることで，「減らしたい行動」は「良い行動」に，「許し難い行動」は「減らしたい行動」にシフトできます。また，ジャッジの難しさを軽減するために「許し難い行動は自分や周囲の人のからだや心を傷つける行動です」と基準を示しておきます。

7） 指示を出す

　4回目は「達成しやすい指示の出し方」，5回目は「とりあわない態度」を学びます。この２つに関しては，この時期の心と行動の特徴を理解していると取り組みやすくなります。そこで，4回目と5回目で視点を変えながら，思春期の反抗的態度，投げやりになりがちな行動の構造理解を加えています。

　指示は達成させて，認めて終わることが目標ですので，子どもが達成できるものを選

```
思春期の特性
 (1)  とりあえず反抗
     親の言葉が正しいとわかっていても "とりあえず" 反抗する
     どちらでもいいことは，本人に任せる
 (2)  絶対評価から相対評価へ
     周囲の同年代の子どもと自分を比較するようになる
     「80点取る僕ってすごい」 → 「みんなは90点取ってるのに，80点しかとれない僕はダメ」
     「正しいことをしても，どうせ自分はダメ」 → 「いま楽なほうを選択する」になりがち
     自尊心を十分高めましょう
```

図8-8　4回目の学習内容

択することが大事です。この時期の子ども独特の心の動きを学習して，子どもにあわせて指示の内容を選択するようにします。

　周囲の同年代の子どもとの比較で自尊心が揺らぎやすいときであり，自分をダメだと思うと，良い行動は選択しにくくなります。指示の達成のためには，これまでに学んできた，子どもを認めるかかわりを継続して子どもの自尊心を高めることを強調します。そして，指示を出すことと，自主性に任せることのバランスがとれるようになることを目指します。

　具体的な指示の出し方は，他の年齢と変わることはありません。強調するのは，CCQです。親が大きな声を出すと，子どもはそれに対抗するためにそれより大きな声を出します。声が大きくなることでより感情がかき立てられ，ちょっとしたことだったのに，子どもと言いあっているうちに怒りが収まらなくなることは多くの方が経験されています。参加者の経験を聞きながら，丁寧にCCQの大切さを確認しています。

8）とりあわない態度

　この時期の子どもの「減らしたい行動」で，よくあがってくるのが生意気な言動です。その要因として，これまでの，良い行動の学習不足に加えて，次のような思春期の独特な心の動きがあります。

　わざわざ親の近くに寄って来て，「うっとうしい」と言うなど，表面上は「親にかまわれたくない」，心の奥底では「親に見てほしい」という，相反する気持ちを行動で表現します。叱責でも注意でも，子どもは反応が得られることで，注目され，かつ，自分をかっこいいと思える，という間違った満足を得ます。

　ここまでペアトレを実践してくると，子どもは良い行動と良くない行動がわかってきています。それでも，あえて良くない行動を親に見せるのは，「見てもらえて」かつ「かっこいい自分」になれるからです。叱責や注意が反抗的行動を強化することになり

```
┌─────────────────────────────────────────────────────────────────────┐
│ 子どもの不安定な行動の構造                                              │
│                                                                       │
│   ┌────────────────────────────────────┐                              │
│   │ 自立への不安や仲間関係のうまくいかなさ  →  信頼できる大人(親)に依存したい │
│   └────────────────────────────────────┘                              │
│   ▲        大人に反抗するために近づいてくる                             │
│   │        わざわざ寄ってきて「うざい」と言う                           │
│   ▼  ┌──────────────────────────────────┐                             │
│   │ 一人前に見られたい欲求  →  大人に頼らない姿を見せたい │               │
│   └──────────────────────────────────┘                               │
│   反応が得られることで，繰り返される                                    │
│                                                                       │
│  →  よくない行動をとることで，見てもらえる  かつ  大人に反抗するかっこいい自分になれる │
└─────────────────────────────────────────────────────────────────────┘
```

図8−9　5回目の学習内容

ます。そこで，「あなたは良い行動をわかっていることを私は知っているよ」ということを，良くない行動を"とりあわない"，という態度で示します。とりあわない代わりに，良い行動には一層の注目をしていくことでメリハリをつけていきます。

　また，減らしたい行動のなかには，ゲームをし続けるなど，放っておくといつまでも続いてしまう行動もあります。そういう行動には，始める直前に約束をする，約束の時間の少し前に予告をする，CCQで指示を出すほうが効果があると思われます。とりあわないことで減らしていく行動と，指示を出して減らしていく行動にわけて対応できるように練習していきます。

　良くない行動をやめられれば，子どもの行動を認める言葉をかけます。

● おわりに

　思春期は不安定な時期です。思春期になると，発達障害のある子どもは，ゆっくり芽生えてきた甘えを独特な方法で表現しながら，不安を解消したくて親のもとに寄って来るようになります。そういう時期だからこそ，不安からくる子どもの甘えを，実年齢相応の「認められたい」気持ちに置きかえて，適切に満たしていくことで，愛着形成のやり直しができる，いわば好機ともとらえられます。つまり，親は自分の思いが伝わった実感をもちながら，子どもは親に守られる安心感に包まれながら，自立に向けていま一度しっかりと，育て−育つ関係の経験しなおしができる時期だと考えています。

　そう考えると，思春期の子どもを育てている親に実施するペアレント・トレーニングは，子どもの問題行動の改善というペアトレ本来の目的も果たしながら，それにプラスして，親子双方が積み残した大切な経験を形を変えて具体的に可能にする方法だと言えます。

　子どものほめるところなんて見つからないと嘆いておられた方が，3回目，4回目の

セッションで，満面の笑みで，子どものかわいいところ，良かった行動を報告される，そんなとき，「がんばられたんだなあ」と敬服の念が湧いてきます。今後は，思春期の子どもに限らず，さまざまな年代の子どもの保護者の方とこんな経験を共有していきたいと思っています。

（南野美穂）

■　文献

1）遠藤利彦：アタッチメント理論の基本的枠組み．アタッチメント　生涯にわたる絆（数井みゆき・遠藤利彦・編），2，ミネルヴァ書房，2005
2）吉田敬子：胎児期からの親子の愛着形成．母子保健情報，54：39-46，2006
3）小林隆児，勝又基与美：関係発達臨床の立場から．そだちの科学，7：30，2006
4）田中康雄：発達障害のある子どもと愛着．こころの科学，134：83，2007

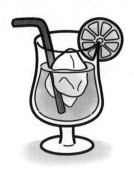

第9章 実施機関に応じた工夫

1 保健センター・療育機関

❶ 保健機関（保健所，保健センター）が実施する
ペアレント・トレーニングの意義

　発達障害児支援施策における母子保健の役割には，早期発見とそれに続く発達支援および家族支援体制の整備があります。子どもに発達の特性がある場合には育てにくさを伴うことが多く，子どもへの支援と並行して保護者に対する具体的な育児への助言や学習機会の提供が求められます。現在，母子保健分野で活用されている親支援プログラムはたくさんありますが，本章では発達支援が必要な子どもに対する親支援ツールとしてのペアレント・トレーニング（ペアトレ）の有用性について述べます。

　母子保健を担う保健機関が実施するペアトレの意義は以下のとおりです。

① 　より早期の段階から親子への介入が可能であること
② 　発達障害の診断の有無にかかわらず育児支援の視点で介入が可能であること
③ 　母子保健サービスの枠組みで実施が可能であること
　　　保健師との信頼関係，費用負担なし，しきいの低さ
　　　親と子それぞれの特性を了解したうえでの教室運営
④ 　具体性のある保健指導（育児指導）として活用できる内容であること
⑤ 　育てにくさへの支援が虐待予防につながること
⑥ 　さまざまな実施のバリエーションにより，広く地域の育児世代および育児支援者にペアトレのエッセンスを伝授することができること

以上のなかでも最も大きな意義は「より早期からの介入が可能である」ことにあるといえます。子どもの発達課題は乳幼児健康診査などワンポイントの評価で判断することができないことも少なくありません。また，親の立場で考えてみても「もう少し待てば落ち着いてくるのでは」「兄も言葉は遅かったからこんなもんだと思います」などの思いや考えがあったり，課題の受けとめには時間経過が必要であることも少なくありませ

ん。その一方で，乳幼児健康診査や発達相談で出会う親子のなかには，すでに親子関係の悪循環（☞ 資料6-1 P. 345）に陥っているケースも少なくありません。発達課題の有無や程度にかかわらず「育てにくさ」がある場合には，より早期の段階から子どもの特性への理解とより良い対応方法を親が知っていることは非常に大切なことです。

　本章では「早期介入」が可能な保健機関が実施するペアトレの具体的な実施方法について紹介します。

❷ 京都府バージョン「ほめかた教室」の紹介

　京都府では平成20年度より発達障害児早期発見・早期療育支援事業（年中児発達サポート事業）が開始されました。この事業では乳幼児健康診査からの流れのなかで，幼児期後半の集団生活への適応に主眼をおき，就学に向けての支援を行います。このなかで親へのサポートメニューの1つとしてペアトレを導入したところ，驚くほどの手ごたえをスタッフ一同が実感し，以後府内の保健所や市町村での実施につながり定着しているところです。ここでは京都府バージョンのペアトレの実施方法と実施のバリエーションについて紹介します。

　京都府バージョンの基本的な内容は前述の標準版プログラムおよび第6章短縮版プログラム（幼児版）に準じていますが，相違点などがある場合には本文中にふれています。

1）対象と案内方法，教室の名称

　発達障害の診断を受けたケースからちょっとした育てにくさを感じているケースまで，対象の参加動機に幅があることが保健機関が実施する場合の特徴の1つといえます。診断の有無にかかわらず「しつけに悩み親子関係の悪循環への兆しのあるケース」に対し，市事業（乳幼児健康診査および年中児発達サポート事業）および保健所の発達クリニック（市事業の二次検診の機会）を通じて，いずれも個別的に案内し参加者を募ります。

　対象者の子どもの年齢は4歳（いわゆる年中児）以上の就学前児としていますが，保護者の困り感が強い場合にはそれ以前の年齢であったり，保健所での相談が就学後も継続している場合などは，小学生低学年までを対象とすることもあります。

　親子の事前の情報収集ですが，保健機関という特性上ほとんどの場合，乳幼児健康診査や発達相談の状況を把握しているため改めて面接をすることはありませんが，実施機関に情報がない場合には事前面接を実施し，子どもの発達状況や親の悩み，参加への動機等について評価しておくことが望まれます。

　対象者への案内文を**図9-1**に示します。

　教室のネーミングは参加者の関心を引き参加を促すために当初「ほめかた教室」としました。

～子どものほめかた教室のご案内～

　うちの子って落ちつきがない，あまり集中できない，何度言っても聞いてくれない，いつも叱ってばっかりなどの子育ての悩みから，「自分のしつけが悪いのではないか」と自分を責めてしまったり，どう接してあげたらいいのかと思い悩んでしまうことはありませんか。

　このような悩みをもっておられる保護者の方を対象にほめかた教室を実施することになりました。子どもの行動を理解し適切な対応方法を具体的に学ぶことで，子どもの良い行動を増やしていき，より良い親子関係づくりができることを目指しています。下記の日程で実施いたしますので，ぜひご参加ください。

●実施日時　第1回　12月10日（金曜日）　第2回　12月24日（金曜日）
　　　　　　　第3回　1月 7日（金曜日）　第4回　1月21日（金曜日）
　　　　　　　第5回　2月 4日（金曜日）　第6回　2月18日（金曜日）

●実施時間　開始 15：00　　終了 16：30

●実施場所　京都府中丹西保健所

●対象者　　就学前の幼児および小学生の保護者（お父さんの参加も歓迎いたします）
　　　　　　　5～8人のグループを作って行います

●費用　　　無料

●保育ルーム　事前申し込みで利用していただけます（無料）

＊不明な点，もう少しくわしく聞いてみたいなどありましたら下記までお問い合わせください。

＊参加希望される方は△月○日くらいをめどに下記までご連絡ください。

　　　　連絡先：京都府中丹西保健所　保健室　　TEL　○○－××××

図9－1　子どものほめかた教室案内文

　その後「ほめ上手・しつけ上手講座」，「子育てハッピースマイル教室」などさまざまなネーミングで実施されています。

　平日の実施の場合，母親の参加がほとんどですが，最近は父親の参加も増えています。夫婦間で「しつけ」ともいわれるかかわりの考え方が異なる場合に，そのことがお互いのストレスとなる場合があります。一方で，両親のかかわりに一貫性があることは，子どもにとってもわかりやすく適応行動が身につきやすくなります。参加を募る際には「可能であれば両親で（父親は可能な範囲での参加でも可）」の声かけをおすすめします。また，祖父母の同伴を希望される場合もありますので考慮が必要です。母親以外の参加がない場合

にも，オリエンテーションの際には教室の学習内容を夫婦間や祖父母等も含めて共有することが望ましいことを伝えます。

2）スタッフ

1回の従事者数は2〜3人（インストラクター1人，サブリーダー1人，記録1人はサブリーダーが兼ねることもある）で，うち1人は日本ペアレント・トレーニング研究会が主催しているペアトレインストラクター養成講座を受講していることを前提としています。職種は小児科医および保健師です。また，保育ルームを設置する場合には保育が必要な人数に応じて保育士の配置が必要です。

3）部屋の設定，準備するもの

落ちついた雰囲気の小部屋で実施します。準備物は名札，ホワイトボード，テキスト，筆記用具です。乳幼児の保護者の利便性を考慮すると保育ルームの設置が望まれます。保育ルームがあることで，「つかの間ではあるけれど日々の育児から解放され，有意義な自分の時間をもつことができた」との感想も寄せられており，参加者が気持ちのゆとりをもって参加することができることへの配慮があるとよいと思われます。

4）1グループの人数と1セッションあたりの時間および1コースあたりの回数

1グループの人数は年度により差はありますが4〜8人，1セッションあたりの時間を90分としています。1コースあたりのセッション回数は6回，各セッションの間隔は2週間としています。

5）学習の内容とセッションの流れ

第6章短縮版プログラム（幼児版 P. 69）を参照ください。私たちのプログラムではペアトレプラットホームに準じて「無視（待ってからほめよう）」も加えた内容とし

表9-1　6回版プログラムの内容

	内容	ホームワーク
第1回	オリエンテーションと自己紹介 学習(1)　子どもの行動観察と3つの分け方	「行動の3つのタイプ分けシート」
第2回	学習(2)　子どもの行動のしくみとほめるパワー	「子どもの行動－対応 　　　　　－その結果どうなったかシート」 「ほめた行動－どうほめたかシート」
第3回	学習(3)　達成しやすい指示とスペシャルタイム	「指示－子どもの反応－次にどうしたかシート」
第4回	学習(4)　待ってからほめよう	「無視した行動－どう無視したか 　　　　　　－その後どうほめたかシート」
第5回	学習(5)　まとめ	
第6回	フォロー（数カ月後）	

ています（表9－1）。「無視」は，参加者のなかでほめることが定着し，子どもの好ましくない行動が十分に減ってきていることを確認しながら進めることで，問題なく実施できています。

　「子どもの行動の観察と理解」（→P. 18）の学習のなかでは，行動の流れのABC（先行条件 Antecedent/行動　Behavior/結果　Consequence）を理解し，行動がおこる前の状況を変えてみることを学びます。スモールステップで子どもが成功体験を得るために，「事前に環境を調整する（＝先行条件を調整する）」力を親が身につけていることは，その後の成長のなかでみられるさまざまな子どもの行動に対応できるスキルとなることから，非常に重要な内容です。なかでも自閉スペクトラム症の特性を有する子どもの場合には，多くの問題行動の背景に事前の環境調整が不十分な場合が少なくありません。（→詳細は第8章①）メンバーからだされた子どもの行動のエピソードをメンバーで共有し，環境調整についてさまざまな視点から考える時間を大切にすることが重要です。

　以下に第2回のH.W.である「子どもの行動―対応―その結果どうなったかシート」の報告内容を用いて，実際の教室での様子を紹介します。守秘義務の都合上，内容には修正を加えています。

5歳男児の母親AさんからのH.W.報告

状況・場面	子どもの行動	親の対応	子どもの反応
スーパーに買い物に行った	「帰るよ」と伝えてもおもちゃの前から離れようとしない	「いい加減にして」と言って引きずって駐車場まで行った	「おもちゃー」とわめき続けた

リーダー：「このようなことはどれくらいの頻度でおこりますか？」

Aさん　：「おもちゃ売場のあるスーパーに行くたびにおこるので，もうへとへとです。」

リーダー：「これまでにスムーズに帰ることができた日はありますか？」

Aさん　：「そういえば私が買い物をしている間，父親が息子と一緒におもちゃをみて待ってくれていたときは，すんなり帰れたことがありました。」

リーダー：「そうなんですね。他の場面では切りかえがしにくいことはありますか。」

Aさん　：「時間はかかることもありますが，スーパーに行ったときほどこまることはありません。」

リーダー：「同じような経験をされた方はありますか？」

Bさん　　：「私も同じようなことがありました。ある日，子どもがおもちゃを
　　　　　　ながめるのにとことんつきあったことがあるんです。『かわいいね』
　　　　　　とか，『どうなっているのかな』などいいながら。その日はすぐに
　　　　　　帰ることができて娘も満足そうでした。それ以降は，行く前からお
　　　　　　もちゃのことをあれこれ話しながら行くことで，『帰るよ』と伝え
　　　　　　たらすぐに切りかえることができるようになったんです。」

Cさん　　：「うちは，『時計の針で10分，長い針が２つ先に行くまで』と伝え
　　　　　　るようにしてから，切りかえれるようになりました。それまでは苦
　　　　　　労しましたけどね。」

リーダー：「Bさん，Cさんありがとうございます。Aさん，何かヒントにな
　　　　　　ることありましたか？」

Aさん　　：「私，いつも子どもがおもちゃをながめている様子を，いらいらし
　　　　　　ながら腕組みして見ていることがほとんどです。もう少し子どもの
　　　　　　目線になってやった方がいいのかなと感じました。ちょっと変えて
　　　　　　みようと思います。」

次の回のAさんからの報告

　「父親と一緒におもちゃをみていたとき，とても満足気にしていたことを思
い出し，スーパーに行く前に『おもちゃを見ていいけど10分だけ』と伝え，
私も一緒に会話しながら見たんです。そしたら今日はもういいと自分から言え
て，思いっきりほめました。その日以降は見る時間を２人で相談しながらおも
ちゃ売り場に行くのですが，すぐに満足して帰れる日がほとんどになりました。
驚くような変化です。」

　子どもの行動の背景をさまざまな視点から考え，メンバーの経験なども参考にしなが
ら環境を調整した結果，子どもの行動に良い変化が観察されました。その際リーダーは，
メンバーから有用となる情報を引きだし，気づきを与える手助けをしていることがおわ
かりいただけたのではないかと思います。

　「親子タイム」は，慌ただしい日常のなかで，２人きりのスペシャルな時間を親も子
も楽しめることが，子どもの良いところに目を向ける習慣付けにつながったと好評です。

さらに，プログラムの積みあげのプロセスとしてみると，親子タイムがあることで親子の関係に非常に良い変化が観察されます。幼児期はきょうだいの存在など2人きりの時間をもつことが難しいことも少なくありませんが，できる範囲で実施していただくことを勧めています。

　各セッションの流れは標準版プログラムに準じ実施しています。セッションの最後に実施するロールプレイでは，2人ペアで親役と子役になり親子のやりとり場面を演じてもらいます。その際，「いつもどおりの対応」と「学習内容を意識した対応」とを比較することで学びが深まります。子役からは「じっと目を見てくれたのでその気になれた」「自分のそばまで来てくれたのがうれしかった」「すぐに止めさせるのではなく自分の遊びに参加してくれたのが良かった」など，テクニックの裏付けとなる発言があったり，子どもの立場を経験することで「こう言ってもらえるとその気になれた」と気づきをもてる機会にもなっています。一方，親役にとっては学習したテクニックを使うことで手応えを感じることができ，「普段こんなふうにできていなかった」と自身の対応を振り返ることができる機会となります。一方，演者以外のメンバーにとっても，他のメンバーが演じる様子からたくさんのヒントを得られたり，ディスカッションから学びが深まったりと，ロールプレイは学習内容を体得できること，メンバー間での学びを深めることができるなど，毎回大切にしたい内容です。

6）教室での参加者の様子と教室終了後の参加者の感想

　早い方では第2回のH.W.報告から「怒ることが減ってきた」「子どもがスムーズに行動してくれるようになってきた」と手応えの実感を報告されます。また，第4回の「待ってからほめよう」の学習後のH.W.報告では「無視する場面がなかった」と子どもの好ましくない行動の減少が多くの参加者から報告されました。

　これまでほめかた教室に参加された方からの感想の一部を表9－2に示します。

7）保健機関が実施する幼児期のペアトレの有用性（中丹西保健所の実施結果より）

　前述の参加者の感想や教室運営を通じて，ペアトレは具体的でわかりやすく，初回の教室終了後よりすぐに実践でき，早期に手応えが実感できること，そのことが参加者の参加意欲を高めることにつながっていること，母親自身がスタッフから「それでいいよ，大丈夫」と認められ，ホームワークを含めた日々のがんばりに対する賞賛を得られることが母親の心理的な安定につながること，子どもの行動への悩みや不安をもつメンバーで集い学習を重ねることで，他の場面では出せない子育ての思いを表現できたり，お互いの思いに共感しあえたりといったピアカウンセリング的効果が大きいなどの意義が確認されました。

　京都府中丹西保健所が平成17～21年度に実施したほめかた教室7グループの参加者27

表9－2　参加者の感想

●グループでの実施について
・悩んでいるのが自分だけじゃないとわかり安心した。
・年齢が上の子どものおられる家庭の意見が参考になった。
●ロールプレイについて
・初めは緊張しましたがやってみて良かった。気づきがあったので。
・子どもの気持ちになれ，子どもの行動の理由を考えられるようになった。
●内容について
・子どものためにやってみよう！と思える内容で，がんばって通えた。
・すぐに実践できるのが良い。
・こんなやり方があるのかと気づけた。
●自分自身の変化
・考えてから声をかける習慣付けができた。
・自分の思いをいっぱい聞いてもらえてストレスが発散できる。

人の参加前後のアンケートを分析した結果[1]，一般対照より有意に高値であった育児不安が軽減し，一方で育児の自信度の高まりが観察されました。また，これらの変化に診断の有無の影響はなかったことから，発達障害の診断の有無にかかわらず，幼児期の保護者支援の手法としてペアトレの有用性が明らかとなりました。

8）実施にあたってのQ＆A

Q　対象者の子どもの年齢は？

A　幼児の場合，発達の状況によっては言語発達のレベルが異なることも考えられ，年齢だけで判断はできません。発達段階でみて大人の言っている言葉の意味がわかるおおむね3歳児以上であれば，対象として問題なく実施できています。

Q　乳幼児健康診査後のフォローとしてペアトレは活かせますか？

A　3歳児健診後の親支援の機会としては，本章で紹介したペアトレでのフォローが可能です。一方，1歳半健診後の親支援としては，親子教室などの子どもの発達支援の機会に並行して，ペアトレのエッセンス（「行動を見ること」「上手なほめ方」「行動の3つのタイプ分け」「親子タイム」）を含めた親教室を実施することで，より早期からの親子関係の安定が期待できます。

　私たちは後述の「ほめかた絵本」[2]のなかに，ペアトレのエッセンスを取りいれた乳児期〜幼児期前半（0〜3歳）向け子どもへのかかわりを，「ほめ上手へのウォーミングアップ」として作成しましたので参照ください（☞ 資料6-2 P.349）。

Q 対象者の子どもの特性をあわせるべきですか？

A 保健機関で実施する場合，対象者の子どもの特性をあわせてグループ化するには，それぞれの人数が少なくなり難しいことも少なくありません。私たちは多様な背景をもつ対象が混在したグループで実施してきましたが，具体的に悩んでいる行動が異なることで，他のメンバーのなかから解決策が提案されるといったプラスの面もありました。また，ペアトレで求められる発言は子どもの具体的な行動やそれにどう対応したかという内容であり，発達特性などに言及する必要はありませんので，診断を受けているケースにとっても気楽に参加できたという感想をいただいています。この場合にも，スタッフが参加者の子どもの特性を配慮したうえで対応できることが望まれますので，発達障害等が疑われる子どもの場合には，発達相談などの個別面談の機会を通じて，スタッフが保護者と子どもへの理解を深めておくことが望まれます。

一方，子どもの発達特性が同じメンバーで集うことで，疾患特性に応じた具体的な対応について学びが深まったり，ピアカウンセリング的効果が得られたりと，より保護者の満足度を高められる場合もあります（第8章参照）。その結果，ペアトレグループから親の会結成へ発展した事例がありました。

Q 途中で中断される方へのフォローをどうしていますか？

A 個別的な案内により参加申し込みされる方は，皆さんなんらかの参加動機をもって参加されています。ただ，「参加してみたけど思っていた教室ではなかった」「グループで自分を表現することが苦手」などの理由で中断の申し出をされる方も少数ではありますがみられます。無理はしなくてよいことをお伝えし，お子さんの発達のフォローの機会などを通じて親支援を継続することになります。

Q 欠席された場合の対応は？

A 保健機関が実施する場合，参加者は近隣に在住されていることが多いですので，補習への再来が可能な場合は次回までに補習を行っています。

Q 実施回数による効果に差はありますか？

A 私たちは6回，8回，10回版で実施してきましたが，前述の有用性の検討[1]のなかで，保護者の育児不安や育児の自信度の変化に回数による差は認めませんでした。私たちのほめ方教室ではその実施経験から，幼児期の参加者の利便性を考慮し6回版が定着しています。

Q 個別的な案内だけでは不公平ではないですか？
知っていたら参加したいという保護者もおられるのではないでしょうか？

A ご指摘のとおりです。療育教室などにはチラシを配布して積極的な参加を呼びかけていますが，一般公募にすると本来の教室の目的（障害児とその保護者の支援）からずれてしまう可能性もありますので，現在は前述の方法が中心です。一方，保健所では教室としての実施だけでなく，多様な保護者ニーズに応じれるよう，ペアトレをさまざまなバリエーションで実施することができます。以下を参考にしてください。

❸ 実施のバリエーション〜広く子育て支援としての活用法〜

保健所のほめかた教室の実践から得られた結論は以下のとおりでした[3]。

① ペアトレは実践しやすく育児不安の軽減にも有効で，すべての保護者に普及したい手法である。

② 障害の有無にかかわらずすべての子どもが集団生活で互いに助けあえるためには，個々の子どもの自己肯定感が保たれる必要がある。

③ 子どもにかかわる専門職が子どもにも保護者にもペアトレの手法を実践することが望まれる。

④ ほめてしつける育児のためには，保護者の自己肯定感を高める育児環境が必要である。

⑤ ペアトレは，ロールプレイのように失敗編と成功編とを対比して具体的に示すとわかりやすい。

また，教室の有用性はとても高いものでしたが，教室としての実施に限りがあることや保護者の時間的な都合などにより参加ができないケースもあります。せっかくの有用な手法をより多くの子育てにかかわる方々（保護者，祖父母，保育士，子育て支援者等）に「育児のコツ」として知っていただきたい！の願いから，京都府ではさまざまな方法でペアトレの技法の啓発を実施してきましたので，その取り組み例を紹介します。

1）パンフレットを用いた普及啓発

●ほめ方上手はしつけ上手 ☞ **資料6-1** (P. 345)

●ほめ上手へのウォーミングアップ ☞ **資料6-2** (P. 349)

●ほめてしつける育児のコツ ☞ **資料6-3** (P. 350)

乳幼児健康診査や子育て講座でペアトレの技法を紹介する際には，ペアトレのエッセンスのつまった「パンフレット」があると便利です。一般啓発用として盛りこみたい内容は「行動をみることの習慣付け」「ほめることの大切さ」「子どもの行動の背景を推測する」「具体的なほめ方」「上手な指示の出し方」「一貫した対応の大切さ」といった標

表9-3　ほめかた絵本の概要

＜絵本のコンセプト＞
① よくあるお困り行動への対応を，失敗編と成功編で対比する
② 挿絵からほめるテクニックが伝わる
③ 手軽に繰り返し読める
④ 子どもと一緒に楽しめる
⑤ 読みながら子どもがいとおしくなる

＜絵本の構成＞
4つのストーリー＋解説書（0～3歳版と幼児期後半版の2種類）
ストーリー①　**おうちに帰ろう**
　　　　　　　行動の切りかえに抵抗する子どもとのやりとり場面
ストーリー②　**スーパーでお買い物**
　　　　　　　言いだしたら聞かない子どもとのやりとり場面
ストーリー③　**おばちゃんがやってきた**
　　　　　　　大人の会話の邪魔をする子どもとのやりとり場面
ストーリー④　**レストランでお食事**
　　　　　　　公共の場で騒ぐ子どもとのやりとり場面

＜絵本配布機関＞
・保健福祉機関（保健センター，児童相談所，保育園）　　・教育委員会（幼稚園）
・図書館　　　・児童館，公民館　　　・子育て支援センター
・産婦人科，小児科標榜医療機関　　　・美容院

準版プログラムの第6回までの内容です。無視や警告についてはこれらのテクニックの習得のうえに積みあげる内容ですので，啓発用パンフレットの内容としての使用はお勧めできません。なお，チラシは，冷蔵庫などに貼ってほめ上手のコツを思い出すために作りました。

2）絵本の作成[2]

　中丹広域振興局内の2つの保健所が協力して，ペアトレの技法を伝達するためのテキストブックとして「ほめかた絵本」を作成しました。その概要を表9-3に示します。関係機関に配布するとともに，私たちは，紙芝居仕立てにした「ほめかた絵本」を用いて，「子育てにかかわるすべての人にペアトレの技法を活用いただく」ことを目標に，普及啓発に取り組んできました。

　絵本に取りいれたペアトレの技法としては，「子どもの行動に注目すること」「上手なほめ方」「一貫した対応の必要性」「上手な指示の出し方」があります。さらに，「子どもの気持ちに寄りそいましょう」として，子どもの行動に注目することで見えてくる子どもの気持ちに寄り添うこと，すなわち共感的な親子のかかわりの大切さや，子どもとわずかな時間でも一緒に遊ぶことが何よりのごほうびであることを，4つのストーリーに盛り込んでいます。

1つのストーリーの構成は,「"こんなことってよくありますよね"の失敗編」と「"試してみませんか"に続く成功編」からなっています。4つのストーリーの概要と主なポイントを紹介します。

1：おうちに帰ろう

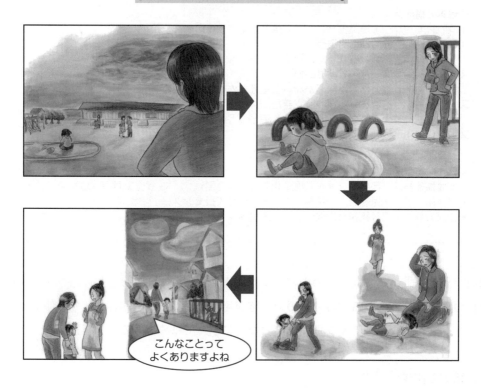

＜ストーリーの概要＞

　砂遊びが大好きなまいちゃんは薄暗くなりかけた園庭で,1人で砂遊びに夢中です。迎えに来たお母さんは夕食の準備をしたいので,イライラして門のところから「まいちゃん,もうおしまいにしないと,ほっといて帰るわよ！」と大声で叫びました。まいちゃんは「もっと遊びたいの,先に帰って…」といって砂遊びを止めません。とうとう,お母さんは砂場にやってきて,まいちゃんの腕を引っ張り,「さっさとしなさい,はやく！」と言いました。まいちゃんは砂場に寝っ転がってしまいました。騒ぎを聞いてかけつけたナカコ先生の助け舟で,2人はしょんぼりとすっかり暗くなった保育園を後にしました。

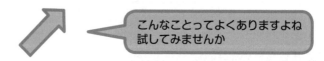

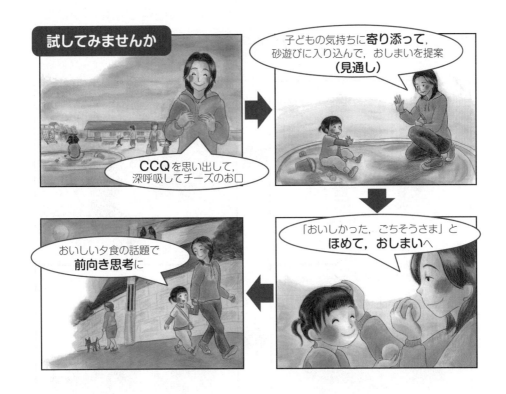

お母さんは，今日こそケンカをしないで帰れるようにしようと心に決めてお迎えに来ました。まいちゃんは砂遊びに夢中です。お母さんは門のところで深呼吸をして「チーズ」のお口をして気持ちを整えてから，まいちゃんに近づきました。お母さんはまいちゃんの顔を覗き込んで「お母さんもお団子大好きよ。ごちそうしてくれる？」と語りかけました。まいちゃんが「うん，いいよ！いくつ食べたい？」と言ったので，チャンスをのがさず，「もうすぐ夕食だから5個にしておくわ」と右手をパーにして答えました。まいちゃんのお団子づくりがゆっくりで，お母さんはイライラしそうでしたが，深呼吸をしてもう一度「チーズ」のお口をしてからお団子づくりを手伝いました。やっとできあがった5つのお団子をおいしそうにたいらげたお母さんが，「おいしかった。ごちそうさま。今度は，お母さんがおいしい夕食をごちそうするわ。レッツゴーホーム！」というと，まいちゃんも「レッツゴーホーム！」2人は手をつないで歌いながら保育園を後にしました。

　このストーリーでは，「イライラしそうな気持ちを整える」，「子どもの気持ちに寄り添ってそばで優しく語りかける」，「子どもが受け入れやすいおしまい（お団子5つ）を伝える」，「こどもの大好きな遊びを一緒にする」ことで，子どもが指示を受け入れやすい状況にすることが主なポイントです。

2：スーパーでお買いもの

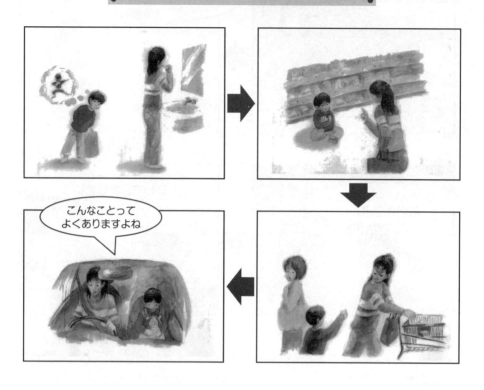

<ストーリーの概要>

　日曜日の朝，ケンちゃんは「何を買ってもらおうか」とワクワクしながら，スーパーマーケットへ出かける準備をしているお母さんを待ちました。スーパーマーケットに着くと，お母さんの手を振り切ってお菓子売り場へまっしぐら。お母さんがやってきて，大好きなお菓子を抱えたケンちゃんに言いました。「今日は，お菓子は買わないよ!!」ケンちゃんはお母さんをにらみつけ，お菓子をかかえたまま床に座り込み，「買わないと帰らない！」とだだをこねました。周りのお客さんがじろじろ見て通るので，恥ずかしくて顔を真っ赤にしたお母さんは，「絶対今日だけだからね！」とケンちゃんからお菓子をもぎ取りカートに入れました。帰りの自動車のなか，お母さんは家につくまで小言を言い続け，ケンちゃんはお菓子を手にしたままだまっていました。

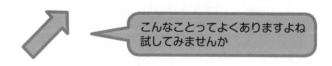

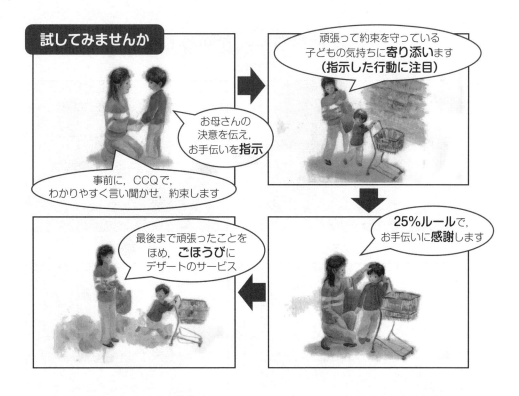

試してみませんか

頑張って約束を守っている
子どもの気持ちに**寄り添い**ます
（指示した行動に注目）

お母さんの
決意を伝え，
お手伝いを**指示**

事前に，CCQで，
わかりやすく言い聞かせ，約束します

25%ルールで，
お手伝いに**感謝**します

最後まで頑張ったことを
ほめ，**ごほうび**に
デザートのサービス

　スーパーマーケットへ出かける準備をしているお母さんを待っているケンちゃんの側に，お母さんがやってきて言いました。「支度するのを待っていてくれてありがとう。今日は，おもちゃやお菓子は買わないよ。最後までお母さんの買い物を手伝ってほしいの，約束できる？」ケンちゃんは迷いましたが約束しました。スーパーマーケットに到着すると，ケンちゃんはカートを押して買い物を手伝っていましたが，お菓子売り場が見えてくると，お菓子をちらちら見て，いまにも走りだしそうです。そのとき，お母さんはケンちゃんの様子に気づき，「約束，覚えてくれているのね。…一緒に買い物してくれて助かるわ」と声をかけたので，ケンちゃんは思い直し，頑張って約束を守ることができました。お母さんは「最後まで我慢できてえらかったね。今日はとびきりおいしいハンバーグを作るからね…」とほめて，ささやかなごほうびを約束しました。

　このストーリーでは，出かける前に，「お母さんの準備を待っていたことをほめる」，「視線をあわせて子どもにすることを伝え約束させる」，「約束を守っている子どもの気持ちに寄り添いながら様子を見守る」，「約束が崩れる前に頑張りをほめる」，「最後にほめてささやかなごほうびを伝える」ことが，主なポイントです。

3：おばちゃんがやってきた

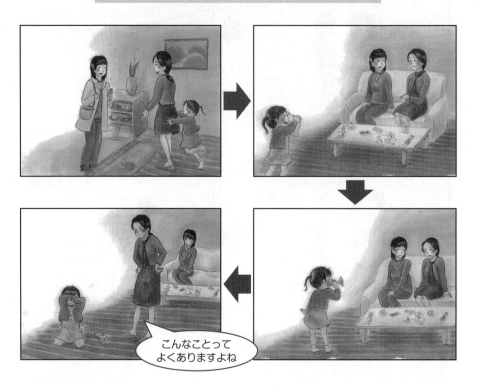

＜ストーリーの概要＞

　大好きなヤスコおばさんがアヤちゃんの家にやってきたので，アヤちゃんは大喜び
です。

　いつものように遊んでもらえると思ったアヤちゃんは，次々とおもちゃを持って来て，
大切なお話をしている２人を邪魔します。やがてラッパを吹き始めたとき，とうとうお
母さんのかみなりがおちました。「うるさいわね！いい加減にしなさい。あっちへ行っ
て遊んでなさい！…邪魔ばかりして，そんな子は嫌われるよ！」アヤちゃんは泣きだし
てしまいました。

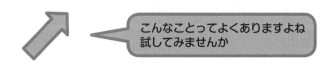

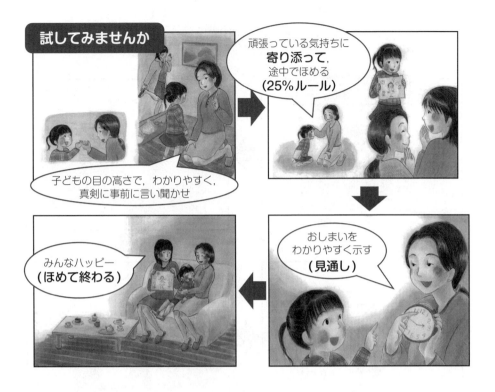

　大好きなヤスコおばさんがクツを脱ぐ間に，お母さんはアヤちゃんの目の高さにしゃがんで，「大事なお話が終わるまで静かに1人でお絵かきをして待つこと」を伝え，アヤちゃんと約束します。しばらくして，お絵かきに飽きてきたアヤちゃんの様子に気づいたおかあさんはそばに行き，「もう退屈したね，一緒にお話ししたいのに我慢してくれてありがとう。…どんな絵が描けたかみせて」と，気持ちに寄り添ってがんばりを認めます。そして，「3時になったらおやつにしようね。あと15分よ」と，目ざまし時計をセットして具体的にあとどれくらい待てばよいかを伝えます。時間になるまで必死に頑張ったアヤちゃんは，最後にお母さんとヤスコおばさんにほめてもらい，ヤスコおばさんのおみやげのケーキをおいしく食べました。

　このストーリーでは，「子どもにいまからすべきことをわかりやすく伝える」，「指示した後は子どもの気持ちに寄り添ってシグナルをとらえる」，「頑張っている途中にほめる」，「おしまいと頑張った後の楽しいこと（見通し）を伝える」ことが，主なポイントです。

4：レストランでお食事

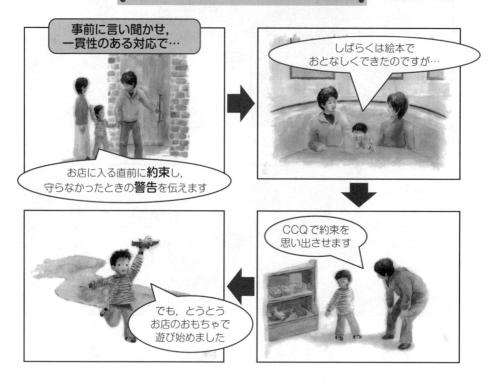

＜ストーリーの概要＞

　フッ君は外出するとはしゃぎすぎて，周りの人に迷惑をかけてしまうことがあります。お父さん，お母さんとレストランに行くことになったとき，お店に入る前にお父さんが言いました。「フッ君，ごちそうさまするまで椅子に座っているって約束できる？もし，席を立って騒いだら，帰るからね」フッ君は約束しました。レストランでハンバーグを注文してもらい，フッ君は席について絵本を見て待っていましたが，全部読んでしまってもハンバーグは出てきません。ついに我慢できなくなって，おもちゃを売っているコーナーへ行きました。そのとき，お父さんがやってきて「フッ君，今日の約束覚えているかい？」と聞きました。「うん…」と答えましたが，触りたくて仕方のないフッ君はとうとう飛行機のおもちゃを手に取って走りだしました。すると，お父さんはフッ君の前にしゃがみ，目を見て，「おもちゃをもとの場所に返して，席に戻りなさい」と言いました。

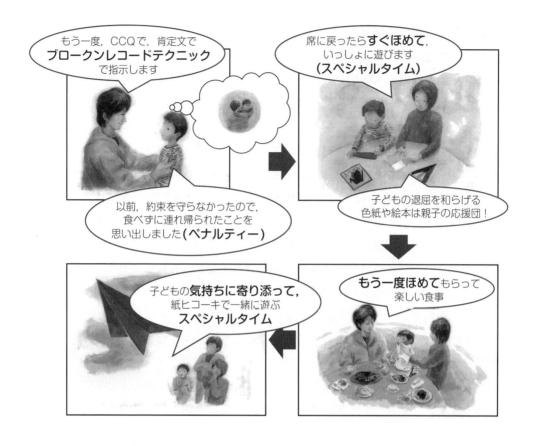

　フッ君は遊びたいと言い張りましたが，お父さんは優しく，「おもちゃをもとの場所に返して，席に戻りなさい」と繰り返します。やがて，フッ君は，以前，レストランで約束を守らず騒いだために，ごちそうを食べずに連れて帰られたことを思い出し，しかたなく飛行機を返して席に戻りました。お父さんは「フッ君，よく我慢した，えらいよ」とほめてくれました。ハンバーグを待つ間，お母さんがバックから取り出した折り紙で一緒に紙ヒコーキを折りました。やっとハンバーグが来たとき，我慢して待てたことをお母さんにもう一度ほめてもらいました。楽しい食事でお腹いっぱいになった3人は，帰り道，お父さんの提案で，紙ヒコーキを公園で飛ばして遊び，楽しいスペシャルタイムを過ごしました。

　このストーリーでは，お困り行動が予測される場合には，「事前に取るべき行動と守れない時のペナルティーを伝える」，「約束を守れない時にはペナルティーを実行する」，「約束を破りかけたとき，子どものそばで穏やかに冷静に約束を繰り返し伝え思い出させる」，「約束を守ったときにはすぐほめる」，「静かに待てるためのグッズを準備しておく」，「子どもと一緒に遊ぶひとときは何よりのごほうびとなる」ことが，主なポイントです。

3）ほめかたミニ講座の開催

　乳幼児健康診査会場，園の保護者会，子育てひろば，地域のイベントなどの機会を通じてペアトレのエッセンスを紹介しています。ロールプレイを取りいれると参加者にもわかりやすく好評です。絵本作成後は紙芝居仕立てにした絵本を使うことで具体的な場面を想定した説明が可能となっています。

4）支援者への普及啓発および人材育成

　保護者支援に日々尽力されているのは保健師の他にも子育て支援団体や保育士および幼稚園教諭の方々があります。これら支援者の方々にペアトレの技法を知っていただくことがペアトレを普及するうえで大きな力になるものと期待しています。私たちは園での子どもへのかかわりや保護者支援，保護者会を通じてのペアトレのエッセンスの普及などに活かしていただけるよう，実践的な参加型の講座を開催しています。内容は，保育者が保護者の立場になっていただき，前述のほめ方教室のプログラムをすべて通して体験いただくもので，いわゆる幼児版ティーチャー・トレーニングです。

　ティーチャー・トレーニングとしての内容は第7章も参照ください。

5）親の会との連携

　各地域には発達障害のある子どもを育てる親の会があります。親の会が実施するペアトレもありますが，地域にある規模の小さい親の会では実施されていない場合も少なく

表9-4　保健所で実施しているペアトレのまとめ

☀多くの方に広く普及するもの：「ほめかた絵本」を用いて
1　乳幼児健康診査の会場にて紹介（ほめ方キャラバン隊の活用）
2　行政・保育園・幼稚園・支援学校・療育機関への配布
3　小児科・産婦人科標榜医療機関への配布
4　図書館・公民館等への配布
5　京都府ホームページへの掲載（ストーリーの英語訳あり）
☀1回きりのミニ講座
1　ほめ方出前講座（園・育児サークル・事業所・PTA）
2　ほめ方ミニ講座（参加者を募って開催）
☀しっかり学べる講座（対象のニーズにあわせて回数と内容を設定）
1　主に乳幼児期前半の子どもをもつ保護者向け　4回版
2　ほめかた教室（6～10回版）
☀人材育成
1　ほめ方キャラバン隊の編成と育成
2　保健師・保育士等への研修
3　子育て支援関係者への研修（民生児童委員・PTA指導者層）
4　ペアトレ指導者養成

ありません。保健機関は幼児期からの保護者との関係のなかで親の会とつながりをもっていることも多いと思われますので，親の会でのペアトレの導入などへの協力も可能です。

最後に私たちが保健所で実施してきたペアトレのまとめを**表9－4**に示します。

❹ まとめ

本章では育児支援を担う保健機関が実施するペアトレとその実施のバリエーションを紹介しました。ペアトレはひと言で言えば，ほめてしつけて親子の自己肯定感を高められる育児のコツといえます。ペアトレは具体的でわかりやすく，すぐに実践できて親子ともども達成感を感じることができること，参加者の満足度も高く，実施のバリエーションにより多くの子育て世代への啓発が可能な有用な手法です。また，具体的な保健指導としての活用性も高いことから，発達障害のある子どもの保護者支援や児童虐待の予防を含め，母子保健活動にけるペアトレの視点の導入が望まれます。

（全　有耳，弓削マリ子）

■ **文献**

1）全　有耳，弓削マリ子，岩坂英巳：ペアレント・トレーニングの手法を用いた保健所における親支援教室の有用性に関する検討．小児保健研究　2011：70（5）：669-675．
2）京都府中丹広域振興局健康福祉部・著，岩坂英巳・監修：ほめかた絵本．ライフ出版社，2010（現在は絶版．京都府ホームページ https://www.pref.kyoto.jp/chutan/ehoken/1268635232977.html より日本語版，英語版のダウンロードが可能。2021年4月1日確認）
3）弓削マリ子：子どものほめ方の紹介．母子保健情報，63：65-70，2011

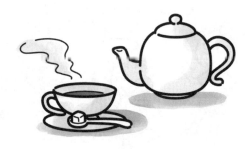

家族会

❶ 私は「おかあちゃん」インストラクター

　私は「おかあちゃん」という立場でペアレント・トレーニングのインストラクターをしています。

　もちろん，えじそんくらぶ奈良『ポップコーン』の活動の基本となるものですが，2000年からインストラクターを始め，すでに20年が経過しました。その間，さまざまな機関からの要請でペアレント・トレーニングやサポーターズ・トレーニング（教師や保育士，保健師などサポーターとなりうるすべての人たちが対象となります）をさせていただく機会が増えてきました。

　家族会・支援団体にとどまらず，県や市町村の関係機関からの依頼，学校，保育現場からの依頼，病院や支援センター，保健センター，放課後デイサービス等，私設の子育て支援事業所からの依頼など等…それぞれの実施要望に応えるべく，何を目的として行うのか，どんな形態で行うのかなどを，事前によく話し合い実施することにしています。

　とはいえ，私は「専門家」ではありませんので，専門家の方々と同じようなペアレント・トレーニングはできません。

　できないというよりも，むしろ，しなくてよいと考えています。

　その代わり，私にしかできないペアレント・トレーニング，サポーターズ・トレーニングを，自信をもって実施できるように，いつも家庭や社会のなかで客観的観察や相手

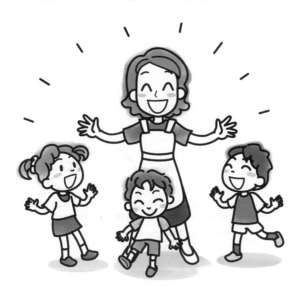

の人たちの良いところ探し，いろいろな立場の方々の悩みや思いなどを知る努力を，行うように心がけています。

　私の強みは現在進行形でペアレント・トレーニングを通して習得したものを日々の生活で使用する機会に恵まれているということにあります。

　家族間での客観的観察や良いところ探しはもちろんのこと，ペアレント・トレーニングで習得したものを使える場所はどこにでもあります。

　会員間・相談現場での使用，教職員研修の場での観察，良いところ探しなど…。

　ペアレント・トレーニングで習得したものを使用する意識とともに大切なのが，トリビアを含むさまざまなことをできるかぎりたくさん知る努力や，機関銃のようにプラスの言葉を発するための訓練です。これらを，日々行っているつもりですが，これでOK‼などということはありません。

　たくさんの知識や言語，語彙の獲得はどこまでも尽きることがなく，とても楽しく訓練しています。

　何がいつ起こっても瞬時に客観的観察をし，客観的判断のもとに，すぐにプラスの言葉が出せるようになるには，日々のこういった何げない訓練がとても大切で，これらがなければ，頭ではプラスの声かけがよいということがわかっていても，実際にはプラスの声かけができにくいことが多々あります。

　プラスの声かけができにくいときには，家族みんながつらくなります。自分の人生が楽しくなるか苦しくなるか…。

　自分の声かけ次第で，どちらにもなるのです。

　それならば，常にプラスの声かけができる準備をしておくほうが，前向きで楽しいと，気づきました。だから日々の訓練は必須なのです。

　家族7人のうち私以外の6人が，みんな異文化（何らかの発達障害または発達障害の傾向）をもつ人たちですから，突発的な出来事にはことを欠きません。私は幸運なこと（?）に，実に楽しい人たちに囲まれて生活しています(笑)。

　いついかなるときも，間髪をいれずに，プラスの声かけができるように準備するのは一時の努力だけではできません。「継続は力なり」です。

　インストラクターになる方は，セッションを行う際にも必要になってくると思います。この辺のことも含めて，客観的観察やプラスの声かけなどは，使いこなせるようになることが望ましいと思います。

　実施形態…たとえば，ノーマルの10回バージョン or 短縮版…，
　　　　　　　　　　障害種別限定 or 混合…，
　　　　　　　　　　年齢制限をする or しない…など。

私の場合は，開催依頼先の要望に沿った，いろいろな実施形態で行いますが「中身」は一貫して先記の事柄を踏まえ，セッションの進行を進めていく「おかあちゃん」バージョンとなります。

❷ ペアレント・トレーニングへの思い

　私は岩坂英巳先生のペアレント・トレーニングの第1期生として参加し，親として，人として，大きく変化することができました。

　プラスに目を向けるという，あたりまえのことさえ気づけなかった自分を知ることもできました。

　ペアレント・トレーニングに参加したとき，私は「鬱」，息子は二次障害に突入していました。毎日，毎日暴れる子どもに，どうかかわればよいのか，どんな言葉をかけたら収まるのか，何をやってもうまくいかず，家族がバラバラになっていた頃でした。

　「良いところ探し」なんて，1つも見つからない。良いところなんて1つもないこの子は超わがままな，難儀な子!!と宣言していたように思います。

　いまなら，このように考えることが，人格否定だということがわかりますが，そのときはまったくわかりませんでした。

　セッションが進んでいくなかで，徐々に子どもがかわいく思えるようになり，子どものつらさも少しずつ見えるようになり，何より自分自身が落ちついて子どもと向きあえるようになっていったことが，夢のようでした。

　それまでの自分は「母」として子どもに向きあっていませんでした。「社会の一員」として，子どもにつらいことを強要していただけ。

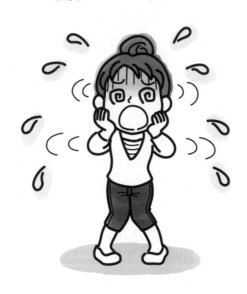

社会の眼に自分自身が怯え，できの悪い母親と思われたくない一心で，ADHDであるがゆえの特性を理解しようともせず，『躾』という括りのなかで，ただただ，この子はダメな人間だという見方しかしていなかったのです。

　それがペアレント・トレーニングを受講し，対応法をプラスに変えることを心がけるようになったことで，この子，ここは苦手だけれど，この才能はすごい!! と一つひとつを客観視することができるようになり，子どもが1人の人間として成長していく様を，じっくり観察していくことができるのです。

　しかも，落ちついて観察することで，子どものできないことは個性（特性）としてとらえることができるようになり，できないことをできるように…などという無駄な努力に時間を割き，ストレスがたまることも少なくなりました。

　良いところに声をかけることで，苦手なことも子どもが自分でがんばる「力」が出てくるのです。毎日が楽しくて，ワクワクします。

　私たち家族がこのプログラムで救われたことはいうまでもありません。

　でも，そのありがたさが本当の意味で理解できたのは，セッションが修了して，何年か後のことです。

　セッション修了直後は，習得したことをやらなければいけない，と必死だったので，余裕がありませんでした。

　しかし，私の場合，セッション修了直後からペアレント・トレーニングのインストラクターをさせていただくことになりましたので「実生活での訓練はお仕事に必要!!」と思うと客観的観察や良いところ探しの意識をもち続けることに恵まれた環境でした。

　途切れることなく，客観的観察や良いところ探しの意識をもち続けることができたおかげで，何年か後，やっと自然に客観的観察やプラスの声かけができるようになり，少しずつ心に余裕が出てきました。

　第1期修了後，すぐにこのプログラムをもっとたくさんのお母さんたちに知ってもらいたいと，岩坂先生らとともにえじそんくらぶ奈良『ポップコーン』を設立し，私自身もペアレント・トレーニングのインストラクターとして歩みはじめていました。

❸　「おかあちゃん」バージョンの　ペアレント・トレーニング，サポーターズ・トレーニング

　「おかあちゃん」バージョンといっても，レジュメは「AD/HDのペアレント・トレーニングガイドブック」に掲載されているADHD家族教室（病院版）マニュアルを使用し，進行も岩坂先生直伝のままです。

　では，何が「おかあちゃん」バージョンか？ということになりますよね。

もちろん前項でも書かせていただきましたが，自分自身の客観的観察や良いところ探しの訓練の成果を盛りこむことも1つですが，セッションの流れの作り方や，展開に少し違いが出てきます。

　ストレスマネジメント効果を組みこむことも，そのなかの1つです。

　第1期生として実際にセッションに参加し，体験した私は，毎回のセッションの後，いつも何かしらモヤモヤした気持ちを抱えて帰途についていました。

　そのときはそのモヤモヤが「何」なのかわかりませんでしたが，ペアレント・トレーニングのインストラクターとして，セッションを進行していくうちに，それが何だったのか理解することができるようになりました。

　「具体例」がほしかったのだということです。

　具体例といっても「こうしたらいいよ!!」などのように，1つの具体例を提示するのではなく「こんなことやこんなこともやってみたけど，案外こんな方法も使えたかも…みんなもなんかアイディアない？」と，こんなふうにいろいろなアイディアを提案したり，参加者のみんなに意見を聞いたりしていると，困っている人だけでなく，参加者全員がセッションで習得した基本やスキルを使いやすくなれたのです。

　プラスの声かけがよいのは理解できても，どんな言葉がプラスの声かけになるのかわからないという参加者がたくさんいることに気づいてからは，1つに限定しない，具体的な言葉かけの例を，いろいろ出していくことにしました。

　日々の訓練のお陰で，そんな具体例はいくつももちあわせています。いままでのペアレント・トレーニングから学んだこともたくさんあります。

　参加者の方々と同じ立場であることが，参加者が「やってみよう！」と思える1つの要因なのかもしれませんが，具体例があると比較的，簡単に「やってみよう！」と思えるようです。

　たとえば，子どもが「ママ，見て～」と言って，自分で描いた絵を持ってきたとき…。

　「上手に描けたね～」「すごいね～」という声をかけることは比較的簡単にできませんか？

　簡単に声をかけられるということが，実は社交辞令的ほめ方になりかねない。気持ちがこもらないほめ言葉…何かをほめなくっちゃ!!と思えば思うほど「えらい!!」とか「すごい!!」というほめ言葉が多くなってしまいます。

　もちろん，ほめないより，ほめたほうがよいに決まっているのですが，セルフエスティームが上げられるような，プラスのほめ方ができるほうがよいと思いませんか？

　「おっ!!ママこの絵，大好き!!」とか「この色使い，センスいいね～」とか「この笑っている子，楽しそうだね」みたいなことを言ってもらえると，私ならうれしいかな…。

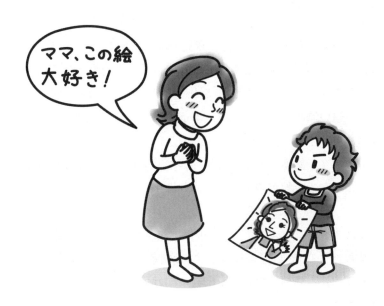

「ママ、この絵
大好き！」

　「上手」というひと言ですませるより，子どもとお母さんの関係がよりいっそう深く
なりそう…そんな気がしませんか？

　というように具体例があると，プラスの声かけが使いやすくなるようです。

　専門家の方々のように「肩書き」がないのも私の利点，何を言っても許してもらえ
る（？）普通のおばちゃんですから（笑）。

　いくつかの具体例を出しても「ダメだった場合は次また一緒に考えよう‼」なんて気
軽に…（もちろん，インストラクターの私は具体例を出すことの重い責任を胸に秘めて
いますが，けっして表には出さず明るく）です。

❹　「おかあちゃん」インストラクターとしての心構え

　私がペアレント・トレーニング，サポーターズ・トレーニングのインストラクターと
して，絶対に忘れてはいけないと，心に誓っていることがあります。

　それは，けっして軽い気持ちでペアレント・トレーニングやサポーターズ・トレーニ
ングを行わないこと。

　トレーニングを受けようと思う参加者は，一人ひとり何かしらの困り感や，しんどさ，
迷いを抱えて来られているということを肝に銘じて，一つひとつの言葉に心をこめて，
真剣に発言することにしています。

　誤解を受けてしまうかもしれないし，私の言ったひと言で，またしんどくなる人がい
るかもしれない。そういうこともありうると，常に念頭に置いてセッションを行ってい
きます。

私は「お母ちゃんインストラクター」には向き，不向きがあると考えています。どうしても他者のマイナス面を見てしまう方，自分の意見や経験（「ウチはこうだった」…等）を押し通そうとする方，他者の話に余裕をもって傾聴できにくい方など，客観的視点を習得，常時使用が困難な方，またグループとしての進行が苦手な方などがインストラクターになると，参加者を追い詰めてしまったり，参加者のセルフエスティームを下げてしまう可能性が大きいからです。

　ペアレント・トレーニングの基本である「客観的観察」を使いこなせ，他者に対しプラスの声かけができること，また相手の気持ちに寄り添える力を持ち合わせていることが必要だと思います。

　専門家の方々のようにスタッフみんなで進行の問題点を話し合える環境がなく，1人単独での進行になりがちですので，自分自身の発言，参加者一人ひとりの様子等，グループ全体の進行状況を振り返り，問題点の確認や今後に向けての手立てを考察する力が必要不可欠であると思います。

　さらにサポーターズ・トレーニングに関しては若干，視点を変える必要が出てくるので，よりいっそうの慎重さが要求されてきます。

　ここでは「お母ちゃん」の一方的な視点からの流れにならないよう，十分，相手の置かれている立場や思い，プライドなどを尊重することを忘れないようにしなくてはいけません。

　しかし，その専門家であるがゆえの『固定概念』や『見方』をプラスに変換できるような言葉かけや，流れになることを心がける必要もあります。

　参加者が専門家としていままで築きあげてきたプライドや自信，思いはとても大切なものであることを踏まえながら，セッションを進行していきますが「視点を変えて観察する」という基本はしっかり押さえる。

　ちょっと大変ですが，お互いの立場を乗りこえて，理解しあえたときは感動ものです。

　サポーターは保護者理解を，保護者はサポーター理解を，いままでより，相手を理解したいというふうに思えてくるから，このプログラムの可能性は無限です。

❺ プログラムの活用範囲

　「相手」を理解する…。

　このプログラムの基本は，相手が発達障害をもっている人だけにとどまらない，子どもだけにもとどまらない。いつでも，誰にでも使えるものだと，私は確信しています。

　この場合の「相手」とは，自分とかかわる人たちのこと。

　たとえば親子，夫婦，教師と保護者，ペアレント・トレーニングのメンバーとインス

トラクター，会員同士，上司と部下の関係など等…。

「プラス思考の○○関係づくり」とでも称すれば，きっとどんな方々にも通用するものになると思います。

私はいつも，発達障害のある子どもの子育てに悩みながら，ペアレント・トレーニングに参加する参加者の多くの方が，夫婦の関係でも悩まれていることを目の当たりにします。ときには，子どもよりむしろそっちがメイン？とさえ思えるほどです。

そんなときでも，ペアレント・トレーニングの手法はとても有効で，客観的に眺めることは，自分がお腹を痛めて産んだ実子より，もともと他人であった夫のほうが容易で，客観的観察訓練の入り口には便利だったりもします。

実際ご夫婦で参加される方の場合，お互いを客観的観察し，子どもよりもまず，相方の観察をすることで，お互いを知り，伝えあい，子どもへのかかわりや分担を再構築されていくことがあります。こうなると，父と母が一気に子どものサポーターになれるわけで…その効果は絶大になると，私は感じています。

❻ プログラムの工夫

レジュメそのものは先でお話しましたように，岩坂先生より頂戴したものをそのままで使用していますが「おかあちゃん」バージョンでは若干の変更を施してあります。

たとえば，

　　第4回　親子タイムと上手なほめ方　→　親子タイムとプラスのほめ方

　　第7回　上手な無視の仕方　　　　　→　プラスの無視の仕方（ほめるために待つ）

「上手」にしようと思うと難しく考えてしまうので「上手」じゃなくてもよいよ。とりあえず「プラス」だと思われる方法にトライ!!という思いで言葉（単語）を変更しました。

「おかあちゃん」バージョンのもう1つの大きな特徴は，ロールプレイをしないところです。

私は1人でどこにでも出向いて行って，1人で出張ペアレント・トレーニングを行います。スタッフとともに行う形態ではありません。

複数名のスタッフは存在しないということと，具体例を入れていくことで，自然と時間が足りなくなることも1つの要因ではありますが，もう1つ大きな要因があります。

私が苦手…だからです（苦笑）。

自分が参加者として受けていた頃からロールプレイは苦手でした。

だからほとんどの場合，私のペアトレではロールプレイは行いません。もちろん，どうしても…と主催者側から懇願されたときは行いますが，基本，ロールプレイ抜きの進

行をしています。

　苦手なものにストレスを抱えながら時間を割くより，得意なもの（私の場合は具体例など，他にもいろいろあります）で満足感を味わっていただこうと考えて練った策です。

　ロールプレイに大きな意味があることも承知のうえで考えだした策です。毎年，岩坂先生の指導者養成講座に参加しながら，初心に戻り，取りいれてみようかとも思うのですが，結局ロールプレイしないままで行っています。

　「できないことを強要してもできない」と常に言っている，私自身が身をもって実施していることのなかの1つです。ごめんなさい。

❼　「おかあちゃん」インストラクターを続けるための工夫

　ペアレント・トレーニングのインストラクターとして活動する最初の時点で，岩坂先生と相談して決めたことは，参加者が参加費を支払うということです。

　参加する側にとって，真剣に取り組む動機付けになる。

　また，実施する側にとっても，報酬をいただくことで責任をもって取り組まなければならないという意識付けができる。

　専門家の方々は社会や，職場において，専門家としての熱い思いや，責任があり，給料などの形で報酬を受けとることで「専門職」という意識をもって取り組まれていると思いますが，個人で活動する「おかあちゃん」インストラクターには，そのようなものがなく，ボランティア（無償）で行っていると，長く続けることが困難であったり，自分の考えを押しつけるものになってしまったりという可能性もなきにしもあらず。

　そうならないようにするためにも，「おかあちゃん」インストラクターには「おかあちゃん」インストラクターなりのプロ意識が必要で，そのためにも報酬は必要だと思います。

　その額は当初のままで，さまざまな機関や場所で行う場合も一貫して，変えたことはなく，参加者がこの参加費を自己負担することを貫いています。

　このことは私が20年もの長きにわたり，インストラクターとして活動できた大きな要因の1つです。

　責任をもってお仕事としてするから，家族も認めてくれ，気持ちよく遠方のお仕事にも出かけられる。

　気持ちよく，楽しく…この気持ちがないと，インストラクター自身の余裕がなくなり，参加者のしんどさや特性などを客観視できなくなるので，重要です。

❽　「おかあちゃん」インストラクターの心構え

　「おかあちゃん」インストラクターとして過ごしてきたこの20年…。

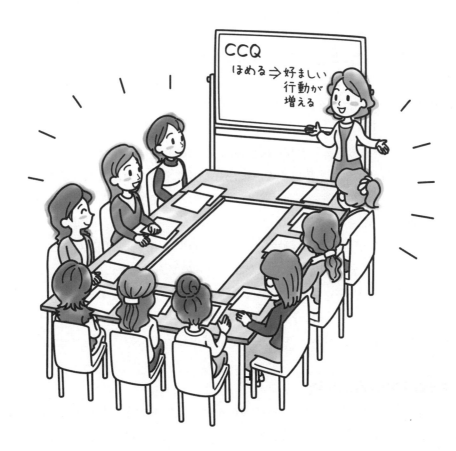

私なりに必要だと思うことを書いておきたいと思います。

① 場の雰囲気を整える……………………………何でも言える雰囲気づくり

② 聞く耳をもつ………………………人の話をじっくり聞けることも大切

③ 話しつづける人を止めることができる…………………………必須かも

④ 上から目線にならない………………………………常に心がけています

⑤ 介入しすぎない………………特定の１人に介入しすぎるのは厳禁

⑥ 電話番号は教えない………連絡先はmailとfaxにしておくのがベスト
　　　　　　　　　　　　　　　住所は突然の来訪があるので覚悟のうえで…。

⑦ さまざまな知識を得る努力をする………セッションで役立つことあり

⑧ たくさんのプラス言葉を身につける……………セッションには必要

⑨ 自分の概念を押しつけない…………個々を尊重する気持ちを忘れない

⑩ ペアレント・トレーニングの手法を理解・習得しプラスの見方，声か
　　けを使いこなす………………………………………必須・絶対‼

⑪ 自分もセッションを楽しむ……………………とても大切なこと

参加者と同じ「おかあちゃん」だから参加者の抱えている，不安な気持ちや焦り，い

らだちなど，理解できることがたくさんあります。

　しかし，共感だけでとどまっていては先には進めません。

　共感しすぎると，ペアレント・トレーニング本来のプログラムから逸脱しないとも限らない状況が，実際には多々あります。

　自分はペアレント・トレーニングのインストラクターをしているのだという，意識を強くもって，「おかあちゃん」の井戸端会議にならないように気をつけます。

　家族会などで行う場合は，特にこの点に注意が必要ではないかと思います。

　「おかあちゃん」として気持ちはよくわかるけれど，流されることなく，プログラムはきっちり進行する。

　あくまでも，自分が行うのは行動療法というプログラムで，専門家の先生方が一生懸命考えて，やっとここまで確立させてくださったものであることに感謝し，ペアレント・トレーニングというすばらしいプログラムに出会え，それを習得することで，より良い人間関係づくりができるようになれたことを忘れないように「おかあちゃん」インストラクターのプロを目指して日々，精進していきましょう!!

❾　フォローアップについて

　私が1期生として修了したとき，その後の不安がとても大きくありました。岩坂先生にお話して，フォロー会をしていただけることになったときは，本当に嬉しかったのをいまでもはっきり覚えています。

　講演会を聞いた後は「よし！良い話を聞いた，明日からがんばって実践しよう!!」と

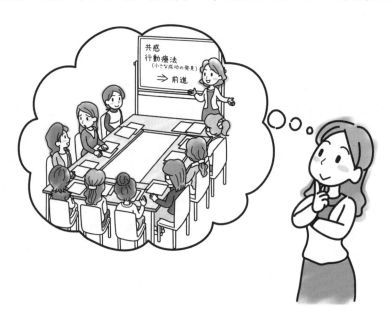

思うけれど，実際は三日坊主…ってことありませんか？

　私は，このペアレント・トレーニングだけは，三日坊主にするのがもったいないと思ったのです。

　が，1人で実践を続けていくことがとても困難でした。毎日「家」という狭い空間の中で，子どもと向きあっていると，客観的な観察などできなくなってきてしまうのです。よいことがわかっているのにできない…それがまたストレスに…。

　もしも…ときどき，ペアトレで習ったことを思い出す機会があれば，習得した技を実際に活かすチャンスが増える。

　私はセッション修了時にはすべての個人情報をお返しすることにしています。修了後は，私から参加者へのコンタクトがまったくできない状況になるわけです。

　そのうえで，私と同じ不安な思いの参加者の方々に，いつも言っている言葉があります。

　「セッションは修了しましたが，必要なときは声をかけてください。私が生きているかぎり，みなさんからの要請があれば，いつでもフォロー会をさせていただきます。でもこちらからは声をかけられないので，みなさんのほうから声をかけてくださいね」

　必要なときにはいつでもフォロー会ができるという安心感と，自分たちが計画するという，自主的なフォロー会のほうが前向きになれるのではないかと思っての言葉と対応です。

　どうしてもしんどくなった方々には，mailやfaxで連絡があれば個別に相談時間を設定できるように，私の連絡先（mail，fax，住所）は最後のレジュメに書いてあります。

❿ 放課後デイサービス等での実施について

　この4〜5年の間に急激に増えたのが，放課後デイサービス等，私設の子育て支援事業機関からのサポーターズ・トレーニング（施設のスタッフの方々向け）とペアレント・トレーニング（施設に通っている子どもたちの保護者向け）の要請です。

　サポーターズ・トレーニングは，発達障害の理解を含め，支援の具体的な手法を習得できるプログラムとして，とても有効であると高評価をいただいております。

　多くの場合，まずサポーターズ・トレーニングでご依頼をいただき，その後ペアレント・トレーニングのご依頼につながっていきます。

　ただ，放課後デイサービス等で行うペアレント・トレーニングでは少し注意が必要になってくるのではないかと考えています。

　いままでとても子育てが大変で，つらく，しんどいと感じておられた保護者の方々の多くが利用しているのが，このような私設の事業所です。ある意味，ペアレント・トレーニングを受けることで光明が見えてくる方々がたくさんいらっしゃるところでもあります。

　その保護者の方々がペアレント・トレーニングを受けることで，子どもたちの良い所

がみられるようになり，プラスの声かけをしていくことで，子どもと向き合える「余裕」ができてきます。

　そうすると，障害受給者証を前提に事業所に通う必要性に疑問を持ったり，子どもとその事業所が合っていないのではないかと，冷静に客観的考えを持つ可能性が生じてくるかもしれません。

　私は，それこそが保護者とその子どもたちにとって，とても大切なことだと思っていますが，ペアレント・トレーニングを企画，導入された事業主としては収入減に直結するダメージになってしまうことにつながります。

　ペアレント・トレーニングは子育てや人とのかかわりで困難を抱え，苦しんでいる人たちへ向けて開発されたプログラムであると思いますが，私設の事業所の場合，運営していくうえで収入減になる可能性がゼロではない。しかし，それこそが本来の支援目的であるというプラスの視点と理解，またインストラクター側はできる限り収入減にならない工夫や気遣いが必要となってくるのではないでしょうか。

　それぞれの立場で，さまざまな思いや困難があることを常に念頭に置きながら，今後もこの活動を続けていきたいと思います。

⓫ おわりに…

　いままでに何度か，私のペアレント・トレーニングを本にしてほしいという執筆依頼がありました。しかし，私のペアレント・トレーニングは活字化することがとても難しく，誤解を招くおそれもあるのではないかと思い，ずっと，封印してきました。

　今回はペアレント・トレーニングの内容ではなく，インストラクターとしての取り組みや姿勢，伝えたいこと，そして何より，このすばらしいプログラムが誤った形で伝わってほしくないという気持ちが，岩坂先生も感じられていることを知り，ぜひ，良い形でこのペアレント・トレーニングが1人でも多くの方に伝えられることを願って執筆をお受けさせていただきました。

　私が書かせていただいたのは，あくまでも「おかあちゃん」インストラクターとして…ということです。

　他の執筆者の方々とは，きっと文章も形態も，もちろん内容もまったく違ったものになっていることでしょう。

　ごくごく普通の「おかあちゃん」なので，すばらしく恵まれた才も学もなく，幼稚な文章でたいへん申しわけなく思いますが，私なりのペアレント・トレーニングを大切に思う気持ちをお汲み取りいただければ幸いです。

（楠本伸枝）

3 児童相談所

❶ はじめに（児童相談所とペアレント・トレーニング）

　現在，児童虐待に関する通告や相談が急増しており，その対応を行う機関の１つとして児童相談所があります。児童相談所は，児童福祉法に基づき都道府県・指定都市に設置が義務付けられた，18歳未満の児童の福祉に関するあらゆる相談を担う専門的行政機関です。虐待の相談などを受けた場合，施設入所などの「親子分離」を行うだけではなく，親子関係をいかに改善していくか，施設に入所した児童を再び家族とより良い関係にしていくにはどうしたらいいかを検討，実行する「家族再統合」の機能も持ちあわせています。

　兵庫県では，平成13年に児童虐待死亡事件があり，その教訓を踏まえ「児童虐待防止専門家会議」からさまざまな提言を受けました[1]。そのなかの１つに，親子を支える援助の強化があります。その提言に基づき，児童虐待への本当の援助は親子の分離にとどまらず親子関係の修復や子どもの家庭復帰への支援にあるとの考えから，県下の児童相談所すべてに「家族再生支援チーム」を配置しました。また「虐待をした親等への家族再生支援プログラム」を策定し，平成16年度から「家族再生支援事業」を導入しました。事業には，「個別面接」，「家族合同面接」と並んで，親が適切な子育てスキルを学ぶことを目的とする「ペアレント・トレーニング」を取りいれました[2]。

　ペアレント・トレーニングの導入にあたっては，先進的な取り組みのあった東京都のモデルを参考にしました。まめの木クリニックの藤井和子先生をお招きし，精研方式[3]のペアレント・トレーニングの講義を受けました。以降，人から人へ，ときには奈良教育大学のペアレント・トレーニング指導者養成講座を受講しながら，スキルを学び，実践につなげてきました。

　兵庫県内（神戸市・明石市を除く）にある児童相談所（こども家庭センター）で行ってきたペアレント・トレーニングの取り組みから，児童相談所でペアレント・トレーニングを実施することの意味やメリットを考えていきたいと思います。

❷ 児童相談所での実施
1）実施にあたって

　家族再生支援事業の一環として導入されたペアレント・トレーニングですが，親子関係の改善を目指して行われるものであることから，虐待で施設入所しているケースだけ

でなく，在宅で，親子関係の調整が必要なケースや，発達障害のある子どもへの対応で苦慮しているケースなど，個々に実施を検討し，実践につなげてきました。他にも子どもを委託している里親への支援として活用したこともあります。

　またグループで実施するだけでなく，ケースの状況によっては個別面接のなかに取りいれた場合もありました。（それがペアレント・トレーニングとしての効果が十分に発揮されているかどうか，という課題は別にありますが…後ほど述べます。）

2）対象ケースの選定の前に

　どのケースにペアレント・トレーニングを実施するかが，最も重要かつ一番困難な作業です。私たちの児童相談所では，公募の形はとらず，これまでに相談で直接かかわりのあるケースに対して行ってきました。

　実施にあたっては，児童相談所内の職員の理解が不可欠です。そのためには「ペアレント・トレーニングとはどういうものか？」という知識を職員間で共有し，あるいは体験することがまず必要となります。導入の初期には職員向けの研修を行い，概論を学んだり，模擬セッションを行ったりして，ペアレント・トレーニングを職員に実感してもらいました。

　またペアレント・トレーニング実施の担当者がこれまで直接かかわっているケースから取り組んでいくと，ケースの実情が把握できており，加えて，親との関係もある程度できていれば，いっそうトレーニングを進めやすいといった利点がありました。

　養成講座でもよく言われることですが，大事なことは「まずはやってみる」ことです。

3）対象ケースの選定

　職員にペアレント・トレーニングを実施することを周知し，親子関係の改善や親の養育スキルアップが見込まれるケースをリストアップしてもらいます。グループで実施する場合には，親の精神状態や仕事の都合，子どもの年齢や知的水準など，実施にあたってのアセスメントを行います。

4）施設入所中のケースを対象とすること

　虐待によって施設入所したケースについては，どのケースが対象となりうるか，どのタイミングで実施するか，という見極めが非常に重要です。ペアレント・トレーニングは児童相談所の指導の１つですので，親にとっては，「これをしないと子どもに会えないのでは」「子どもを返してもらえないのでは」という思いや，「これをしたらすぐにでも返してもらえる」と考える場合もあります。このような場合は，親自身が「自らのかかわり方を変えていこう」という参加の動機付けが得にくくなります。そのため事前に面接し，ペアレント・トレーニングとはどのようなものか，どのような目的で実施するのかをしっかり伝えます。大事にしたいのは，担当者が，子どもを育てていたときの親

の「困り感」に寄りそうこと，同じこと（虐待）が二度と繰り返されないためにどのようにすればよいかを親と一緒に考えたいという意思を確実に伝えることです。実施する側も受講する親も，ペアレント・トレーニングは指導のなかの1つのツールにすぎないこと，これを子どもとの交流に活かすことが一番大切なことであるということを十分に認識しておくことが必要不可欠です。

　親子を分離して間もない段階では，「子どもを連れて行かれた」と児童相談所に対して拒否的，否定的な感情をもつ親が少なくありません。また虐待の事実を認めることができない親もいます。そのなかで，「親子の関係改善…」だけを目的として実施しても，親が責められているような印象をもつだけです。親の話に丁寧に耳を傾け，「子育てのなかでやりにくい部分があったんだね」「こういうところが難しかったんだね」と，まず親の心情に寄りそっていきます。また，心理検査や面接などから得られた子どもの特性を伝え，それに対応することが難しく，その結果虐待という行為につながったという話をしていきます。けっして虐待を肯定するわけではありませんが，結果としてそういう方法をとったことは間違いであったこと，それ以外のかかわり方を学ぶために，ペアレント・トレーニングをしていこうという声かけをします。

　親にとっても，いかに子どもがかかわりにくかったかを担当者に理解してもらうことが一番難しいところかもしれません。実際，そこに理解を示すことが，親との信頼関係をつくるきっかけになったことが少なくありませんでした。

❸ 実施に向けての準備

1）スタッフ

　家族再生支援事業のなかにペアレント・トレーニングが位置づけられていますので，家族再生支援チームが中心に実施します。リーダー，サブリーダーはチームの児童福祉司や児童心理司が担当します。その他，書記や全体をみる統括役として心理職やそれ以外の職員が加わることもあります。

2）テキスト

　兵庫県では，最初に精研方式[3]の研修を受けたので，そのテキストをベースにしながら，わかりやすく簡潔なテキストになるよう，工夫しています。また，イラストを入れたりするなど親しみやすいものになるよう工夫を凝らしているものもあり，リーダーや各こども家庭センターのオリジナルになっています。

3）実施場所・時間帯

　ペアレント・トレーニングは，基本的にはこども家庭センターで行いますが，ケースによっては，親が居住する地域の市役所や保健センターの1室を借りて行ったこともあ

りました。距離が近いことで，参加率が高くなることがあります。また，児童が入所している施設や地域でかかわりのあった児童家庭支援センターなどの協力を得て，そこで実施することがありました。施設で実施した際には，ペアレント・トレーニング実施の前後の時間帯で親が子どもと交流をもつことができる効果もあります。

　親に毎回少しでも気持ちよく参加してもらうために，余裕をもって入れるゆったりした部屋を選んでいます。親とスタッフが向きあい，対峙するかたちではなく，みんなで輪になれるよう机や椅子の配置を意識しています。また部屋には，ポットやコーヒー・紅茶などの飲み物を用意することもあります。

　実施時間については，取り組みが始まった当初は，親に来てもらいやすいようにと，仕事が終わってからの夜の時間帯や，土曜日に実施することがありました。親の要望も聞きますが，基本的には平日の午前中や昼間に実施することが多いです。

4）プログラムの内容

　通常のプログラムは10回のセッションですが，私たちの場合は6回または8回に絞り，特に「好ましい行動を見つけて，ほめる」ことに重点をおいて実施してきました。

　施設入所ケースの場合，身近に子どもがいないなかでペアレント・トレーニングの技法を実践し，宿題に取り組むのは，かなり難しいことです。しかし子どもとの面会や外出など，ある程度の交流ができているケースの場合は，面会などの際に実践するように伝えます。

　子どもとの接触がない状態でプログラムを実施した場合，親にとっては子どものことを思い出して考えなければならず，負担をかけることもありました。「子どもにどのようにかかわっていたか」「子どもの行動を3つに分ける」「好ましい行動をほめる」などのセッションでは，これまでどのようなかかわりだったのか，子どもをどのように見ていたのかを，客観的に振り返ることもできるため，けっしてこれまでの親のかかわりを否定するだけでなく，良いかかわりも発見することができ，今後の再統合に向けての課題が明らかになってきます。

5）事前面接

　「ペアレント・トレーニング」という聞きなれないものを始めることになるので，事前に参加する親について，どのような内容のものか，どのようなスケジュールで実施するかをあらかじめ伝えることと，スタッフの紹介を兼ねて，事前面接を行うことがあります。最初は，親が慣れているケース担当者から声をかけてもらいます。

　親から，子どもの様子や，どのようなことに困っているかを聞きます。また，小さい子どもがおられる場合は，託児（保育）が必要かどうかを確認します。

　子どもについても心理検査の結果やそのときの様子を参考にしたり，実際に出会うな

どして，情報を把握するように努めます。事前に面接を行うことで，スタッフもどのような親が来るのか，どのような子どもなのかをあらかじめイメージし，それぞれのケースについて，ペアレント・トレーニングにおいての目標を設定することができます。

❹ 実施時に心がけていること

1）親をほめること

セッションを進めるなかで，「自分自身がほめられて育っていない」「だから，どのように・何をほめていいのかわからない」「ほめても子どもの反応がなく，ほめ甲斐がない」「ほめると調子に乗るので叱ることになる」と訴える人が少なくありませんでした。そのため，参加した親に対しては，課題に取り組んだこと，子どものことで気がついたことはもちろん，来所したことなどほんのわずかなことでもほめるような声かけをしています。

2）無視の伝え方

「好ましくない行動に注目をせずに待つ」という内容を説明するとき，「無視」という言葉を使う場合があります。しかし「無視」には，子どもの存在を無視し適切な養育がなされないという，虐待の種類の1つである「ネグレクト」に通じるものがあるため，説明をするときはより慎重にしています。

まずは，何を注目しないのか。無視という言葉は極力控えるようにし，「好ましくない行動・不適切な行動には注目しない」と伝えます。加えて，その間何をすべきか，「10分間，子どもの行動に目を向けず，洗い物をする」「5分間，トイレなど別の場所に移動して，子どもの行動を見ないようにする」など，具体的な行動を説明し，正しく理解できるように心がけています。また「無視の後にはほめる」ことも必ず伝えるようにしています。その場合も，親から「何をほめたらよいのかわからない」という質問がよくあるので，エピソードを細かく聞き，ホワイトボードに書いたりしながら，少しでもほめられる行動を見つけていきます。

あるエピソードを紹介します。

小学校1年生の女の子が，夕食のときによく遊び食べをすることにお母さんは困っていました。「ご飯を食べおわったのなら，ごちそうさまをしなさい」とお母さんが言っても，女の子は聞こえないふりをしているのか，遊び食べを続けていました。お母さんは遊び食べの行動に対しては注目せずに過ごすことができましたが，その後にほめられる行動がなく，またイライラしてしまう，との話でした。

そこで，お母さんと女の子とのやりとりを，ホワイトボードに書いて振り返ることにしました。お母さんが注目しなかった行動だけではなく，その後どうなったか，につい

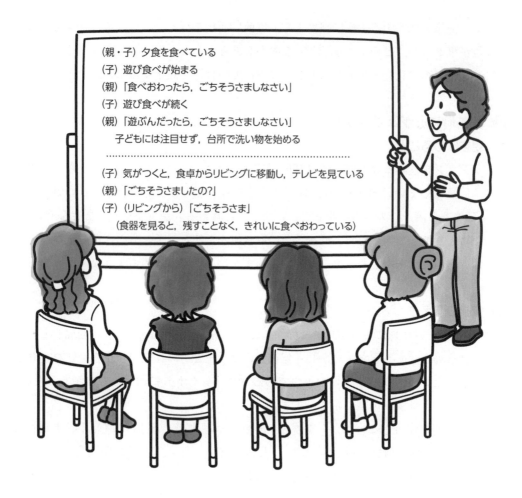

(親・子) 夕食を食べている
(子) 遊び食べが始まる
(親) 「食べおわったら，ごちそうさましなさい」
(子) 遊び食べが続く
(親) 「遊んだったら，ごちそうさましなさい」
　　　子どもには注目せず，台所で洗い物を始める
　　　‥‥‥‥‥‥‥‥‥‥‥‥‥‥‥‥‥‥‥‥‥‥‥‥‥‥‥‥‥‥‥‥
(子) 気がつくと，食卓からリビングに移動し，テレビを見ている
(親) 「ごちそうさましたの?」
(子) (リビングから)「ごちそうさま」
　　　(食器を見ると，残すことなく，きれいに食べおわっている)

ても聞いていきました。

　ホワイトボードを見ながらグループで一緒に考えます。お母さんが最初の声かけでは冷静に言えていることや，遊び食べに注目せずに片づけを始めたことを評価しながら，女の子のほめることができそうなことを探していきます。

　お母さんはホワイトボードに書かれた親子のやりとりを見て，「最後にごちそうさまと言えていることは，ほめられることでしょうか」と言われました。「気がついたらいつの間にかテレビを見に行っているので，勝手にテレビを見て，と私のイライラが続き，ほめられていなかった」とのことでした。また，女の子が食べた後の食器は，食べ残しなく，完食しているとのことでした。他の親から「食べおわったから，テレビを見に行ったのではないか」という意見が出ました。それを聞いてお母さんは，「私が気がつかなかっただけで，子どもはごちそうさまをしていたのかもしれない」と言われました。

　お母さんの頭のなかでは，遊び食べをしていることや，テレビを見に行ったことなど

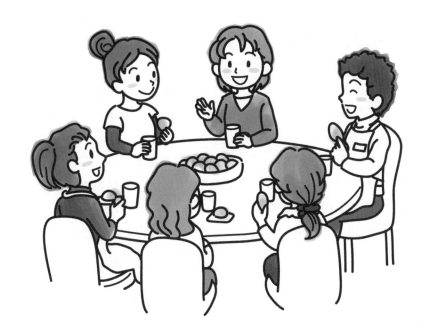

が頭に残り，それ以外の行動が見えなくなっていましたが，ホワイトボードに書きあげ，子どもの行動を客観的に見ていくことによって，ほめることを見つけることができました。

3）休憩

　グループの場合，1回のセッションは90分実施しますが，前半の宿題の発表が終わった後に10分程度の休憩を取ります。この間，スタッフは親と一緒に雑談をすることもあれば，スタッフのみ席を外して，別室で親の様子について意見交換をしたり，ロールプレイの打ちあわせをしたりします。

　休憩時間を取ることは，取り組み始めた頃，親に負担なく参加してもらえるよう，途中でリラックスできる時間を設けたほうがよいのでは，との発想から生まれたものでした。当初はスタッフによる手作りのおやつを用意して，親をもてなすことを心がけていました。通常はトイレや飲み物休憩の時間にあてたり，親同士の雑談の時間になったりしています。休憩後，親から内容についての質問や，日頃の疑問などを聞かれることもあります。親・スタッフともに頭を切りかえて後半のセッションに臨むリラックスタイムとしてとても有効な時間となっています。

4）欠席・ドロップアウト

　最初にできるだけ欠席しないようにと伝えていますが，親や子どもの病気・行事などによってやむをえず欠席となる場合があります。その場合は，欠席したセッションのレジュメを送付します。親・スタッフに余力があれば，後日来所してもらい，個別に補習をすることもありました。

何度か無断欠席が続き，結局ドロップアウトするケースもあります。理由を分析したうえで，フォローはケースの担当者にお願いし，担当者との関係は切らないようにしています。担当者から親に連絡を取り，ペアレント・トレーニングを続けることが難しかった点について聞きます。また，ドロップアウトしたからといって，今後，子どもやこども家庭センターとの関係には影響はないこと，引きつづき相談に乗ることはできることを伝えます。

　ドロップアウトの要因としては，①親の参加意識が希薄（とりあえず参加してみたものの，子どもとのかかわりについての問題意識が乏しい），②物理的に参加が難しい（時間があわない，実施場所が遠くて来所が難しい），③グループの場・雰囲気になじめない，④家庭の状況が変化し，継続的な来所が難しい，などが考えられます。

❺ 事例
　これまでの取り組み事例を紹介します。（事例は架空のものです）

事例1（虐待による施設入所児童の保護者）

　女の子は小学校1年生，男の子は保育所年中のときに，身体的虐待のためきょうだいで施設入所しました。お母さんの話では，子どもたちが言うことを聞かず，そのたびに手をあげていたため，叩くことが日常的になっていたとのことでした。母子家庭で，お母さんは精神疾患も抱えていたため，お母さんには治療に専念してもらうこと，しばらく子どもと距離を取ることが，入所の主な理由でした。

　ケース担当者がお母さんとの面接をするなかで，「自分1人で，子どもとどのようにかかわっていいかわからなかった」との話が出てきたことから，担当者から，ペアレント・トレーニングが可能かどうかとの相談がありました。家族再生支援チームで協議した結果，子どもとの交流を進めながら，実施することになりました。

　お母さんには，ペアレント・トレーニングを実施する一方，終了後に子どもと面会できるよう，施設に協力をお願いし，こども家庭センターまで連れてきてもらいました。面会には施設職員やペアレント・トレーニング担当者も同席し，子どもの行動を観察していると，お母さんは，子ども2人を同時に相手するのが苦手な様子がみられました。セッションでそのことを振り返り，2人の子どものうち1人には待っていてもらい，1人とかかわった後待ってくれていた1人に「ありがとう」と言ってかかわることをロールプレイで練習し，次回

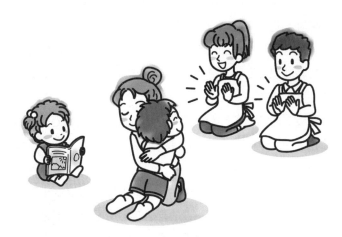

の面会時に実践しました。お母さんは子どもの一方に待つように繰り返し伝え，待つことができた子どもをギュッと抱きしめてほめました。

　ペアレント・トレーニングの全プログラム終了後も親子の交流を続けた末に，家庭引きとりとなりました。

　施設退所後，アフターフォローで定期的に来所してもらいました。親子そろって話を聞く場面では，小3になった女の子は「お母さんは，最近私たちをほめるのをサボっている！」と真顔で訴えました。お母さんは「忙しくなると，ついあたりまえのことに目がいかなくなって」と苦笑しながら話されましたが，親子の間でほめることが習慣づいており，また信頼関係がよりいっそう深まっていると感じられた，ほほえましいエピソードでした。

　そのため退所してから取り組んでいた行動チェックリストに，お母さんがすることとして「1日1回子どもをほめる」という項目をつけ加えました。

事例2（里親のグループでのペアレント・トレーニング）

　小学校1年生の女の子で，2歳の頃から里親に委託されています。

　小学校に入ったあたりから，思いどおりにいかないとかんしゃくを起こして暴言を吐く，物を投げるという言動が続きました。里母さんが注意をしても言うことを聞かず，行動が改善されません。ついに里母さんは，女の子とのやりとりに疲れはて，自分は里親失格なのではと思うようになりました。

　里親担当者から相談があり，里親を対象にしたペアレント・トレーニングに何組かの里親と一緒に参加してもらうことにしました。

最初は，里母さんは，女の子の行動を冷静に振り返ることができず，マイナスの面ばかりに注目をしているエピソードがたくさん出てきました。「行動を3つに分ける」のセッションの宿題では「好ましくない行動ばかりが出てくるはず」と里母さんは思っていたそうですが，実際に取り組んでみると好ましい行動がたくさん出てきました。宿題の報告では「自分に子どもの良いところを見つける力があったということが実感できました」と笑顔で話されました。宿題に取り組むときに，紙に書くことによって，里母さんのなかで女の子の行動が整理されていったそうです。

　「好ましくない行動を減らす」のセッションのロールプレイでは実際に家であったエピソードを題材に取り組みました。学校から帰ってきて宿題をしてからおやつを食べるという約束になっていますが，女の子は，なかなか宿題に取りかかることができずに「おやつを食べたい」と言います。里母さんは「宿題をしてからね」と繰り返し言いますが，女の子は聞くことができず，だんだんと「宿題したくない」「おやつ食べたい」とだだをこね，里母さんに対して「お母さんのバカ」「お母さんなんか嫌い」と暴言を吐くとのことです。

　里母さんは子ども役になり，スタッフが親役で注目をしないことを実施しました。最後にしぶしぶと宿題を始めた子どもに対し，親は「宿題やってるね，おやつを用意しておくね」とほめました。里母さんは，暴言を吐く子どもを体験することを通じて，「もしかしたら注目をしてほしかったのかもしれませんね」と感じたとのことです。それからは，宿題をするときは隣に寄りそって過ごすようにされたとのことです。

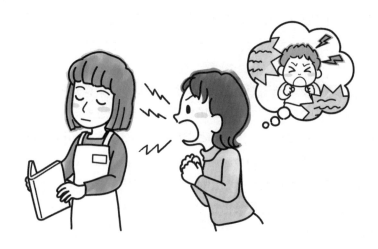

グループには他の里親さんも参加されていたので，休憩中や終了後も里親さん同士の悩みを語り合い，話は尽きませんでした。里母さんは「里親だから弱音を吐いちゃいけない，子育てができないって言ってはいけないと思い必死でがんばっていたけど，ここに同じ悩みを抱える仲間がいることがすごく励みになりました」と話されました。

最終回を迎える頃には，女の子の暴言も減り，スペシャルタイム（親子タイム）として実施した「料理を手伝う」をずっと続けていくことで，お互いに良い関係をもつことができました。

❻ 児童相談所における課題

いろいろなケース，いろいろな形態で実施するなかで，スタッフ自身もスキルを身につけ，毎回悩みながらもペアレント・トレーニングに取り組んできました。私たちがこの取り組みを継続するなかで気づいた課題について考えてみます。

1）個別かグループか

ペアレント・トレーニングは，他の親と一緒に受講することにより，子育てに困っているのは自分だけでないという思いをもつことや，スキルの習得・実践において，より意識的に取り組むことができるという効果がみられるため，多くはグループで実施されています。

しかしながら，たとえば施設入所のケースでは，ケースの進行上，ペアレント・トレーニングのスキルを用いて子どもと交流し，親子関係の改善や子どもの理解につなげてもらいたいというタイミングがあるため，すぐにグループを作ることが難しい場合があります。またグループにはなじまない親の場合もあります。このようなときには，個別で実施することがあります。

個別で実施する場合，時間は1時間程度を目安にしています。スタッフはペアレント・トレーニング実施者とサブリーダーの役割の人やケース担当者など，複数で対応します。普段の担当者と違う人間が入ることで，スキルを習得するための面接であること，子どもの理解のために実施することを伝えることができます。親のペースに巻きこまれてしまうこともあるので，常に客観的な立場で実施することが必要です。

グループでのペアレント・トレーニングと同じように，テキストに沿って進行します。ペアレント・トレーニングの枠組みのなかで話を聞くようにしているため，話がそれることがあっても，テキストを見ながら戻していくことができます。

宿題の取り組みが難しいと思われた内容については，どのようなところにポイントを

置いて子どもの行動を見ていけばよいか，ということを親と一緒に確認し，もう一度同じ宿題に取り組んでもらうことがあります。たとえば，ほめることが苦手な親に対して，スキルを身につけたと親自身が実感できた段階で，次のステップに移行するという方法も可能であると考えます。

個別のケースでも，ロールプレイを実施するようにしています。「たとえば，こんなことを言ってきたら，どのように声かける？」「これをしたら，なんてほめる？」と，日常生活の場面を想定しながら，かかわりについて，具体的に考えてもらうよう工夫しています。

2）家族再統合との兼ねあい

ペアレント・トレーニングは，学んだ知識を実践することに意味があるので，子どもとの接触があるときが有効です。

施設入所ケースの場合，ペアレント・トレーニングをうまく活かすためのポイント（タイミング）として，次のようなことが考えられます。

① 親の情緒面・精神面や家庭の状況などがある程度安定し，親自身が，なぜ子どもが施設に入ることになったかを事実に基づいて振り返ることができるようになったとき。

② 親が子どもとの関係を改善したいという意欲，親自身が変わっていこうという気持ちが高まったとき。

③ 子どもとの交流において次のステップ（面会・外出・外泊など）に移るという話が親とケース担当者との間で出たとき。子どもと接するなかでペアレント・トレーニングのスキルを活用してもらうかたちが親も受けいれやすい。

親への指導・援助のなかで，児童相談所側が親に学んでもらいたいと思うタイミングで実施することもありますが，親に子どもへの思いがないなかで実施すると，前述のとおりドロップアウトを引きおこす可能性が高くなります。ある程度，親との面接を重ね，関係を構築していくなかで，これまでと同じことを繰り返さないために，これまでの子育てを否定するのではなく，さらにスキルアップを目指すことを目的に取り組むことを伝えていきます。

3）宿題の実施

施設入所ケースの場合，親と子どもとの交流があればそのなかで宿題を実施してもらうことができますが，子どもとの交流を始めていない場合や，遠方のため頻繁には交流できない場合もあります。

そのため，ほめることや注目をしないことのスキルをまず在宅のきょうだいがいればきょうだいで実践し，その効果を実感してもらうことができました。対象児童に対して

は，関係のもつれから「どうしてもほめることができない」「ほめるところがみつからない」という場合も多いため，親子関係を調整しながら，少しずつ取り組んでもらいます。

4）評価をどのようにするか

　奈良での標準版と同じように「家族の自信度アンケート」（☞ **資料1-7** P. 258）を活用する場合があります。ペアレント・トレーニング開始前と終了後にそれぞれアンケートを行い，親が点数を見比べながら，自分自身が何が変化したかを話してもらうことを最後のセッションで取り組んでもらいます。スタッフとしても数値化され，客観的に評価できることがメリットです。

　家族再統合の一環として実施した場合，他の客観的な評価指標，たとえば親子関係を診断するものなどの導入が望まれますが，受講した親のコメントや，家族の実際の様子など，主観的な判断になることが多いのが実状です。

❼ 今後のさらなる活用に向けて

　兵庫県の児童相談所（こども家庭センター）では，家族再生支援事業そしてペアレント・トレーニングが導入されて10年以上が経過しました。この間，平成25年度には，ペアレント・トレーニングを含む家族支援のツールを紹介し，家族再統合への取り組みを促す「家族支援のガイドライン」も作成されました。

　ペアレント・トレーニングそのものが広く認知されるようになるにつれ，また，職員がさまざまな取り組みを行うなかで，活用の仕方にも変化が見られるようになりました。

　大きな変化としては次の３点があげられます。

　1）個別での実施，2）関係機関からの提案，3）外部機関への委託，です。

　「⑥これからの取り組みと課題」で述べていることとも重なりますが，再度，児童相談所でのペアレント・トレーニングについて振り返り，今後の活用につなげていければと思います。

1）個別での実施

　児童相談所でのペアレント・トレーニングは，ケースの特性やケース進行のタイミングもあり，グループではなくほとんどが個別での実施となっています。親や子どもの特性など固有の課題を抱えるケースが多いなかで，個々の家族により適した話や進め方が求められるようになってきていると感じています。個別での実施では，親の困り感により丁寧に寄りそうことに加え，親子の良い関係が構築できつつあることの気づきを促し，親が子どもへのかかわりに自信を持てるよう支援していく必要があります。

2）関係機関からの提案

　児童相談所内だけではなく，地域においてもペアレント・トレーニングが広く知ら

れるようになりました。児童相談所にかかわる第三者機関（家庭復帰等評価委員会*¹等）や要保護児童対策地域協議会*²などで，親への指導や支援の一環としてペアレント・トレーニングが効果的なのではと言われることが増えています。これまでの子どもへのかかわり方を振り返り，好ましいかかわり方を一緒に考えることのできる実践的なツールとして活用されてきた実績が評価されている結果だと考えられます。

　懸念材料としては，ペアレント・トレーニングの実施が，たとえば子どもの家庭引き取りの条件になると，「プログラムさえうまくこなせば，子どもが家に帰ってくる」と考える親も出てくることです。そのため，客観的に個々のケースのアセスメントを行い，親子にとってより良い関係を構築するためにどのように活用できるか，担当スタッフを中心に丁寧に検討する必要があると考えます。

3）外部機関への委託

　地域での虐待予防や子育て支援の一環として，市や町の家庭児童相談室*³や児童家庭支援センター*⁴などさまざまな機関でペアレント・トレーニングを実施する機会が増えています。これも，ペアレント・トレーニングやその効果が広く知られるようになったためといえます。

　児童相談所は，不適切なかかわりのあった親子を分離，指導する権限を有していることから，ペアレント・トレーニング実施の前提となる親との信頼関係を作るのが困難な場合が少なくありません。そのため，児童相談所と親双方が信頼できる外部機関への委託実施が効果的な場合があります。親にとって身近な地域で，親側に立って一緒に考えられる人たちのなかでペアレント・トレーニングを実施することにより，家庭引き取りの条件ではなく，子どもへの対応を学ぶ場として位置づけることが可能となります。また，このような委託を通して，児童相談所と市町のより良い連携がますます活発に行われることを願います。

❽ さいごに

　児童相談所で，さまざまなケースを対象に実践するなかで，親のかかわり方が変わるだけで，子どもの行動ひいては親子関係が変わっていく様子を親と一緒に実感できることがたくさんありました。一方で，実施することだけが目的となり，親子関係の改善には遠く及ばなかったケースもありました。

　ペアレント・トレーニングの活用の広がりが見られるなかで，これを親子関係の再構築・家族の再統合に活かすためには，実施する意味や目的は何か，実施する側と受講する側，加えて実施を提案する側がその意識を共有できていることが大事だと考えます。

　そのためには，ペアレント・トレーニングは，親子関係改善のゴールではなく，スター

トにしかすぎないということ，ツールの1つであり万能ではないことを認識することが重要と考えます。そして，今後も充実，継続させるためには，後継者の養成も不可欠であると考えます。

*1　家庭復帰等評価委員会：児童福祉等の有識者で構成され，虐待により施設等へ入所した児童の家庭引き取りの適否やその後の支援について意見を聴取する，兵庫県独自の取り組み。
*2　要保護児童対策地域協議会：地方公共団体において，要保護児童（児童福祉法第6条の3）の適切な保護および要支援児童や特定妊婦（児童福祉法第6条の3）への適切な支援を図るため，関係機関等により構成され，情報の交換や支援内容の協議を行うために設置するよう努めなければならない（児童福祉法第25条の3）とされている。
*3　家庭児童相談室：都道府県および市に設置が義務付けられている福祉事務所において，家庭児童の福祉に関する相談や指導業務の充実強化を図るため，市町村に設置されている。
*4　児童家庭支援センター：地方公共団体や児童福祉施設等に設置されており，児童や家庭，地域の福祉に関する相談に応じ，必要な助言を行うとともに，市町村に必要な援助を行うほか，都道府県または児童相談所からの受託による指導を行い，関係機関等との連絡調整をする施設である。（児童福祉法第44条の2）

（樋渡千恵）

■　文献
1）児童虐待防止に向けての提言．兵庫県児童虐待防止専門家会議，2001
2）虐待をした親等への家族再生支援プログラム．兵庫県，2004
3）上林靖子・監修：発達障害のペアレント・トレーニング実践マニュアル．中央法規，2009

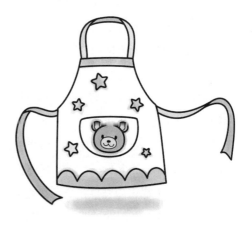

4 発達障害者支援センター・発達支援センター

❶ 地域で行うペアレント・トレーニングの意義

　ペアレント・トレーニングは，厚生労働省において，わが国の発達障害者支援体制整備の重要な施策として位置づけられています。都道府県においては家族支援のための人材育成が求められており，市町村においてはペアレント・トレーニング等の支援を発達障害の子どもをもつ家族に身近な場所で推進していくことが求められています。

　ここでは，ひょうご発達障害者支援センターが地域への専門的支援として展開してきた，保健師をファシリテーターとした幼児期の子どものペアレント・トレーニングと，A市発達支援センターが行っている学齢期の子どものペアレント・トレーニングについてご紹介します。

❷ 発達障害者支援センターから地域へ
（幼児期の子どもの保護者向けプログラム）

1）「家庭療育支援講座」のはじまり

　ひょうご発達障害者支援センターが開設してすぐの頃，ある保護者から，「ペアレント・トレーニングの本を読んだけれど，読んだだけではわからないから，勉強会をしてほしい」との相談がありました。同様の相談をいくつかの地域の親の会から受け，2年間で，6つの親の会で，親の会の会員である保護者を対象としたペアレント・トレーニングを行いました。

　そのなかで，地域で継続してペアレント・トレーニングを実施していくためには，支援者の育成，そして，当時，地域で親の会をサポートしていた保健師ら地域支援者の協力が必要であることがわかりました。

　同じ頃，兵庫県では乳幼児健診マニュアルの改訂が行われ，地域で発達障害のある子どもの早期発見後のフォローの場が少ないことなども課題となっていました。

　そこで，県の精神保健福祉センターの協力を得て，兵庫県全域の保健師が参加する研修会で，「家庭療育支援講座」と称したペアレント・トレーニングプログラムの紹介と，実施機関の公募を行いました。平成18年度以降，保健所や保健センターを中心に，地域支援者とともにペアレント・トレーニングを実施するようになり，十数年が経ちました。

　これまで，政令指定都市の神戸市を除いた兵庫県内40市町の4分の1ほどの市町で，ペアレント・トレーニングが継続開催されています。なかには，市町の発達障害児の家

族支援の1つとして，ペアレント・トレーニングを地域の早期支援システムに位置づけ，10年以上，継続開催している市町もあります。

2）対象，案内の仕方，講座の名称　※案内ちらしの例

原則として，対象は，就学前の3歳～5歳児の発達障害もしくはその疑いのある子どもの保護者で，子どもの診断や知的障害の有無は問いません。地域によっては，3歳児健診後のフォローアップ児が中心であったり，就学前の5歳児が中心であったりとさまざまです。

実施機関の保健師や心理士などが，対象者である保護者に勧奨します。その際，すべての回に出席できること，グループでの話し合いが負担でないことを保護者に確認しています。

「家庭療育支援講座」のプログラムは，当時，兵庫教育大学でペアレント・トレーニングを実践，研究されていた井上雅彦先生（現：鳥取大学）のプログラムを参考にしています。講座の名称は，「いきいき子育て講座」，「にこにこ子育て講座」など地域のスタッフが考えます。

3）スタッフ

スタッフは，講義の担当が1名，各グループ（1グループ4～6人）のファシリテーターとなる司会が1名，グループ演習時の対象者の発言や様子などを記録する記録担当が1名で，実施機関によってグループの数やスタッフの人数などの規模が変わります。

職種は，保健師や心理士，精神保健福祉士，作業療法士など地域によってさまざまです。講義は，心理士や作業療法士などの専門職や職歴の長い保健師が担うことが多いですが，グループの司会や記録は，福祉課などの行政職が担っている市町もあります。また，託児を設けている場合には保育士や託児ボランティアが必要です。

4）実施のための環境と準備

会場は地域の保健所や保健センター，市町の公民館などで行い，参加者の参加費用は無料です。部屋は，対象者やスタッフの人数にもよりますが，講義のスライドがどの席からもよく見えるかどうか，グループ演習で互いの声が聞こえるかどうかなど，参加する保護者の目線で環境を見直し，全体の配置を考えます。

名札1つをとっても，首からかけるタイプがよいのか，机に置くタイプがよいのか，参加者だけの名前を書くのか，子どもの名前や年齢も書くのかなど，参加者が安心して参加できる環境について，細かなところまで事前にスタッフ間で検討します。

託児の保育室は，途中で子どもの声が聞こえて保護者が心配になったり，講座の内容に集中しづらくなったりしないよう，できるだけ，講座の部屋と離れた場所に設けます。

5）講座の内容

　基本的には，1回につき2時間（講義1時間，グループ演習1時間），隔週で全6回（約3カ月）の連続講座です（表9−5）。

　講義は，応用行動分析学の考え方に基づきながら日々の子育てに関するテーマで，グループ演習では，スタッフが，テーマに沿った演習シートや親同士の話し合いをサポートします。

　身辺自立に関する生活動作やコミュニケーションなど，親が子どもに身につけさせたい行動や家庭で取り組みたい課題を具体的に決め（目標行動の設定），家庭での環境の工夫や子どもへの指示の仕方についてグループで話し合い（てつづき作成），参加者同士で家庭での取り組みを発表して意見交換をしながら，課題に取り組んでいきます（家庭での記録とふりかえり）。

表9−5　「家庭療育支援講座」プログラムの内容

回数	テーマ	内容	グループ演習 ホームワーク（H.W.）
1	オリエンテーション 「サポートブックを作ろう」	自己紹介 ストレスチェック サポートブック作成	事前記入したサポートブックを持ち寄って見せ合い，互いの感想を述べあう
2	「子どもの行動を理解しよう」 「目標設定の仕方」	行動のとらえ方 ABC分析 目標設定シートの説明	2人1組で，「ほめる」体験ワークを行う 「目標設定シート」の見本と記入用紙を配布，家庭で取り組む課題を決定する （H.W.）家庭で「いっぱいほめようシート」に取り組む
3	「かかわり方の工夫を考える」 「てつづき作成表を作ろう」	環境設定の仕方 構造化，課題分析など てつづき作成表の説明，記録用紙の説明	「いっぱいほめようシート」に取り組んだ感想を発表 家庭で取り組む課題の具体的な手立てを「てつづき作成表」に記入し，グループで話し合う （H.W.）約2週間，家庭で課題に取り組み，「記録用紙」に記入
4	「ほめ方・しかり方を考える」 「記録の見直し」	強化 問題行動のとらえ方 消去，無視など 記録の見方	「記録用紙」をもとに，取り組んだ課題について話し合う （H.W.）見直した「てつづき作成表」をもとに，約2週間，家庭で課題に取り組み，「記録用紙」に記入
5	対象機関のスタッフが 企画した内容	先輩ママの体験談 地域別グループワークなど	「記録用紙」をもとに，取り組んだ課題について話し合う 対象機関による企画は，対象機関スタッフが進行を行う
6	まとめ	サポートブック持ち寄り ストレスチェック，修了証 アンケート	加筆修正したサポートブックを互いに持ち寄り，感想を述べあう 全体で講座のふりかえりを行い，感想を述べあう

「家庭療育支援講座」では，講座のなかで決めた子どもの目標とてつづきに従って，次の回までの2週間程度，実際に家庭で保護者が課題に取り組むホームワークがあります。

課題を通じて，子どもの行動をじっくり観察し，子どもがどれだけ目標を達成できたか，どこに援助が必要であったか，援助は適切であったか，楽しく取り組めたか，などを記録シートに記入します。日々の子育てのなかで，家庭で記録をとることは大変なことですが，取り組んだ内容や子どもの様子をグループで報告し合い，子どもの変化や成長をスタッフや他の保護者と一緒に喜び合えることは，励みになります。

6) プログラムの工夫

講座の初回に，子どもの好きなことや苦手なことなどについて記入した簡易版のサポートブックを持ち寄ります。事前に家庭で記入して来てもらい，グループでお互いの書いてきたものを見合います。参加者がお互いの子どものことを知る機会となり，「同じように悩んでいるのは私だけじゃないんだ」と，保護者の孤立を和らげる場にもなっています。自治体でサポートファイルを推進している市町では，サポートファイルに記入して持ち寄ることもありました。

「家庭療育支援講座」の開始初期のプログラムでは，5回目のテーマに「問題行動の理解と対応」を入れていました。しかしながら，グループでの話し合いで個別性の高い話題になると保健師らスタッフが質問に答えづらくなったり，話がまとまらず対応に困ったりする例が生じました。そこで，子どもの問題となっている行動についての相談は，個別の発達相談などで応じることにして，5回目は，「市町企画」のテーマを設定しました。市町の教育委員会の指導主事に来てもらい就学に向けた話をしてもらったり，先輩保護者（ペアレントメンター）からサポートブックの活用について聞く機会を作ったりするなど，市町の支援者や親同士が知り合える場になりました。

7) プログラムの効果と参加者の様子

第1回目のときに，「何かを教えようとすると嫌がるので困っている」，「子どもを叱ってばかりで，かかわりを変えたい」と悩んでいた保護者が，「玄関の靴箱にシールを貼ってあげたら自分で見て，靴を入れられるようになった」，「お風呂で服を脱いだときに，脱いだ服を入れるカゴを用意したら，自分で入れるようになった」など，家庭での課題に取り組み，子どもの様子を嬉しそうに話される様子がみられました。

子どもの特性にあわせた環境や声かけの工夫を考え，子どもが自分からしようとすることが増えたり，できなかったことができるようになったりすることを実感して，「子どもが可愛く思えるようになった」と話される方も少なくありません。

県内3カ所の地域で実施したペアレント・トレーニングでは，大学などで実施したプ

ログラムと比べて，保護者の事後アンケートで，「これから先，子どもの問題に取り組んでいけるように思う」という項目で，「そう思う」と答えた親が多かったことがわかりました[1]。ペアレント・トレーニングへの参加を通じて，同じ悩みをもつ仲間や，保健師などの地域支援者と出会い，地域で子育てをしていく安心感を得ることができるのかも知れません。

❸ A市立発達支援センターのペアレント・トレーニング
（学齢期の子どもの親を対象にしたプログラム）

1）対象，案内の仕方

A市では，前述の「家庭療育支援講座」を，就学前の子どものペアレント・トレーニングプログラムとして，10年以上前から市内で実施主体を変え，継続してきました。A市発達支援センター（以下，センター）の個別相談のなかで，学齢期の子どものペアレント・トレーニングのニーズがあがり，学齢期の子どもの親を対象としたプログラムを実施することになりました。

対象は，学齢期の発達障害もしくはその疑いのある子どもの保護者で，子どもの診断の有無は問いません。基本的に，センターのスタッフから来談したことのある保護者に個別に案内しています（図9−2）。ペアレント・トレーニングに関心のある保護者，子どもを叱ることが多くて悩んでいる保護者などに，講座の内容を紹介し，勧奨します。子どもはある程度，言語によるやりとりができる発達段階であることが条件となります。小学1年生から6年生までと学年の幅が広いため，講座開始前に，学年や住んでいる地域でのグループ分けを検討します。原則，すべての回に出席できること，グループでの話し合いが負担でないことも確認します。

2）スタッフ，実施の環境

講義は臨床心理士であるセンター職員が行っています。1グループ（参加者5〜6人）に対して，司会と記録の2名が付き，それらを臨床発達心理士や精神保健福祉士，保健師，教員OBのセンター相談員が担います。A市では，毎回の講座の最初の挨拶を担当するスタッフ，参加者のホームワークを講義の間にコピーするスタッフ，ロールプレイの見本を演じるスタッフなど，スタッフの得意なことや全体の流れを考えながら，丁寧な役割分担をしていることが特徴です。

講座を実施する部屋は，センターがある市立の施設の一室を利用し，託児は別の階にあるセンター内の部屋で行っています。講義スライドを写すためのプロジェクターとパソコン，ホワイトボード，可動式の長机，椅子などをスタッフが毎回セッティングします。参加する保護者にとっては，個別相談で訪れている場所のため不安は少ないようです。

○○子育て講座　ご案内

お子さまへのかかわりについて，悩まれることはありませんか

- いやなことがあると お友達に手が出てしまう
- こだわりがあり 対応がわからない
- 注意をしてもすぐ 同じことをくりかえす
- 落ち着きがなく 勉強に集中できない
- つい叱ることが多くて 親子喧嘩になってしまう

ペアレントトレーニングとは

保護者が子どもへのより良いかかわり方や気になる行動への効果的な対処方法について学ぶために開発されたプログラムです。一緒にお子さまへの対応を考えてみませんか。

- 6回シリーズの講座を通して，少しずつ理解を深めていきます
- お子さまの可能性を見つけて伸ばし，ほめて育てることを基本としています
- お子さまにあったかかわり方のコツを学び，より良い親子関係が築けるように目指しています
- 毎回テーマに沿って講座内で練習をし，ご家庭でも取り組んでもらいます
- 同じ悩みを持つ保護者同士で，一緒に話し合うことができます

　本講座の内容は，鳥取大学　教授　井上雅彦先生監修の「ひょうご発達障害者支援センター家庭療育支援講座」，UCLA Parent Training プログラムを日本版にアレンジした，ハートランドしぎさん子どもと大人の発達センター　センター長　岩坂英巳先生が実践されているペアレントトレーニングプログラムをもとに作成されています。

　本講座では，地域で効果的な家族支援を広めていくために，プログラムの効果を調べます。ご参加される方には，アンケート等の調査にご協力いただく場合もありますことを，ご了承ください。個人情報は厳守いたします。

お問い合わせ・申し込み先

A市立発達支援センター
ＴＥＬ：○○－××××　　担当：○○

図9－2　A市案内ちらし

3）講座の内容と参加者の様子

　A市では，2016年度より「基本プラットフォーム」（第5章参照）に準じた6日間の短縮版プログラムを実施しています（**表9-6**）。前述の発達障害者支援センターで実施していたプログラム同様，市町で担当者が変わっても講義がしやすいよう，スライドを使いながら講座を進めます。

　第1回は，オリエンテーションとスタッフ紹介，自己紹介を行い，発達の気になる子どもの特性理解と，ペアレント・トレーニングについて講話します。ミニワークとして，「子どもと私の良いところ探し」をしてもらい，ホームワークとして子どもや身近な大人をほめることにチャレンジしてもらいます。

　第2回は，子どもの行動の3つのタイプ分けについて説明し，演習では「ほめる」演習シートに取り組んでもらいます。参加者同士でペアになり，お互いに親役，子ども役になってロールプレイをして感想を述べあい，ほめ方のコツについて考えます。

　A市では，子ども役に軍手をはめて折り紙を折ってもらい，不器用な子どもの疑似体験を通じて，子ども目線になることの体験をしてもらっています。子ども役がうまく折れなくてイライラしたときに，「折るのが難しいところなのにがんばっているね，すごいね。」と，親役から折ろうとしてがんばっていることを認め，ほめてもらうことで，「共感してもらうことだけでもうれしかった」，「あたたかい目で見守ってもらっているだけでほっとした」というような感想が多く聞かれます。

表9-6　A市発達支援センタープログラムの内容

	前半1時間（講義）	後半1時間（グループワーク）
第1回	オリエンテーション スタッフ紹介，自己紹介 「発達の気になる子どもとペアレント・トレーニング」	ミニワーク「子どもと私の良いところ探し」 ホームワーク①「いっぱいほめようシート」
第2回	「子どもの行動を観察して3つに分けよう」 　子どもの行動への注目の仕方，3つのタイプ分けを学びます	演習①「ほめる」 ロールプレイ①「上手なほめ方を練習しよう」 ホームワーク②「行動の3つのタイプ分け」
第3回	「子どもの行動のしくみを理解しよう」 　子どもの行動のしくみを知り，行動のABCを学びます	演習②「観察上手になろう」 ホームワーク③「行動のABCシート」
第4回	「楽しくほめよう―親子タイムと環境調整―」 　環境調整と親子タイムについて学びます	演習③「環境を整える」 ホームワーク④「親子タイム」
第5回	「子どもが達成しやすい指示を出そう」 　子どもが達成しやすい指示の出し方，伝え方を学びます	演習④「指示の出し方」 ロールプレイ②「伝え方のテクニック」 ホームワーク⑤「伝え方のふりかえりシート」
第6回	「待ってからほめよう―上手な注目の外し方―」 　子どもの不適切な行動への注目を外し，待ってからほめることを学びます 講座のまとめと修了式	演習⑤「待ってからほめる」 ロールプレイ③「上手な注目の外し方」

第3回は，行動のABC分析について説明し，演習では，仮想事例に基づいて，「A：行動の前のきっかけ－B：子どもの行動－C：行動の後の結果」の3つに分ける練習をします。行動には4つの機能（要求，逃避・回避，注目，感覚欲求）があること，子どもの行動には必ず何らかの意味やメッセージが隠れていることを学びます。

　理論的には難しく感じる内容ですが，参加者の事後アンケートでは，「行動の機能（意味）があると学んだことで，子どもがなぜそんなことをするのか，考えるようになった」との声が多く，行動理論に基づく大事な視点として取り入れています。

　第4回では，環境調整について説明し，演習シートに取り組みます。ワークシートの例以外にも，参加者それぞれの家庭での環境の工夫についても意見を聞き，参加者同士が工夫を共有して，支援の引き出しを増やしてもらうことを大切にしています。また，親子タイムの意義について説明し，ホームワークの親子タイムに取り組む前に，親子タイムとして家庭でどんなことができそうか，グループで話し合う時間を設けています。前年度の参加者が取り組んだ親子タイムについて紹介したり，他の参加者との話し合いをしたりして具体的なイメージがもてると，家庭で取り組みやすくなるようです。

　第5回では，子どもが達成しやすい指示の出し方，CCQとブロークンレコードのテクニックを学びます。演習では「指示の出し方」の演習シートに取り組み，ロールプレイでは，参加者同士がペアになって，台本の例を参考に，互いに親役と子ども役を体験して感想を述べあい，指示の出し方について考えます。参加者が取り組みやすいように，よくある例をもとにした台本を作っていますが，保護者の多くは，台本にはないアドリブを入れるなど，役になりきって演じています。特に，ブロークンレコードについては，「こんなに何回も同じことが言えるかな」と心配する参加者もいますが，実際に家庭でやってみると，「子どもがいつもと違う親の対応に少し驚いて，最後は指示を聞いてくれた」というようなエピソードもよく聞かれます。

　第6回は，「上手な注目の外し方」について説明し，演習でワークシートに取り組み，ロールプレイでは，第5回と同様に台本をもとにロールプレイを行います。ここでは，「子どもの不適切な行動に注目しすぎないこと」，「適切な行動が起こりやすいように環境を整えてヒントを与えること」が大切なポイントになります。参加者からは，「子どもが実際に家庭で不適切な行動を起こしている場面では，親が冷静でいないといけない」，「自分も我を忘れてしまわないようにしたい」という声が多いのですが，家庭での子どもと自分の姿をイメージしておくことで，実際のかかわりでいままでの対応を変えるチャンスが生まれます。

　第6回の後半は，参加者一人ひとりに，修了証を渡します。その後，講座の感想を1人ずつ述べてもらい，最後にスタッフからも感想を述べます。第1回の自己紹介で，「叱っ

てばかりで，ほめるところなんて１つもない」と言っておられた参加者が，「講座で毎回，良いところ探しをするなかで，だんだんほめるところを見つけられるようになっている自分に気づいた。そんな自分を見た家族から，笑顔が増えたと言われた」と感想を述べられたときのことが，とても印象に残っています。

❹ 地域で継続実施するために

１）運営の工夫

　地域での継続実施においては，市町のスタッフの人事異動が大きな課題となっています。

　発達障害者支援センターから地域の機関へペアレント・トレーニングを広めるにあたっては，スタッフが講座を実施しやすい環境を整えることが重要でした。そこで，スタッフ全員が講座の流れや役割を理解しやすいよう，毎回の講座の流れとグループワークのすすめ方（☞ 資料7 P. 351）を作成しました。また，グループワークでは，参加者の発言や気づきがスタッフ間で共有できるように，記録シートに参加者の様子などを記入して残していきました。さらに，毎回の講座後のスタッフミーティングでの検討事項や反省点，欠席した参加者へのフォローについて反省会シートに記載してもらい，次の準備が円滑にできるよう工夫してきました。

　継続開催が可能な市町では，新しいスタッフが講座のまとめをして保護者向けのおたよりを作成し，講座のふりかえりを学びとする工夫もありました。日々の多忙な業務のなかで，講座の記録やまとめを作成することは大変な苦労がありますが，一人ひとりの保護者の変化やグループのメンバー同士のやりとりなどをふりかえることで，支援者として得られるものは大きいといえます。

２）プログラムの効果を測る

　「家庭療育支援講座」においては，プログラムの効果を測る指標として，保護者の不安状態を測る質問紙を講座の前後に実施し，事後にプログラムに対する満足度アンケートを実施していました。また，A市では，事前と事後に，保護者のストレス状態を測る質問紙のほか，子どもの状態を測る質問紙による評価を行っています。市町で予算を使って講座を実施していくためには，効果を客観的に評価していくことが求められます。全6回，約3カ月の短縮版プログラムでは，目に見えて子どもの行動が変わるということはわかりづらいものですが，ペアレント・トレーニングの効果を明らかにしていくためには，親の変化に関する指標だけでなく，子どもの行動変容に関する客観的なデータを収集することも今後の大きな課題です。

3）地域での発展を目指して

　これまで，さまざまな地域で，ペアレント・トレーニングのプログラムを通じて，多くの支援者の方々とともに，その地域で必要な支援を考え，家族支援としてのペアレント・トレーニングプログラムのあり方を考えてきました。プログラムの進め方や演習シートの内容など，地域のたくさんの声をいただけたからこそ，いまのプログラムがあります。

　行動理論に基づいたプログラムであることを大前提として，そこに地域の特色を活かしながら，参加する保護者も，地域の支援者も，参加して良かった，開催して良かったと思える講座にしていくことが発展の秘訣のように思います。講座に参加した保護者が，後にペアレントメンターとして，地域の大切な人材となられた例もあります。

　親が必要なときに望めば，家族支援の1つとしてペアレント・トレーニングに参加できる環境を整えていくことが求められています。そのために，まずは地域の既存の資源をアセスメントして，支援者同士がつながり，うまく役割分担をしながら，スモールステップで，講座実施の成功体験を積んでいくことが大切です。

（式部陽子）

■　文献

1）式部陽子，橋本美恵，井上雅彦：保健師を中心にした発達の気になる子どものペアレント・トレーニングの試み．小児の精神と神経　2010；50（1）：83-92．

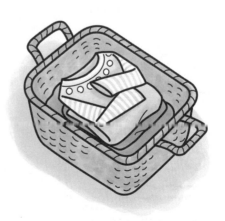

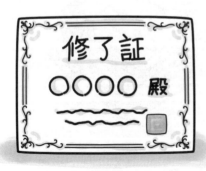

第10章

ペアレント・トレーニングの可能性

① ペアレント・トレーニングをもとにした発達支援
～沖縄県の取り組みから～

● はじめに

　みなさん，こんにちは。ここで紹介する沖縄のペアトレは，さまざまなところと結びつき，さまざまなかたちで展開してきました。ペアトレを通じて集まった仲間たちが，それぞれの立場で，それぞれの成長・展開をみせています。この章では，ペアトレ自体のことよりも，ペアトレを通じて地域支援のネットワークがどのように拡がっていけるかについて，私たちの経験を報告したいと思います。

❶ ペアトレ，Tトレ in Okinawa

　さかのぼって平成16年夏，発達障害のある子どもを抱える親たちを具体的に支援する方法がないものかと模索するなかで，「ペアトレをやってみよう」ということになり，仲間たちとで勉強会を始めました。メンバーは10人ほどの小さなグループでした。当時沖縄では発達障害児・者支援を行っている人も機関も限られていたのですが，当事者である保護者と支援者のグループで勉強会を始めました。翌年2月，岩坂先生のワークショップを沖縄で開催し，2カ月後の4月からみんなでペアトレを始めました。ペアトレを開始した翌年からは，学校の先生や保育士などを対象としたTトレを始めました。その後も，県内各地でペアトレ，Tトレを継続してきております。親のグループや親の会，療育施設，里親会，教職員のグループだったり，学校や教育委員会主催で行われることも少なくありません。

❷ 行政とつくるペアトレ，Tトレ

　ペアトレとTトレに興味を示した行政マンがいました。Gさんといって，当時，沖縄の中部に位置するY村の教育委員会で勤務する行政職の方です。彼は難しい子どもたちを抱えた保護者や先生を，「具体的に」支援する方法がないだろうか，そしてそのため

に行政ができることがないだろうかと情報収集をしていたようです。彼は平の役場職員でありながら，課長以下（というか「以上」というか）の上司を説得し，村内の小学校・幼稚園から20あまりのケースを抽出し，その保護者にペアトレ，子どもを対象にはソーシャルスキルトレーニング（SST），そして先生たちにはTトレを行うという村独自のプログラムをつくりました。私たちのペアトレ仲間は，彼の努力をぜひ実らせたいという想いで，この取り組みを全面的にサポートしました。

　このY村プログラムのTトレの参加者に紀子先生（仮名）がいました。紀子先生は「あやさん（仮名・当時小学校女子）」の担任で，常に先生や周囲の子どもたちに対して攻撃的な言動をしている彼女を，「どんなにがんばっても好きになれない」と漏らしていました。初回セッション終了後に，「私はあの子の顔も見たくないんです。つらいんです。なのにこれ以上宿題をやれって言うんですか？」とつらそうな表情で訴えてきました。体調を考えて参加を見あわせることをお勧めしましたが，紀子先生はTトレのセッションには毎回参加していました。良いところ探しも宿題もすることはありませんでしたが，紀子先生はあやさんにスペシャルタイムを試みたようです。体育がすごく苦手で，しかもプライドが高いあやさんは，人前で体育をしたことがありませんでした。そのあやさんが先生との2人きりのスペシャルタイムで，跳び箱の練習をしようと言ってきたのです。その頃から，紀子先生はあやさんのことを「少しかわいく思えるようになった」と報告されました。紀子先生が歩いていると，あやさんが手をつないできたり（それまではありえないこと），彼女が爆発しそうになるサインを紀子先生がなんとなく察知してなだめたりと，紀子先生自身に変化が出てきていることがわかったそうです。「具体的に動いてみないと何が起こるかわからない」「知ってるつもりでいたけど，具体的に働きかけると見えなかったことが見えてくる」と，Y村プログラムに参加した保護者も先生も，ペアトレ・Tトレの醍醐味である「試してみること」の力に驚いたようでした。

　このY村プログラムを作ったGさんと，中学時代に野球部でバッテリーを組んでいたTさんが偶然福祉課で勤務していました。それをきっかけに，福祉課もY村プログラムにかかわるようになっていきます。みなさんもご存じのように，親の障害や経済的な問題，虐待の問題など家族の抱える問題が，子どもの発達の問題を悪化させてしまっているケースは珍しくありません。福祉行政がペアトレに関わり始めたことで，発達障害ケースに地域の相談支援が動き出しました。学校からは支援の手の届かないところで困ったことになっていくケースに対して支援をしていくことを始めたのです。ペアトレが地域支援のなかで大きな役割を果たしたということです。

　Y村の例から，ペアトレ・Tトレは単に認知・行動を修正するためのプログラムにと

どまらないと思いました。いろんな職種が，ペアトレに寄り添うように集まったとき，いろんな立場の人達が困った保護者や先生たちの語り（困りごと）に耳を傾けるわけです。それはどんな本や講演よりも，赤裸々で具体的で，そして支援にかかわる者たちに変化をもたらすと思うのです。たとえば，「子どもに反応しすぎてるな」って思っているお母さんの，「日常の苦しさ」が想像できるようになると，支援のゴールが「まずはお母さんが変わること」から，「まずはお母さんが楽になる」に変わったりする。子どもとのやりとりが偏ってるって感じているお母さんに対して，「どうわかってもらうか」ではなく，「どんなことを一緒にやろうか」と考えはじめたりする。支援の発想や着眼点が違ってくると思うんです。

❸ ペアトレから法人の活動へ

私たちのペアトレ仲間は，沖縄でのペアトレ，Ｔトレを通じていろんなことを考えました。当時はまだ発達障害児者支援が福祉サービスの一部とされておらず，かといってそれを待っていても（ましてクレームばかりを言っていても）どうにもならない。ということで，私たちは「ぺあ・さぽーと」というNPO法人として立ちあがることにしました。法人化することで，助成金や基金への申請が可能になりました。市町村や教育委員会から研修プログラムを依頼されたり，交代制で電話相談サービスをしたり，法人ということでできることの幅が拡がりました。学校や保育園のケース会議に参加したり，場合によっては家庭訪問をしたりして，個別のケースの調整をすることも出てきました。行政機関や事業所と関係を作り，ケースをお願いされたり，逆にお願いしたりという連携の芽も作られていきました。

その後「ぺあ・さぽーと」は，ペアトレ，Ｔトレで学んだことを直接的な支援に反映させようと，児童デイサービス（現在の「放課後等デイサービス」）と就労移行支援，そしてショートステイという3つの障害者自立支援事業を開始しました。「ぺあ・さぽーと」では，主に小学校年齢の発達障害をもつ子どもたちがお勉強や遊びを通じて，みんなで共有できる体験を大切にしてきました。「みんなで育つ。孤独に育たない」ということが，所長のＹさんはじめ職員たちが目指していることです。デイに来る子どもたちの多

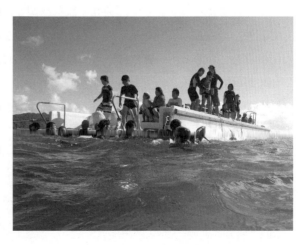

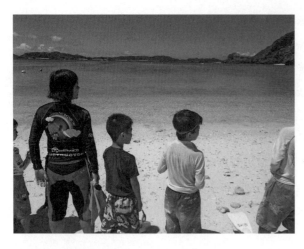

くが，日常生活でどんなにがんばっ
てもお友達がいない・少ない，楽し
いことがない・少ない（イライラす
ることのほうが多い）ようです。だ
からみんなで楽しいことをする。そ
してデイに来るみんなで中学生にな
り，高校生になり，そして大人になっ
ていく。孤独な育ちじゃなく，一緒
に育っていく仲間がいることが大切
なことじゃないかと感じてきたので
す。（放課後等デイサービス「ぺあ・さぽーと」は，現在はIMUAという別の法人で事
業を続けています。）

　みなさんもペアトレ，Tトレ実践を通して実感されると思うのですが，何かが変わる
前に，保護者のみなさんや先生方が集まって，「孤独な悩み」が「みんなで困っている」
というかたちに変わっていくじゃないですか。それが悩む人にとって，一番のエンパワー
になると思いませんか？親としての，先生としての機能レベルが向上する前に，みんな
で不器用な自分を持ちよって，一緒に笑ったり泣いたり，ときに怒ったりするって大切
だと思うのです。親や教師の機能レベルよりも，ありのままの自分を共有できるコミュ
ニティーの存在のほうが，人に変化をもたらすっていうのは，私たち仲間がペアトレか
ら学んだ一番の収穫だと思っております。

❹　地域を見すえたペアトレ実践

　ペアトレ・Tトレは解決を提供するのではなく，周りの大人たちの試行錯誤を再起動
させてくれるようなものです。独りで試行錯誤することは難しいのですが，みんなで試
して報告してみる。怒りや悲しみ，ときには絶望感に満ちた子どもとのやりとりをみん
なで共有していると，子育ての辛さや憤りを笑いに変える不思議な力をもつ場所になっ
ていくわけです。

　地域でペアトレを実践するというのは，「みんなで新しい行動を少しずつ試してみる」
というペアトレのパラダイム（考え方）をさまざまな人たちと共有することで，そのパ
ラダイム（考え方）が，ペアトレやTトレのグループを越えたところで子どもたちを見
守る形になっていくような気がします。

　ペアトレを始まりとして，法人を作り，福祉サービスを提供するという方向に展開し
ていくと，「日常生活を支えていく」ということの大切さが改めて認識されてきます。

ペアトレもTトレも子どもや家族の「日常生活を支えていく」ものですが，主に日常の子どもへの対応に注目した試みです。一方，児童デイサービスのような場所が子どもたちに提供するのは，放課後や週末など日常生活の一部です。学校から戻った後の勉強の時間，遊びの時間，夏休みの海や山での時間，ボーリングやその他レクリエーションの時間…。それらをみんなで，ワイワイと楽しく，時には喧嘩したり，仲直りしたり，爆発したり，笑ったり…。そういうことを繰り返しながら，子どもたちの成長そのものの一部になっていくことだと思います。

　療育や診療・療法などの専門的な試みというのは，非日常的な時間や空間で行われるものです。専門的で非日常的な立場から子どもたちの生活を支えるという試みと同時に，彼らの生活の一部になって子どもたちと家族を支えていくことも必要なのだろうと思うのです。発達障害児支援は，最終的には治療ではなく，育ちと子育てを支援していくことなのです。

❺　地域にはばたく子どもたち

　私たちが発達障害児支援やペアトレに取り組み始めた頃の子どもたちも，既に成人してさまざまな人生の経路をたどっています。大人としての人生を作りあげている人（子ども）たちもいれば，まだまだ模索している最中の人（子ども）たちもいます。

　Yさんは当時小学校の帰りに出会った農家のおじさんと農業をするようになり，現在は農業に従事しています。あまりに行動が激しく落ち着きがなかったため友達が少なく，放課後の時間をおじさんの農業のお手伝いをして過ごしていたようです。一方Aさんは，野球との出会いが人生を変えました。彼の有り余るエネルギーと偏っている（といわれた）集中を野球に注ぎこみ，現在はスポーツ関連の仕事に就くために勉強しています。小中学校を通じてほとんど登校していなかったKさんは，お母さんが半強制的に連れて行った通信制高校で軽音部に出会い，人前に出ることの楽しさを覚え生徒会長になり，その後出会ったガールフレンドとの（私たちからは）不安定と思われる関係を貫きながら大学を卒業して，現在は2人で働きながら生活しています。

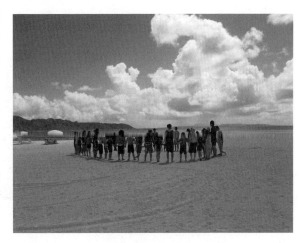

　こうやって書いていると，「支援」がうまくいったケースばかりに思えるかもしれませんが，必ずしもそう

ではありません。YさんもAさんも，農業や野球と出会っていながらも，学校での問題は続いていましたし，Kさんも進学はしたもののどんどんちがう問題が発生し，周りの大人たちは不安を抱えながら彼らのことをみていました。彼らの不器用さが，あるいは（私たち大人が）「問題」とみてしまうことがあったがゆえに，彼らの人生を前に進めてくれる何かと出会ったのではないかと思ったりします。

　本書の改訂にあたって，この章を担当している筆者2人でさまざまな話をしました。たとえば…，(1)療育も特別支援教育も，結局は子どもたちの成人としての生活に結びつかなければならない，(2)成長した子どもたちの人生を「前に進める」（進路・人生の決定）のは，周りの大人たちの支援というよりは，子ども本人が何かと出会い，それを自らの人生のなかに取り込んでいく「ちから」が必要であること，(3)「ほめる」の果てには「叱られることのできる大人」になっていくこと，「ほめる」ことは「叱られても大丈夫になる」ためのプロセスなんだということ，(4)ペアトレは目の前の子どもを上手にいうことをきかせる（コントロールする）ための技術ではなく，大人になっていく子どもたちを支えるためのもの（ついつい「大人が楽になること」と「子どもの成長を支えること」を短絡的に同じ線上に考えてしまっていないかということ）。他にもさまざまな話をしましたが，結論の出ないことがたくさんありました。

　2人で話していて思ったのですが，地域に向けてペアトレをするということの1つは，子どもの生活に関わるさまざまなところを巻きこみながらプログラムを展開していくことなんだろうと思います。あの頃のペアトレ・Tトレに登場した子どもたちは大人になり，その頃参加者だった保護者たちがペアトレのファシリテーターとなって地域で他の保護者を支える人たちになる。そういう人の循環を見据えたペアトレをこれからも実践していけたらと思います。

（知名　孝，岡崎綾子）

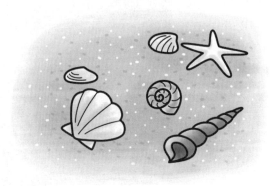

2 ペアレント・トレーニングの今後の展開に寄せて
～20年を振り返って～

● はじめに

筆者がペアレント・トレーニングに出会ったのは1999年5月にさかのぼります。当時，国立精神神経センター精神保健研究所児童思春期精神保健部の部長であった上林靖子先生のもと，ADHDの研究に取り組んでいた筆者らは，米国に視察に出かけました。訪問先の1つが，米国，ロサンゼルスのカリフォルニア大学ロサンゼルス校（UCLA）でした。ちょうど留学中であった岩坂英巳先生に見学先のアレンジをしていただき，シンシアさんがファシリテーター*を務めていたペアレント・トレーニングに参加する機会を得ました。

子どもの問題行動に悩む親を支援する具体的で実用的な介入法に感銘を受け，帰国後，研究所で試行錯誤のグループを開始したのが1999年11月でした。その後，ペアレント・トレーニングはわが国において，さまざまな領域で活用されるようになってきました[1]。

初めてUCLAでペアレント・トレーニングを見学してから20年経った2019年，再びUCLAに3カ月間（2019年10月～12月）滞在する機会を得ました。しかも，一昨年退職されたシンシアさんが，2019年10月からペアレント・トレーニングのディレクターとして復帰された時期と偶然重なり，幸運なことに再び彼女がファシリテーターを務めるグループに参加する機会を得ました。

初版で，筆者に与えられたテーマは「ペアレント・トレーニングの今後の展開に寄せて」ということでしたが，今回はわが国での20年間の実践を振り返りつつ，シンシアさんのグループに参加してあらためて気づいたことを加えて，ペアレント・トレーニングの今後の展開に関して「ペアレント・トレーニングで親を支援するとはどういうことか」という問いを軸に述べたいと思います。

❶ ペアレント・トレーニングの目的～小さな成功を見つける

1999年，国立精神保健研究所でペアレント・トレーニングを始めた頃の体験を最初に紹介したいと思います。本プログラムの背景にある行動変容理論を勉強した筆者は，どのようにすれば参加者である親がこの考えを理解し，スキルを活用できるようになるのか，つまり，どうやって「スキルを教えるか」を一生懸命に考えていました。図にしてみたり，表にしてみたり…それはそれで悪くはなかったと思うのですが，かすかな違和感をずっと抱えていました。

その違和感の正体は，2001年にUCLAで３カ月間，シンシアさんの実施するグループに参加してわかりました。やり方はそれほど違っていなかったのですが，方向性を間違えていたのです。「何のためのペアレント・トレーニングなのか？」という肝心なことを見失っていたことに気づきました。

何のためのペアレント・トレーニングか？それは，親が子どもの小さな成功を見つけること，親として子どもとうまく関われたという自分自身の小さな成功を見つけることだったのです。行動変容理論に基づくスキルの獲得は手段に過ぎない，大事な点は「小さな成功」を得ることなのです。こういう体験を「目からうろこ」というのでしょう。もやもやしていたものがすっきりとした感動をいまでも覚えています。

シンシアさんのグループではいつもユーモアと笑いが絶えませんでした。一人ひとりのエピソードは深刻な問題だったりするのですが—泣きながら笑っている人，達観した口調で淡々と語る人，そしてシンシアさんの名演技（さすが元女優です），とにかく，みんなよくしゃべる，そしてグループが終わる頃には，みんな元気になって帰っていくのでした。そのコツはなんだったのでしょうか。グループに参加していて感じたことは，ほめられること，認められることでした。アメリカの文化的土台（日常にポジティブな言葉のやりとりが頻繁にあり，ほめることが自然に行われていました）に，シンシアさんの温かい人柄も加わって，どんな小さなことでもポジティブなフィードバックが行き交うグループでした。またオープンに意見が交わされる雰囲気に，一人ひとりが尊重されているということが実感されました。

❷ 親としての主体性を取り戻す〜協働者としてのファシリテーター

さて，日本での体験に戻ります。初期のグループではファシリテーターといいながら，ファシリテート（促進する）どころか，筆者はよく立ち往生していました。その当時，グループワークや臨床の経験が豊富な先生お２人と一緒にグループを進めていたので，幸い，筆者１人が立ち往生しても，進行に大きな支障はきたしませんでしたが，ファシリテーターとしてはまったく未熟だったといえます。しかし，初期の参加者たちはそんなファシリテーターを支え，一緒に考えてくださいました。まさに「協働」という動きでした。未熟さゆえに，結果として，そうなったのですが，視点を変えれば「ファシリテーター（専門家）は何でも知っている人，参加者（親）は養育スキルが欠損した人」という構図に陥らずにすんだのです。いま振り返ってみると，親と専門家の協働性を考えるうえで，これは大事な点であることがわかります。

ペアレント・トレーニングの実践において，親と専門家の関係は協働的な(collaborative)性質をもつといわれています。しかし，「トレーニング」という用語そのもの自体が，

治療者と親の間に階層関係を想起させ，「治療者は専門家で正しいことを知っている人，クライエントである親はスキルが欠損している人」という位置付けを含んでいることを，ファシリテーターは意識しておく必要があるといえます。皮肉なことに，熟達することで無意識に含まれるこの落とし穴に陥る可能性があるのです。Webster-Stratton[2] は，協働性を保証するために，次の4点をあげています。①治療者の知識と親ならではの強みと視点は同等であることに基づく相互の関係性，②信頼とオープンなコミュニケーションに基づいた責めることのない関係性，③目標の設定に親が積極的にかかわること，④親が各セッションの進み具合を自分で評定し，治療者は家族のニーズにあうように介入を修正し調整すること，です。この関係性が保証されてはじめて，協働することができるのです。

　「専門家がたかだか数回会っただけでわかることよりも，毎日子どもと一緒にいる親が一番よくわかっているものだ」というのは上林靖子先生から言われた言葉ですが，まさにそのとおりだと実感しています。親は親ならではの視点でわが子をよく見ているのです。わが子のスペシャリストともいえます。しかし，ペアレント・トレーニングに参加申し込みをする親は，親としての自信を失った状態にあります。ペアレント・トレーニングの目指すところは親が親としての主体性を取りもどすことです。それがなければ，ペアレント・トレーニング依存症を作りあげるだけになるかもしれません。プログラムに参加した方が「親としてなんとかやっていけそうだ」という感覚を取りもどせることが大事だと思っています。

　エンパワー（Empower；本来その人に備わっている能力をその人自身が取りもどし，力を発揮できるようになる）という言葉があります。エンパワーされた親は治療に積極的な役割を取るようになり，単に学んだスキルを実践するだけでなく，自らの状況に応じてスキルを開発していくといわれていますが[3]，フォローアップのグループを実施しているとまさにそれを実感します。つい最近，あるフォローアップセッションで次のようなエピソードが語られました。Aさんはお子さんが何度言ってもまったく言うことを聞いてくれないことに困っていました。日常生活ほとんどの場面でそうで，お子さんの顔を見るのも嫌になっていたそうです。「まず1つの指示だけに絞ってやってみたらどうでしょう」とセッションの場で筆者が言ったそうで，Aさんは，「出したおもちゃはしまうこと」に絞って指示をしたそうです。ところがうまくいかなかった，そこで，Aさんはお子さんに「どうしてできないのか教えてほしい」と尋ねてみたそうです。すると，お子さんが「何をすると怒られて，どうすれば怒られないのかわからない」と言ったそうです。Aさんはその発言を聞いて，お子さんに「じゃ，これをやったらほめられるかな？と思うことをやってごらん」と伝えたそうです。すると，自分から考えて脱い

だものを洗濯機に入れる，ということをしたそうで，久々にほめて終わることができた，と報告してくださいました。Aさんが自らわが子にあわせたスキルを開発し，成功感を得たのです。これこそがWebster-Strattonのいう協働モデルといえるでしょう。

❸ 変容のプロセスのカギ「ふりかえりによる発見」とそれを支えるもの

　これまでの研究から，ペアレント・トレーニングは親のメンタルヘルスや子どもの問題行動を改善させることがわかってきました。たとえば，プログラムを終えた親へのインタビューのなかに「いままでは全部が大変だったけど，ポイントがわかってきたような感じがしている」「自分で（スキルが）実践できているんだろうなというのは，子どもが変わってきているのを見ると…全部はうまくいかないけど，自分がちょっとずつ変わってきているなと感じる」などの発言がありました。これらの発言は，参加者が親としての効力感を獲得したことを表しています。では，効力感の獲得はどのようなプロセスを経て行われるのでしょうか。これを明らかにするために，筆者がファシリテーターを務めたグループの全セッション中の発言およびプログラムを終了した41人へのインタビューから，変容プロセスについて検討しました[4]。

　その結果，変容プロセスのカギとなる概念は「ふりかえりによる発見」であると考えられました。ペアレント・トレーニングのプログラムは2週間に1度のペースで全10回，約半年間続きます。参加者はこの間，わが子の言動，自分自身の言動，わが子と自分の関係をあらためて見つめなおす作業を続け，そのなかでさまざまな「ふりかえりによる発見」をしていました。たとえば，「わが子の好ましい行動を発見」（例．お皿並べてくれてありがとうと声をかけたら歯磨きをしにいった），「学んだスキルを使えた自分を実感する」（例．これが終わったらおもちゃ開けようかと違う言い方ができるようになった）といった喜びを伴うポジティブなもの，試してみたがうまくいかなかったという「失敗体験の明確化」（例．無視していたらエスカレートして無視できなくなっちゃった），「わが子への"前向きな"あきらめ」（例．そうそう，遠くから言ってもダメだったんだというあきらめがある）などがありました。これらは，専門家から教えられたものではなく，親自身が実践を通して自ら獲得する発見です。それは"腑に落ちる"ものであり，実感を伴った学びとして体験されていました。

　この発見をもたらす前提として，主体的な取り組みが欠かせませんが，それを促進するものとして「課題の明確化」や「期限付きの実践」という概念が抽出されました。「課題の明確化」とは，参加者自身が自分の取り組む課題を明確化することです。プログラムという枠組みにより毎回取り組むテーマが焦点付けられること，やってみて感じる"あ，そうなんだ"という気づき，他メンバーの話に自分を重ねあわせて聞くことで得

られる気づき，により課題が明確化されていました。「期限付きの実践」とは，2週間という期間限定で学んだスキルを実践することです。宿題という形で持ちかえったワークシートは日常のなかに挿入される枠となり，書きこむことで取り組みの意識化がなされました。また，2週間と限定されていることで「ちょっとだけ試す」という動きが起こりやすかったようでした。

　これらの取り組みがさまざまな発見をもたらし，また，発見することでまた個々の取り組みが明確化されるという循環が起こっていました。しかし，日常生活のなかで自ら課題に向きあい，実践を継続することは易しいものではありません。分析の結果，これらの取り組みを支えたのは「他者からのポジティブな注目」であったことがわかりました。ある母親は次のように語りました。

　　2週間にいっぺん，ここで私がほめてもらえるからかな。子育てって誰もほめてくれないじゃないですか。やってあたりまえというのがあるじゃないですか。ここでは"よくやったね"と認めてもらえて，ほめてもらえて。そういうのないですよね。人から認められてほめられて，がんばったね，というのは。そう言われると，じゃ，またがんばってみようかなと。ここに来て，それじゃダメなのよ，とばかり言われていたら，へこんで挫折していたかもしれないけど，必ずこの場所に来るとほめてもらえる，というのががんばれたかなと。

　ちなみに，これらさまざまな発見は，わが子とのかかわりの手立ての獲得，わが子とのかかわりが楽になる関係をもたらします。プログラムのゴールの1つとしてあげられている「いまのわが子に適切な期待をもつこと」ができるようになっていくようです。つまり，わが子に対する希望と期待の調節ができるようになる，これが障害の理解・受容というテーマにつながっていくように思います。

❹ ファシリテーターの役割とは

　上記，「ふりかえりによる発見」を促すために，ファシリテーターに求められることは，安心して振り返る場所を提供することであるといえます。グループ全体が安心した場となることで　参加者は安心してポジティブなこともネガティブなことも吐露できるのです。繰り返しになりますが，安心して振り返る場所とは，正解を教えてくれる場所ではありません。

　インタビューのなかで「楽しかった」「リフレッシュする場であった」という発言がありました。なぜ楽しいのか，リフレッシュするのか，といえば，安心して語れる場で

あり，個々人が認められる場であったからです。葛藤する自分を認めてくれる場がある，わかりあえる場がある，そのことが親を支え，親自身がもっている能力を引きだすといえます。グループのなかで安心して語れる体験をしたことがきっかけとなり，外に協力者を求める動きができるようになることもありました。

　ファシリテーターを務めるなかで，筆者自身は参加者の方々からエンパワーされる体験をしてきました。難しい状況のなかでも人には状況を変えていく力が備わっているのだと参加者の方々の変化を見ていて実感させられます。このことは筆者自身が難しい場面に出会ったときに希望をもって取り組んでいくエネルギーのもとになっています。参加者もファシリテーターもお互いにエンパワーしあえることがプログラム継続のコツと感じています。

　もちろん，変化のあり方や取り組みのペースは多様です。参加者がそれぞれのペースで，それぞれの発見ができるように，その変容プロセスに，協働者としてファシリテーターはどのようにかかわっていくことが望ましいのか，これは今後さらに検討していきたい課題です。

❺ 困難な取り組みを支える「希望とユーモア」

　最初に述べたように，2019年にUCLAを再訪し，シンシアさんのグループに参加しました。20年前は筆者自身も経験がなく，すべてが学びでしたが，今回は日頃の臨床と照らし合わせながら参加することができ，新たな発見がありました。

　今回の発見は「希望とユーモア」です。あるグループの初回，部屋の空気がどんよりとしていました。家族は子どもの問題行動に振り回され，疲れ切っているようでした。「こんな状況が果たして変わるの?!」という絶望した感じが伝わってきました。シンシアさんも帰り道，「あの家族はほんとうに大変なのよ」と話していました。しかし，回を重ねるにつれ，空気が変わっていきました。問題はなくなってはいないのですが，参加している保護者に笑顔が増え，泣いたり，笑ったり，活き活きとした動きが出てきました。

　毎回，最初に，「なにか1つよかったこと（one nice thing）」からスタートします。大変な毎日のなかで「よかったこと」をシェアしていくことで，グループに「なんとかなるさ」的な空気が生まれていきました。大変な今日であっても明日はまた別の一日，いいこともあるだろう，という感覚です。参加した家族が，希望をもって日々を過ごせるようになったとしたら，それはなによりの支えとなるのではないでしょうか。ペアレント・トレーニングに参加してよかったと思うでしょう。

　あるとき，前思春期グループで次のようなことがありました。ある男の子の両親が参

加していたのですが，「好ましくない行動」として，子どもがお父さんに体当たりしてくるという行動をあげました。「身体が大きいのに幼くて，最初はじゃれている感じなんだけど，興奮すると危険を感じるほど強く当たってくる…"humping"だよ」と苦笑。みんなも笑っていましたが，私はよく意味がわからず。翌週，そのお父さんから，無視する（ignore）ことでおさまったと報告がありました。それはよかったと思いつつ，「ところで，humpingってなんですか？」とお尋ねしたら，爆笑されながら教えていただきました（文字にするのははばかられるので，ご興味のある方は辞書で調べてみてください）。その言葉の使い方はともかく，そうやってユーモアをもって語ることで，問題行動との間に距離が生まれ（少し離れたところから自分たちを見る感覚），「困った子」ではなく「困った行動」として向き合えるのだと感じました。

　保護者のみならず，ファシリテーターも「問題だ！」と思い過ぎると，問題行動に巻き込まれてしまいがちです。一歩ひいてその状況をみることができると，多様な視点がみえてきて，戦略的な対応を思いついたり，学んだスキルを使うタイミングをつかめたりするものです。ユーモアの精神は日々チャレンジしている私たちを救ってくれるものといえるでしょう。また，シンシアさんのファシリテーターとしてのスキルをみていると，メタファーをとても上手に活用していることに気づきます。

　メタファーを使うことで参加者の理解が深まり，ユーモアと希望をもってグループ運営をしていくことで取り組みを支える，これらはマニュアルには記載されていませんが，とても重要な要素だと感じます。

❻　思春期のグループについて

　2019年度の訪問での収穫の1つは，前思春期のグループの参加でした。わが国でもペアレント・トレーニングは，主に幼児期から学童期の子どもの保護者に対して実施されています。思春期のグループに関するニーズはありますが，いくつか試みの実施が散見されるだけで，きちんと効果が検証されたプログラムの開発は今後の課題でしょう。

　今回，UCLAを訪問した際に，2つの保護者のグループに参加しました。1つは親子の葛藤を減らすことを目的としたプログラム，もう1つは友だち作りを支援するプログラムです。なかには両方に参加している保護者もいらっしゃいました。思春期になると，保護者が全面的に支援することは難しい，かといって手を引いてしまっては発達障害のある子どもは困ってしまいます。子どもの気持ちを汲み取りながら交渉していくスキルが求められますし，子どもが友だちや先生など他者と関係を築けるように支援していくことが求められるといえます。本書にも触れられていると思いますが，思春期の子どもをもつ保護者への支援も今後検討していきたい課題の1つといえるでしょう。

＊　ファシリテーター：参加者の心の動きや状況をみながらプログラムを進行していく役割を担う。facilitate（促進する）という語が示すように，指導するというよりも，参加者自身の気づきを促すことを目指し，グループ内では触媒のような働きをもつ。グループによってはインストラクター，リーダーという名称を使っているところもあるが，機能としてはファシリテーターと同様と考えられる。

（井澗知美）

■　文献 ──────────────────────────────────

1）上林靖子，井澗知美：ADHDのペアレントトレーニング．精神科治療学　2010：25（7）：931-939.
2）Webster-Stratton C, Herbert M：Troubled Families-Problem Children Working with Parents: A Collaborative Process. John & Wiley & Sons, Chichester, England, 1994; 105-167.
3）Brookman-Frazze L：Using parent/clinician partnerships in parent education programs for children with autism. Journal of Positive Behavior Interventions, 2004; 6（4）: 195-213.
4）井澗知美，上林靖子：ペアレントトレーニングに参加した親が自己効力感を獲得するプロセスの検討─修正版グラウンデッド・セオリー・アプローチを用いて─．児童青年精神医学とその近接領域　2013：54（1）：54-67.

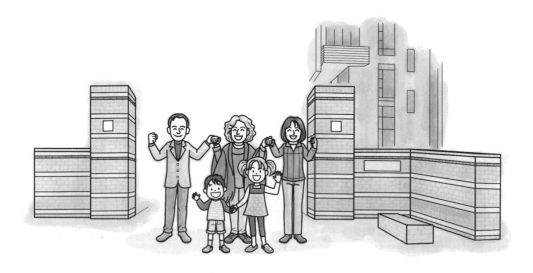

3 グループワークで大切にしたいこと

● はじめに

　ペアレント・トレーニングは，保護者に子どもへの適正な接し方を学んでもらい，子どもの発達支援を支援者とともに担ってもらうことを目的にしています。そのため共同治療者として親を育成する実践ともいわれます[1]。共同治療者の育成としてのペアレント・トレーニングは必ずしもグループで行う必要はありません。個人セッションで行動療法や応用行動分析を個々の子どもの行動の特質にあわせて保護者が単独で学ぶ場合も広義のペアレント・トレーニングです。

　個人セッションとグループのペアレント・トレーニングを比較してみると，グループでのペアレント・トレーニングには，グループダイナミックスが個々の参加者に与える影響が特徴的です。このグループダイナミックスはペアレント・トレーニングを実施する人のグループワークの力量によって，良い面にも悪い面にもなります。

　これからグループワークとしてのペアレント・トレーニングのコツと注意点について述べますが，まず大事なことは本書で紹介されているペアレント・トレーニングのプログラムをしっかりと学び，プログラムの基本を守って参加者にレクチャーできる力をつけることです。グループワークが上手くいかないとき，プログラムの基本に立ち返ることでグループワークの進行中に起きる問題を回避できることが少なからずあります。

❶ グループワークとしてのペアレント・トレーニングの基本条件

　グループワークとしてのペアレント・トレーニングを成功させるには，プログラムの内容とグループのリーダー（以下，インストラクター）と参加者は少なくとも次の基準を満たしていなければなりません。この基準が十分に満たされなかったり，基準のうち何かが欠けていたりすると，ペアレント・トレーニングの成果が十分に得られなかったり，参加者と主催者また参加者同士の間で葛藤が生まれたり，好ましくない結果を招くことがあります。

1）プログラム内容の基準

　提供するプログラムの内容は，発達障害によって起きる問題に対して汎用性の高い技法や理論であり，それらの技法や理論は順序だった学習プログラムとして用意されている必要があります。本書で紹介されているプログラムはこの基準を満たしています。

2）インストラクターの基準

　インストラクターは，プログラムの背景にある理論を十分理解し，グループワークでそのプログラムの主旨を正確に紹介できなければなりません。また個々の子どもの行動の問題が，提供しているプログラムの技法で対応できるか否かを判断できることが必要です。個別性の高い問題あるいは深刻で即時的な対応を要する問題は，個人セッションで取り扱うほうがより適切であることを参加者に説明しなければならないからです。

3）参加者の基準

　参加者は固定されている必要があります。また，ペアレント・トレーニングへ自発的に参加し，参加当時に心身の健康を過度に損ねていないことが必要です。さらに全セッションへの出席が守れ，プログラムを学習しホームワークを実践することを了解していなければなりません。ただし，これらのことは参加前に実施者から説明され参加者が同意していることが条件で，実際にセッションが始まると参加者自身の状況や家庭の事情によって参加動機が下がったり，欠席したり，ホームワークの実施が難しい例もでてきます。それゆえ全出席とホームワークの完全実施はあくまでも原則です。

❷ ペアレント・トレーニングにおけるインストラクターの役割

　グループワークにおいて，インストラクターが何を意識しどのように工夫するかは後で具体的に説明します。先にインストラクターの主な役割をあげてみましょう。おおよそ次のとおりになります。

プログラムの実施者としての役割

①　プログラムの背景にある行動変容理論を参加者が理解できる日常的な言葉と表現で教示し，子どもの行動への対応の技法を伝える。

②　各セッションで紹介した技法をホームワークで実施する際，各参加者のターゲット行動の選定と技法の使い方が参加者とその家庭にあうように助言する。

③　ホームワークの報告とフィードバックの際，実施結果を肯定的に確認し，セッションへの参加意欲と新たな技法の学習意欲を高めるために支持的に参加者に接する。

グループリーダーとしての役割

①　自らがモデルとなって，肯定的な注目と関心をお互い向けあうこと，支持的な態度をお互いにとることを例示する。

②　参加者の発言を結びつけるなど，参加者同士の交流の媒介となってグループの相互援助的なかかわりを作る。

③　グループのまとまりと包容力を作るためにグループ全体を適度に統制する。

❸ グループワークのコツ

グループでのペアレント・トレーニングは保護者を支援する有効な手段として活用できます。たとえばグループワークを通して参加者同士のピアサポートの関係ができると，参加者の心身の健康度が上がります。ピアサポートとは，同じような障害や問題を抱える当事者同士の強い共感性や受容性によって起きる相互援助的なかかわりです。

発達障害のある子どもの保護者は，障害の特性によって起きる家庭の内外のトラブルや，問題を起こす子どもに育ててしまったという自責感，親としての自信の喪失や孤立感など，共通の苦労や悩みを抱えています[2]。そのような共通した状況や感情体験が，グループの等質性を高めグループのまとまりを作ります。それがピアサポートの基盤となっています。

ではプログラムの内容に沿って，このようなグループのまとまりと相互援助的な関係を作るコツについて述べます。

1）グループの緊張緩和の工夫

プログラムの1・2回目のセッションではグループは緊張しています。参加者の緊張や不安が高いとき，インストラクターが落ちついた暖かい態度でいることで場の雰囲気が和みます。特に意識してそういう和んだ雰囲気を作りたいのであれば，セッションの開始時にゲームのようなことを取り入れて，グループワークのウォーミングアップを行うのもいいでしょう。私は軽いストレッチを参加者とするとか，名前を覚えるのに役立つゲームをしたりします。

ただしそれは2回目以降のセッションからです。最初のセッションは緊張しているほうが自然です。なにしろインストラクターも参加者も初対面の場合が多いのですから，わざとらしいことはせず，グループのまとまりができるような自己紹介の仕方を工夫したほうがいいでしょう。

2）自己紹介でグループのまとまりを作る

自己紹介を実施するのがあたりまえのせいか，その中味が特に論じられることは少ないようです。しかしグループワークの点では自己紹介の内容と進め方はとても重要です。自己紹介をある程度構造化しておかないと，単に名前を名乗りあって終わりになったり，参加者が綿々と苦労話を始めたり延々と悩みを語ったりして予定時間をオーバーしてしまったりします。

私は次の4つのポイントに絞って話してもらうことにしています。

①参加者の氏名，②子どもの名前あるいはニックネームと年齢や学年（きょうだいがいる参加者はどの子の問題を解決するために参加するか），③子どもの長所と短所，④ペアレント・トレーニングに参加する理由（いきさつや動機など）です。

そしてインストラクターから自己紹介を始めて参加者のモデルになるようにしています。インストラクターに子どもがいない場合は架空の例であることを告げてモデルを示してもいいでしょう。たとえばクレヨンしんちゃんとその母親を題材にして，「うちの子は5歳でしんのすけといいます。元気で活発なところが長所ですが，生意気で私のことを『みさお』と呼び捨てにするのが短所です」など，ユーモラスな自己紹介は場が和むのに役立ちます。

　ただしモデルを示すのは場を和ませるだけが目的ではありません。自己紹介の長さと時間の配分，内容の適切さ，特に最初のセッションでの自己開示の適正な程度を参加者に学習してもらうためです。適切に自己紹介をしてくれそうな参加者が事前にわかっている場合，その参加者から始めるのも参加者同士の観察学習が進む良い方法です。

　このような感じで参加者の自己紹介が進行すると，互いの話に共通性があるために他の参加者が涙ぐんだり，大きな相づちを打ったり，動作や気持ちで親近感や共感性を表すようになります。自己紹介がひと通り終わるころには，何人もの保護者の表情に「つらい状況は私だけではなかった」というような安堵感が表れます。グループとしてまとまり始め，相互援助の雰囲気が生まれ始めたことを示しています。

3）グループのまとまりと同時に包容力を作る

　前述のようなモデルを示しても，悩みやたいへんさの話が止まらなくなる参加者もいます。その場合はその人の悩みの深さ，あるいは自己統制や協働の能力の問題としてとりあえず受け止め，ある程度話し終わるまでその逸脱を許容します。大切なのは「許容」であって決して「受容」ではないことです。インストラクターがあえて受容しなくても，受容的な雰囲気は自然に参加者同士の間で生まれています。だからインストラクターは過度に共感を示したり受容する必要はありません。

　その参加者の話が終わったときに，「お子さんの様子と○○さんのご苦労がよくわかるお話でした。自己紹介は後○分くらいで終えたいと思いますので，次の方に進めましょう」とセッションには時間設定があることと時間が押していることを示唆します。このような態度を通してインストラクターの役割や責任がグループ全体に対してプログラムを円滑に進行させることであり，心理療法のカウンセラーのような治療的な役割とは異なることを理解してもらいます。

　ただし決して参加者を非難するような雰囲気にならないように，ニュートラルな言動を心がけるのがポイントです。もし，参加者が自己紹介を長くしてしまったことに恐縮しているようなら，「最初に時間のことをお話ししなかった私の責任ですから，どうぞ気にしないでください」とフォローします。グループリーダーとしてのインストラクターの包容力は参加者全体のモデルとしてとても大切です。

集団にまとまりができてくるとグループダイナミックスによって異質なものに対する排他的な傾向も同時に強くなってきます。参加者が抱える問題に共通性はありますが，子どもの特徴や家庭の事情は異なっています。特定の参加者の状況が際だって異質であると，グループはしだいにその参加者を遠ざけようとする傾向が起きます。その場合，インストラクターはできる限り肯定的な言動でその参加者を包容するようにします。インストラクターの包容力はグループ全体のモデルとなり，グループが排他的な性質を帯びるのを防ぎます。

4）守秘の約束と安全な場としてのグループ作り

初回のセッションでインストラクターは守秘義務について説明します。そして参加者が語る個人的な事柄に関して参加者全員がその秘密を保持することを要請します。それは個人情報の保護という面もありますが，グループワークの点からはグループでの自己開示と関連しています。たとえば次のように守秘義務について説明するとしましょう。

「これからのセッションでホームワークの課題やその実施の結果について，皆さんで話し合っていきます。その際にそれぞれのご家庭の様子やご家族の関係について詳しくお聞きすることになると思います。たとえば，お子さんが宿題に集中できることがホームワークの課題の場合，お子さんが宿題をする場所はどこか，机はどこにあるかなど，家の間取りまでお聞きするかもしれません。こういうプライベートなことは，他に漏らされたくないし，やたらに漏れたら防犯上も困ります。だからここで皆さんと約束したいのは，お互いに秘密を守るということです。このことに関して意見や質問はありませんか？」

このように説明した後，参加者の意見や質問に応じながら，グループで自分たちがプライベートなことを話しても大丈夫，グループによって自分たちが守られているという感覚が生まれるように，このグループが安全な場であることを言葉を足しながら保証します。そうすることで参加者が自己開示を促されたときに安心して自分たちのことが話せる雰囲気が作られていきます。

5）ロールプレイのフィードバックでの工夫

ロールプレイの目的は参加者が新たな技法を事前に練習して，ホームワークを実施するときにその技法が上手に使えるようにするためです。そのためロールプレイをしっかり演じること，演じた後のフィードバックが大切です。

グループワークとしては，次の例のように参加者同士の交流と相互援助を促進する機会として利用します。たとえば，ロールプレイが苦手な参加者とロールプレイに動じない参加者を組み合わせたり，子どもの対応に共通の難しさを抱えている参加者同士を組み合わせて2人だけで話せる機会を作ったり，緊張が高い参加者と場を和ませるのが上

手な参加者を組み合わせたり，このようにして互いに支え合う機会を用意して，相互援助のかかわり方の学習を促します。

インストラクターとして注意しなければならないのは参加者同士のかかわりを強制しないことです。なぜならピアサポートは自発的に生まれるものでインストラクターが意図して作りだすものではないからです。また，インストラクターは各組のロールプレイを巡回して様子を把握し，全体の話し合いにもどったときに各組の参加者が自分たちで話し合った内容を全体にフィードバックするように促します。そうすることでグループのなかに意図しないサブグループができることを防ぎます。意図しないサブグループはグループワークを複雑にし，グループ全体のまとまりが損なわれる原因となります。

6）ホームワークのふりかえりの際の工夫

参加者がホームワークを報告する際，実施の状況を詳細に聞き取ることは次の点でとても重要です。

① 一般化した技法と理論の伝達を主な目的としているプログラムが，参加者各自の家庭状況や子どもの発達の特性にあっているかどうかを確かめ，参加者の状況にあわせて技法を微調整し，その参加者と子どもにあった形に修正する。

② ホームワークに失敗した場合に，単に失敗したことで生じた落胆を癒すのではなく，失敗に至るまでの参加者の努力や工夫を具体的に聞き取り，その苦労をねぎらう。

③ ホームワークに成功した場合，ホームワーク実施の経緯を聞き取り，成功に至るまでの参加者の努力や工夫を賞賛し，学習の意欲を高める。

これらのことはペアレント・トレーニングから参加者が脱落するのを防ぎ，ホームワークを続けて実施する意欲を高めます。

グループワークとして配慮することは，報告する参加者とインストラクターのやりとりだけに終わらせず，参加者全員が他の参加者の報告に関心をもつようにすることです。たとえばグループ全体の反応を見ながら，「○○さんは，失敗されたとおっしゃってますが，そこまではずいぶん工夫されたように思います。皆さんはどう思いますか」と他の参加者にこの参加者が工夫した点を述べてもらうような状況を作ります。適切に伝えてくれそうな参加者を探して，この問いかけをその人に向けて発するのもいいでしょう。参加者同士はインストラクターとは違った実感のある言葉や態度で発表者の失敗をねぎらい，それまでの努力を賞賛してくれます。このように工夫することで相互援助的なかかわりがいっそう形成されます。

● おわりに

　以上のような参加者同士の力を借りる工夫は，単にグループワークのためだけでなく，参加者各自の学習意欲を高めるのに役立ちます。

　私はこれまで自閉症児の保護者のセルフヘルプグループや心理士のエンカウンターグループにかかわってきました。ペアレント・トレーニングのグループワークは相互援助的また支持的な面でこの2つのグループワークと似ています。しかし，ペアレント・トレーニングが問題解決志向のアプローチであること，情緒面の支持ではなく行動面の支持を大切にする点は，両者と本質的に異なります。

　ペアレント・トレーニングのグループワークのもっとも大切なことは，この問題解決志向と行動面の支持の2つの特徴をインストラクターが常に心に留めておくことです。そして参加者同士の相互援助的また支持的なかかわりを個々の参加者の学習と実践に役立つように利用しながら，グループが癒しや情緒面のケアに偏らないように，ペアレント・トレーニングのプログラムの基本に沿ってグループワークを行うことが大切だと思います。

（中田洋二郎）

■ 文献

1）山上敏子, 大隈紘子・監訳：共同治療者としての親訓練ハンドブック（上）. 二瓶社, 1996.（Schaefer CE（ed.）, Briesmeister JM：Handbook of Parent Training；Parent as Co-Therapist for Children's Behavior Problems, John Wiley & Sons,1989.）
2）中田洋二郎：発達障害のある子と家族の支援：問題解決のために支援者と家族が知っておきたいこと. 学研プラス, 2018

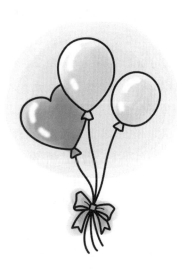

4 ペアレント・トレーニングへの父親参加

● はじめに

　子どもの発達に対する父親の影響は母親の影響とは別個のものであることが実証されています[1][2]。また父親の積極的な子育て参加が幼児の外在化した問題行動の予防に寄与すること，逆に父親の否定的な子育て（厳しいしつけ，不安定な存在）は行動問題を悪化させることが示されています[3]。このように父親は母親と同様に子育てに大きな影響を与える存在であるにもかかわらず，発達障害における父親への支援プログラムは限られています。

　ペアレント・トレーニング（PT）は厚生労働省の発達障害者支援体制整備において，家族支援のための重要な施策として推奨されています。しかし筆者自身，PTを長年実践していても父親のプログラムへの参加は母親と比較して少ないと感じます。海外のPT研究でも父親参加はわずか20％という結果も報告されています[4]。本節ではPTが父親支援の手段の1つとなりうるか，という問いに対して筆者の実践を交えながら考えていきたいと思います。

❶ ペアレント・トレーニングへの父親参加による効果

　最初に既存のPTプログラムへの父親参加について考えてみたいと思います。発達障害を対象としたPT研究では，暗黙に母親を対象としてきたという歴史があり，母親と父親の効果を別個に示したものは少ない傾向にあります。たとえばFabiano（2007）は，ADHDに対する過去のPT研究を対象に分析した結果，その87％は父親に関連した効果の記述が含まれていなかったと報告しています[5]。2010年ころからようやく母親と父親の効果を分けて分析したレビューがなされるようになりました。Fletcherら（2011）は，トリプルP（ポジティブ・ペアレンティング・プログラム）の有効性を示した研究についてデータを分析しました。分析の対象となった4959人の親のうち983人（20％）が父親でした。結果，トリプルPは母親の子育て実践には大きなプラスの効果があるのに対し，父親のそれには小さな効果しか認められなかったと報告しています[6]。父親のPT参加については肯定的な結果も報告されています。Fabianoら（2012）はADHDの6歳から12歳までの子どもをもつ親をランダムにCOACHESというPTのプログラムを受ける群と待機群に割り振りその効果を分析しています。結果，COACHESグループの父親は，親子間の否定的な会話の割合を減らし，賞賛の割合を増やし，問題行動のレベル

の低下が報告されました[7]。このように父親のPT参加による効果は，現在のところ一定の成果が示されているとは言えません。しかし多くのPT研究者は，父親は子どもの発達に重要かつユニークな貢献をしていることを考えると，子育てプログラムは母親だけでなく父親に対しても効果を評価していくことが重要であり，さらなる研究を推進していくべきであると主張しています[6][8]。

❷ なぜ父親はPTへの参加が困難なのか

筆者は父親のPT参加を困難にする要因として『時間がとれない』という物理的な要因のほかに，「母親と比べて発達障害に関する知識がない」，「発達障害のある子どもにかかわったり，向き合ったりすることに対する苦手さ」などの『自信のなさ』，「子育てに協力できていない」といった子育てに対する『後ろめたさ』，などが影響しているのではないかと考えました[9]。またペアレント・トレーニングの成果は，対象となる集団の特性やトレーニングの実施方法によって影響を受けることが示されています[10]。それでは，発達障害のある子どもをもつ父親の特性，特に母親との違いとはどのようなものでしょうか。父親の「障害」に対する理解や受容のプロセスに関するいくつかの研究は，母親と比較して診断を否定的にとらえやすいことや，社会的孤立を感じやすいことなどが指摘されています[11]。

しかしこれをもって単に父親の「特性」ととらえてよいのでしょうか。現在のわが国の多くの父親は母親と比較して，同じ年齢の子どもや保護者と出会う機会や話をする機会も少ないと考えられます。同じ境遇にある保護者や支援者と出会う機会や，他の人に子どもの障害について話す機会の少なさは，否定的態度や孤立感に影響するかもしれません。これらの要因は，父親に限らず母親の場合でも障害の理解や受容に対して，マイナスの影響を与えるでしょう。「障害」に対する理解や受容の違いについては，単に性差やその人の特性という個人的要因に帰結させてしまいがちですが，その人が置かれている環境要因との関係のなかでとらえていく必要があるでしょう[9]。

PTへの父親の参加については前述のように，海外も国内も母親と比べて少ないという現状があります。このことから，父親の“参加しづらさ”は，わが国特有の子育て文化という要因だけでないことが推察されます。Fabiano（2007）は，父親の参加を増やすための戦略として，最初の臨床接触時に父親が治療に参加することを期待すること，両親から治療に関連する情報を収集すること，父親に直接関連する問題に焦点を当てたPTを実施すること，レクリエーションの場での親子の交流をPTプログラムに組み込むことなどを指摘しています[5]。

❸ 父親が自信をもち楽しく参加できるPTとは

　父親と母親はペアレント・トレーニングを通して学んだことを実践する際にお互いにサポートし合える[8]とされていますが，通常のPTプログラムにおいても父親が参加しやすい配慮は必要であると思います。そこで最後に筆者自身の実践から，父親のPT参加のための工夫について取り上げてみたいと思います。

　まず通常のPTプログラムに父親が参加するケースから考えてみましょう。筆者らが実践してきた鳥取大学式PTは，6〜8名程度の親グループに対して8回から10回の連続講座を提供しています。内容は講義，グループワーク，ホームワークからなります。グループワークでは家庭でよくあるかかわりや問題行動を取り上げ，ワークシートでのふりかえり，話し合い活動，ロールプレイなどを組み合わせて行いながら進行します。また補助スタッフとして親の先輩としてペアレント・メンターの参加を推奨しています。

　父親が参加される場合，単独参加と夫婦での参加がありますが圧倒的に多いのが夫婦参加です。夫婦参加の場合は同じプログラムを同時に受けることになり，初回は隣同士の席になりますが，2回目以降は夫婦の席を離すことにしています。これは参加夫婦を隣同士にした場合，グループワークでの会話が夫婦間に留まってしまい，結果として他の親との交流が少なくなってしまうことと，互いに自分の意見を言うことに遠慮してしまうことを避けるためです。また単独参加，夫婦参加にかかわらず母親が多数を占めるPTの場合，ディスカッションのなかで「夫の子育てや発達障害に対する不理解」，「非協力的態度」などの話題で盛り上がってしまうことがあります。このような話題で父親が「居づらさ」を感じてしまうことのないように配慮する必要があります。また複数の父親が参加した場合では，子どもとのかかわりに熱心な父親Aを複数の母親がほめたり，うらやましいという話題になったときに，子育てや家事に苦手さを感じている父親Bや父親Cが劣等感を感じたり，プライドを傷つけられたりといったリスクを防ぐよう配慮する必要があります。さらにホームワークでは，多くのケースで父親の実行度が母親と比較して低い傾向にあるため，個人にあわせた設定などの配慮も必要となります。

　最近，筆者のPTグループでは，夫婦での参加は珍しいものではなくなってきています。また，シングル家庭の母親の参加，障害のある親の参加，離婚家庭での祖父母の参加，外国人の親の参加など，PTに参加する保護者の背景も多様化していく傾向にあります。グループでの席の位置，話題などに配慮しながら参加者の多様性にあわせた柔軟なプログラムを提供していくことが望まれます。

❹ 父親に特化したPT（父親PT）

　筆者は数年前から，通常のPTに加えて「父親のためのPTプログラム」を設けてい

ます。父親PTでは，母親の多い通常のプログラムとは違ったいくつかの工夫をしています。まず環境面の工夫としては，会社の会議に慣れていてもPTのようなグループ参加には慣れていない父親のために，最初は机の並びをスクール形式にしたり，わざと机にたくさんの参考書類を置いたりすることで，開始までの待ち時間や視線のやり場に困らないように配慮しています。座席形式も途中から対面式にしていきます。また回数としては3〜4セッションと短くしています。

参加を希望される父親のなかには，普段子どもへのかかわりに十分な時間を割くことができないことや，母親と比べてかかわりがうまくいかないことに引け目を感じている方がおられます。そのような場合，専門的なプログラムに参加すると，「子どもの特性をもっと理解しなさい」とか，「父親がもっと育児にかかわるように」とか，「あなたのかかわりは良くない」といったようなお説教をされるのではないかという不安が生じることもあるようです。また自分以外の他の父親たちが自分よりも育児ができていたらどうしよう，などと必要以上に引け目を感じてしまう方もおられます。しかし，上手に家事をこなせ，子どもの面倒見がよく，母親の話をいつもじっくり聞けて，母親のやってほしいことを察することができ，まめに気配りもできる，そんな「スーパーイクメン」はどれくらいおられるでしょうか。そうした不安を乗り越えてPTに参加した父親に対して，最初のプログラムは「育メンとは」というテーマになります。以下セッションごとに概要を示します。

1）セッション1

導入部では，**図10−1**のように父親が育児を行ううえでの困難感を示しながら，参加者同士で共有していきます。次に育児にはさまざまな関与のタイプがあることを説明します（**図10−2**）。「子どもへの直接的な関与」とは，子どもを公園に連れて行って一緒に遊んだり，勉強を教えたり，といった子どもに対する直接的な関与です。「子どもへの間接的な関与」とは，親の会・子ども会などの活動や勉強会などに参加したり，他の家族（発達上の問題や障害がある子どもの家族）と交流したり，学校や園などの先生に子どものことで相談したり，育児について本やインターネット等で自ら情報を集めたり，子どもの園や学校などの行事に参加するなどを指します。これに対して，家事を分担する，自分の生活について自力でできることは自分でしようと努める，外出したりゆっくり休んだりする時間を妻に与える，といった「母親への間接的な関与」があります。さらに，子どもの育て方について妻と話し合う，子どものことで妻と一緒に喜んだり辛さを分かち合ったりする，妻が子どもの問題で落ち込んでいるときに励ます，その日の子どもの様子について妻から話を聞く，妻が家事や子どもの世話をしていることに対し感謝やねぎらいの言葉をかける，といった「母親への情緒的な関与」があります。

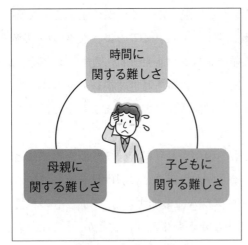

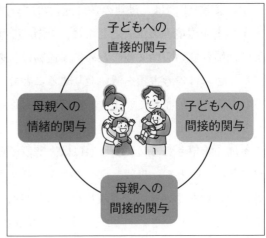

図10-1　父親の育児参加への困難感　　　　図10-2　父親の育児関与のタイプ分け

　これらを説明した後，それぞれの父親は自分がいまこれらをどのようなバランスで行っているかをセルフチェックし，今後自分として最初に行いやすい関与はどこかという点について話し合ったり発表したりします。私たちの父親PTではこのなかでも主に「母親への情緒的な関与」を取り扱います。これは子どもが起きている間は家に帰れないといった働き方をしている父親にも実施でき，短期間でのPT実施に適していると考えたからです。ちなみに最初のセッションのホームワークは「母親の育児行動に対して"ありがとう"と言ってみよう」というものです。

2）セッション2

　次のセッションでは，ホームワークの確認とシェアから入ります。父親のなかには妻に感謝したことで「何か後ろめたいことをしてんじゃない？」と言われたという体験などを報告された方や「妻のどんな行動に対して，どんな風に声かけしてよいか改めて難しいと感じた」という方もおられました。ホームワークのシェアは成功体験の共有だけでなく，失敗談をポジティブに共有していくことも重要です。2回目のテーマは「妻の話を共感的に聴く」というものです。たとえば「新聞を読みながら，テレビを見ながら上の空で妻の話を聴いていて『いま私なんて言った？』とキレられた」などの失敗談をユニーク，かつポジティブに共有していきます。また父親は母親との会話のなかで聴くというプロセスよりも，すぐに結論を出すことに注目しがちです。夫婦の会話がなくなってしまった，ということを避けるために心理カウンセリングの基礎的なテクニックである傾聴のテクニックを学び，ロールプレイも交えながら楽しく行います。ホームワークはもちろん「傾聴」です。

3）セッション3

　最初に「傾聴」ホームワークのふりかえりを行います。ついつい「こういう場合はこのようにすればいいだろう」と早々に結論を述べてしまいたくなる，傾聴の難しさを感じた，などさまざまな感想を共有します。傾聴は会社でのコミュニケーションにおいても重要なテクニックであることを説明するのもよいでしょう。最後のセッションでは，障害による行動特性や望ましいかかわりについての講義を行い「父親としての考えや悩み」についてグループワークを行います。

　このような父親に特化したPTは，父親の抑うつや母親のメンタルヘルスに改善傾向をもたらし，子どもの行動改善にも一定の効果を示すことがわかってきました[12) 13)]。通常のPT参加，父親PT参加のどちらの形態においても，一人ひとりの父親の状況に配慮し，ユーモアを交えながら，個々のペースに沿ってスモールステップで実施することで，母親との関係の改善や子育てを楽しいと思ってもらえることがまず重要であると考えます。

（井上雅彦）

■ 文献

1 ）Grossman K, Grossman KE, Fremmer-Bombik E, Kindler H, Scheuerer-Englisch H, Zimmermann P: The uniqueness of the child-father attachment relationship: Father's sensitive and challenging play as a pivotal variable in a 16-year longitudinal study. *Social Development*, 2002; 11; 307-331.

2 ）NICHD Early Child Care Research Network. Mothers' and fathers' support for child autonomy and early school achievement. Developmental Psychology, 2008; 44: 895-907.

3 ）DeKlyen M, Speltz ML, Greenberg MT: Fathering and early onset conduct problems: Positive and negative parenting, father-son attachment, and the marital context. *Clinical Child and Family Psychology Review*, 1998; 1: 3-21.

4 ）Coplin JW, Houts AC: Father involvement in parent training for oppositional child behavior: Progress or stagnation. *Child & Family Behavior Therapy*, 1991; 13: 29-51.

5 ）Fabiano GA: Father participation in behavioral parent training for ADHD: review and recommendations for increasing inclusion and engagement. *Journal of Family Psychology*, 2007; 21, 4: 683–693.

6 ）Fletcher R, Freeman E, Matthey S: The impact of behavioural parent training on fathers' parenting: A Meta-Analysis of the Triple P-positive parenting program. *Fathering*, 2011; 9, 3: 291-312.

7 ）Fabiano GA, Pelham WE, Cunningham CE, Yu J, Gangloff B, Buck M, … Gera S: A waitlist-controlled trial of behavioral parent training for fathers of children with ADHD. *Journal of Clinical Child & Adolescent Psychology*, 2012; 41, 3: 337-345.

8 ）Tiano JD, McNeil CB: The inclusion of fathers in behavioral parent training: A critical evaluation. *Child & Family Behavior Therapy*, 2005; 27: 1-28.

9）井上雅彦：「父親支援」の必要性と環境整備．アスペ・エルデの会・編，発達障害のある子の父親ストーリー：立場やキャリア，生き方の異なる14人の男性が担った父親の役割・かかわり．明治図書，pp180-181，2016.

10）Lundahl B, Risser HJ, Lovejoy MC: A meta-analysis of parent training: Moderators and follow-up effects. *Clinical psychology review*, 2006; 26, 1: 86-104.

11）山岡祥子，中村真理：高機能広汎性発達障害児・者をもつ親の気づきと障害認識—父と母との相違．特殊教育学研究，2008；46：93-101.

12）阪本清美，藤家まり，大羽沢子，井上雅彦：ペアレント・メンターの参加及び父親講座を取り入れたペアレント・トレーニングの効果(1)．2015，日本自閉症スペクトラム学会第14回研究大会発表論文集．

13）藤家まり，阪本清美，大羽沢子，井上雅彦：ペアレント・メンターおよび父親講座を取り入れたペアレント・トレーニングの効果(2)．2015，日本自閉症スペクトラム学会第14回研究大会発表論文集．

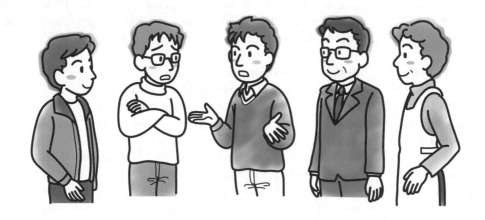

困っている子をほめて育てる

ペアレント・トレーニング
ガイドブック

第2版

 活用のポイントと実践例

資料1 募集・開始時の様式例

資料2 標準版レジュメ

資料3 幼児版レジュメ

資料4 学校版ティーチャー・トレーニングレジュメ

資料5 幼児版ティーチャー・トレーニングレジュメ

資料6 子育て啓発パンフ例

資料7 講座の流れ＆グループワークのすすめ方

資 料 一 覧

資料 1　募集・開始時の様式例

- 1-1　募集要項
- 1-2　グループ予定表
- 1-3　ペアレント・トレーニングの進め方とお願い事項
- 1-4　ペアレント・トレーニング申込書
- 1-5　事前調査表チェックリスト
- 1-6　家族のストレス調査票
- 1-7　家族の自信度アンケート

資料 2　標準版レジュメ

- 2-1　第1回　プログラムオリエンテーション
- 2-2　発達障害とペアレント・トレーニング
- 2-3　子どもの行動観察（状況版）
- 2-4　子どもの行動観察（対応版）
- 2-5　子どもの行動－対応－その結果どうなったかシート
- 2-6　第2回　子どもの行動の観察と理解
- 2-7　子どものほめた行動－どうほめたかシート
- 2-8　第3回　子どもの行動への良い注目の仕方－行動の3つのタイプ分け－
- 2-9　行動リスト（例）
- 2-10　行動の3つのタイプ分けシート
- 2-11　第4回　親子タイムと上手なほめ方
- 2-12　子どもの宿題とのバトル
- 2-13　親子タイム
- 2-14　親子タイムシート
- 2-15　第5回　前半のふりかえりと学校との連携
- 2-16　ペアレント・トレーニング　途中経過のご報告とお願い
- 2-17　学校連絡シート
- 2-18　子どもの「良い行動を引きだすための」対応テスト
- 2-19　第6回　子どもが達成しやすい指示の出し方
- 2-20　指示－子どもの反応－次にあなたはどうしたかシート
- 2-21　第7回　上手な無視の仕方（ほめるために待つ／待ってからほめる）
- 2-22　行動リストでみる連続性
- 2-23　子どもに邪魔されずにあなたの用事をするには
- 2-24　無視した行動－どう無視したか－そのあとどうほめたかシート
- 2-25　第8回（前半）　なくしたい行動とリミットセッティング
- 2-26　第8回（後半）　トークンシステム（ごほうび）
- 2-27　警告－子どもの反応－次にどうしたかシート
- 2-28　第9回　ほめ方，無視の仕方，タイムアウトのまとめ
- 2-29　タイムアウトシート
- 2-30　トークン表サンプル
- 2-31　第10回　全体のまとめとこれからのこと，学校との連携【再】
- 2-32　修了式

資料3　幼児版レジュメ

- **3-1**　第1回　行動を見る
- **3-2**　第2回　ほめることを習慣にしよう
- **3-3**　第3回　子どもの行動への良い注目をしよう
- **3-4**　第4回　親子タイムと指示の出し方
- **3-5**　第5回（最終回）　まとめ

資料4　学校版ティーチャー・トレーニングレジュメ

- **4-1**　第1回　プログラム全体のオリエンテーション
- **4-2**　プログラムの趣旨説明
- **4-3**　第2回　子どもの行動の観察と理解
- **4-4**　第3回　子どもの行動への良い注目の仕方と3つの行動のタイプ分け
- **4-5**　第4回　前半ふりかえり
- **4-6**　第5回　子どもが従いやすい指示の出し方
- **4-7**　第6回　上手な無視の仕方（ほめるために注目を外す）
- **4-8**　第7回　トークン表（めあて表）と限界設定
- **4-9**　やったねシート（トークン表）

資料5　幼児版ティーチャー・トレーニングレジュメ

- **5-1**　第1回　子どもの行動を観察してみよう－行動を見て，理解する－
- **5-2**　行動を3つに分けよう！シート
- **5-3**　行動を3つに分けよう！シート【再】
- **5-4**　第2回　ほめるパワーを身につけよう
- **5-5**　子どもの行動－どうほめたかシート
- **5-6**　第3回　子どもの行動の仕組み
- **5-7**　子どもの行動－どうなったかシート
- **5-8**　スペシャルタイム
- **5-9**　第4回　達成しやすい指示の出し方
- **5-10**　指示－どうなったかシート
- **5-11**　行動を3つに分けよう！シート【再】
- **5-12**　第5回　ふりかえりとまとめ

資料6　子育て啓発パンフ例

- **6-1**　ほめ方上手はしつけ上手
- **6-2**　ほめ上手へのウォーミングアップ
- **6-3**　ほめてしつける育児のコツ

資料7　講座の流れ＆グループワークのすすめ方

第14期 ●●大学ペアレント・トレーニングのお知らせ

　落ちつきがない，注意・集中の持続が困難，衝動的などの行動特徴を示すADHDのある子どもたちにとって最も留意すべきことは，失敗体験を繰り返してしまうことにより，二次的な障害，すなわち自信・意欲を失ってしまったり，対人関係に問題が出てしまったりすることです。親は，「どうして何度言っても同じ失敗を繰り返すのか」とわが子の悪い面ばかり目について叱責してしまいがちで，子ども自身も「どうせぼく（わたし）なんか…」と反抗的になってしまいます。このような悪循環に陥ると，親子でいくらがんばっても，なかなか解決の方向には向かいにくくなります。

　●●大学ペアレント・トレーニングプログラム（家族教室）は，25年以上の実績をもつ米国カリフォルニア大学ロサンゼルス校(UCLA)での親訓練プログラムを日本風にアレンジしたものです。ADHDなどをもつ子どもたちの行動を理解し，適切な対応法を具体的に学習・練習して身につけることを通して，より良い親子関係づくりと子どもの適応行動の増加を目指しています。これまで13グループ80名以上の方が卒業していき，子どもの行動・意欲，親の養育の自信，親子関係などの改善がみられることが実証されています。

　下記および別紙A，Bの要領で，第14期グループを行うことになりましたので，参加の約束事項をよくお読みのうえ，参加ご希望の方は申込書Cに必要事項をご記入のうえ，お申し込みいただきますようお願いいたします。

記

1．対 象 者：ADHDの診断を受けている小学２年から５年生くらいの男女の親
　　　　　　（主治医紹介状があれば診断名，学年にかかわらず参加可能かどうか検討します）

2．人　　　数：6組（母親の参加が多いですが，父親，あるいはご両親での参加も歓迎）

3．日　　　時：20XX年６月７日(火)〜20XX年12月（計10回＋修了式）
　　　　　　（別紙A）各回午前10時00分から11時30分まで（修了式のみ午後の予定）

4．場　　　所：●●大学　新館R４棟１階　特別支援教育研究センター学習室

5．そ の 他：目的，進め方，参加条件，費用などについては別紙Bと申込書Cをご参照
　　　　　　ください

6．申込締切：20XX年５月17日(火)（必着）

　　　　　20XX年４月
　　　　　　●●大学ペアレント・トレーニング 代表者　岩坂　英巳
　　　　　　（●●大学特別支援教育研究センター長）

（申し込み・問い合わせ先）

　●●大学　特別支援教育研究センター　　岩坂　英巳
　　　　住所：〒＊＊＊－＊＊＊＊　●●●●●●●
　　　　Tel & Fax：＊＊＊－＊＊＊－＊＊＊＊
　　　　E-mail：＊＊＊＊＊＠＊＊＊＊＊.＊＊.＊＊
＊問い合わせは電話またはメールで 可
＊申し込みは必ず郵送でお願いします

別紙A　　　　　　　　　　　　　　　　　　　　　　　　　●●大学 ペアレント・トレーニング

第14期 グループ予定表

{参加決定後，訓練前評価セット送付}

第1回　20XX年6月7日（火）
　　　　ミニ講義「発達障害とペアレント・トレーニング」
　　　　プログラム全体のオリエンテーション，自己紹介・子ども紹介
　　　　　　　　　　＜H.W.1：子どもの行動－対応－その結果どうなったかシート＞

第2回　20XX年6月21日（火）
　　　　子どもの行動の観察と理解　　　　　　　　　　　　　【ロールプレイ①】
　　　　　　　　　　＜H.W.2：子どものほめた行動－どうほめたかシート＞☞ 資料2－7

第3回　20XX年7月5日（火）
　　　　子どもの行動への良い注目の仕方
　　　　　　　　　　＜H.W.3：行動の3つのタイプ分けシート＞☞ 資料2－10

第4回　20XX年7月19日（火）
　　　　親子タイムと上手なほめ方　　　　　　　＜H.W.4：親子タイムのある夏休み＞

第5回　20XX年8月9日（火）
　　　　前半のふりかえりと学校との連携　　　　＜H.W.5：親子タイムシート＞☞ 資料2－14

第6回　20XX年9月6日（火）
　　　　子どもが達成しやすい指示の出し方　　　　　　　　　【ロールプレイ②】
　　　　　　　　＜H.W.6：指示－子どもの反応－次にあなたはどうしたかシート☞ 資料2－20 ＞

第7回　20XX年9月20日（火）
　　　　上手な無視の仕方（ほめるために待つ）　　　　　　　【ロールプレイ③】
　　　　　　　＜H.W.7：無視した行動－どう無視したか－そのあとどうほめたかシート＞☞ 資料2－24

第8回　20XX年10月4日（火）
　　　　トークンシステム（ご褒美）とリミットセッティング（限界設定）
　＜H.W.8：トークン表作り☞ 資料2－30 ／警告－子どもの反応－次にどうしたかシート☞ 資料2－27 ＞

第9回　20XX年10月25日（火）
　　　　ほめ方，無視の仕方，タイムアウトのまとめ　　　　　【ロールプレイ④】
　　　　　　　　　　＜H.W.9：トークン表／タイムアウトシート☞ 資料2－29 ，
　　　　　　　　　　　　子どものほめた行動－どうほめたかシート【再】＞

第10回　20XX年11月15日（火）
　　　　全体のまとめとこれからのこと，学校との連携【再】　　{訓練後評価セット}

●20XX年12月頃　修了パーティ（この日のみ，子どもも参加）＜予定＞

☆全セッション終了1～2カ月後に，個別にブースターセッションを行い，報告書（家庭用，
　学校用）をお渡しします

＊場　所：●●大学 R4棟1階 特別支援教育研究センター学習室にて
＊時　間：午前10時00分～11時30分　（修了式は火曜日夕方か土曜日の予定）
＊約束事：休まず，遅れず，ホームワークがんばって！＆リラックスして皆で楽しく！

別紙B

●●大学　ペアレント・トレーニングの進め方とお願い事項

（1）目的：

　　　ADHDなどのある子どもの行動を理解し，行動療法に基づく効果的な対処法を学び，話し合って，練習して，より良い親子関係づくりと子どもの適応行動の増加を目指します。

（2）本プログラムの基本的考え方と進め方：

　　　親自身が子どもにとっての「最高の理解者・サポーター」になるため，別紙Aの予定表に沿って，各回テーマに沿って学習・話し合い・練習を行い，ホームワークとして自宅でも実践します。ステップバイステップで進行していきますので，毎回のセッションの最初に前回のH.W.報告を行い，達成度を深めて，次のテーマに進んでいきます。

　　　セッション参加は親の方だけですが，親子タイムやトークンシステム等H.W.を自宅で行うことで，子どもも一緒にがんばることになります。行動療法の理論に基づいて行動観察と子ども理解によって，良い注目（ほめる）と限界設定（ペナルティ）を上手に，一貫性をもって与えていくことで，子どもに指示が通りやすくなり，親子関係の安定化と子どもの適応行動の増加がみられてきます。さらに，親のストレスの軽減，子どものセルフエスティームの向上などもみられることがこれまでのグループからわかっています。また，参加メンバー同士で，共感しあい，励ましあい，お互いに高めあっていくというサポート機能もみられるようになってきます。

　　　なお，子どもの行動や態度がただちによくなるものではないことをご承知おきください。

（3）参加するための約束事：

　　　セッションの進行上，毎回参加が原則です。また，グループで行いますので，遅刻も厳禁です。家庭での練習が最も大切ですので，H.W.は必ずやってきてください。なお，他の家族（父親など）にもこの会で習ったことを伝え，協力してもらいましょう。

（4）参加にあたってご了承いただきたいこと：

　　　グループ全体の訓練効果を高め，その効果をメンバー個々に応じたかたちでフィードバックするためにはより客観的な状況把握と訓練効果判定が必要です。そのため，訓練前後でアンケートや行動・心理面の評価尺度へのご協力をお願いしています。また，各回のセッションをスタッフ間で検討して，より良いかたちへの工夫を試みていくために，セッションの録画を行うことがあります（外部で用いることはありません）。ご了承のほどお願いします。

　　　なお，このプログラムは●●大学特別支援教育研究センターの教育・研修・研究を兼ねた地域貢献事業として行われますので，若干名の大学生・院生等がスタッフとして参加します。スタッフは現役の教員と教員の卵など子どもにかかわる専門家です。教育現場等でこのようなペアレント・トレーニング参加の皆さんのがんばりとその効果を体験した専門家が活躍していくために，ご理解とご協力をお願いします。また学外からの見学希望者があるときは事前にメンバー全員の了解を確認します。

　　　もちろん，セッション中の話の内容や調査結果などについてはプライバシーを厳守しますし，個人が特定されるようなかたちで研究・研修報告されることは一切ありません。参加される皆さんも他のメンバーのプライバシーへの十分な配慮をお願いします。

（5）費用，その他：

　　　特別支援教育研究センターの事業ですので，大学の規定により1回につき2,000円自己負担があります。また，第1回にお配りする参考図書と最終修了式のおやつ代も各自実費負担となります。

　　　グループで進行していきますので，楽しく安心できる雰囲気が大切です。どうぞリラックスして参加してください。

申込書C

第14期 ●●大学ペアレント・トレーニング申込書

下記の約束事項を了解のうえ，第14期ペアトレに参加を希望します

参加される方のお名前：

子どものお名前 (学年)：　　　　　　　　　　　　　（　　）

日中の連絡先：〒　　　　　　　　住所

　　　　　　　　　　　　　　　電話番号

- -

（日中お電話がつながりにくい方は→　携帯番号：　　　　　　　　　　　　　　）

＜お約束・ご了解いただきたいこと＞

　１．休まず，遅刻せず，宿題は忘れずにやって参加する

　２．アンケートや評価尺度等の調査に協力する

　３．セッション中の録画や見学者の受けいれを了解する

　４．セッションで知りえた他のメンバーのプライバシーは守る

☆評価尺度や録画での個人情報は厳守します。見学者はセッション進行の妨げにならない範囲内で受けいれます。

＜子どものプロフィール＞

　１．ADHDとの診断を病院で受けている　　　　　Yes　　No

　２．１がYesの場合：

　　　病院名（　　　　　　　　　　）　主治医名（　　　　　　）

　　　通院の頻度（　　　　　　　）

　　　内服の有無と＜薬名＞　　あり＜　　　　　　　　　　＞・なし

　３．１がNoの場合：

　　　どのような診断名あるいは特性・状態の説明を受けておられますか

　　　（　　　　　　　　　　　　　　　　　　　　　　　　　　　　　　　）

　４．この２〜３カ月でお子さんの行動でうれしかったエピソードとそのときの対応

　５．この２〜３カ月でお子さんの行動で困られたエピソードとそのときの対応

＊参加希望者多数の場合，①過去参加希望して落選した方，②年長者（年少者は次回にも年齢的に参加可能なため）を優先し，上記プロフィール等を参考にしてスタッフミーティングにて決定させていただきますので，ご承ください

＊本申込書は●●大学 岩坂まで郵送してください（FAX不可）

〒＊＊＊−＊＊＊＊　●●●●●　●●大学 特別支援教育研究センター　岩坂英巳 宛

「第14期 ならペアレント・トレーニング」 事前調査表チェックリスト

（1）親の方について

☐ GHQ（参加されるお母さんの最近の様子についてお答えください）

☐ 家族のストレス調査票（同上）

☐ 家族の自信度アンケート（同上）

（2）子どもさんについて

☐ 社会的スキル尺度（子ども自身が記入，質問がわかりにくければヒント可）

☐ こころの元気度調査票（子ども自身が記入，質問がわかりにくければヒント可）

☐ 行動＆対人スキル評価票（家庭用）　　　☐ 同左（教師用）

☐ 行動チェックリスト(CBCL)（親用）　　　☐ 同左(TRF)（教師用）

（3）行動について

☐ 子どもの行動観察（対応版）

☐ 子どもの行動観察（状況版）

＊たいへんお手数おかけしますが，上記 ☐ を完成して，第1回（6月7日）にお持ち
　ください。

＊教師用の行動＆対人スキル評価票とTRF は間に合わなければ，郵送してもらって
　ください。

☆本調査結果はセッション進行の参考とさせていただくとともに，事前事後の調査結
　果をもとに支援レポートを作成し，PT終了後のブースターセッション時にお渡しし
　ます。

★守秘義務は厳守いたします。

ご協力よろしくお願いいたします。

家族のストレス調査票

お子さんの名前 　　　　　　　　　　　　記入年月日

参加者(記入者)の名前

A) 子どもの行動にかかわると思われるあなた自身のストレスについてお書きください。(空欄可)

1. 家族の健康上の問題

2. 夫婦の問題

3. 子どもの同胞の行動上の問題

4. 親戚との問題

5. 友だちとの問題

6. 他のストレス

B) あなたのまわりであなたを支えてくれる人について，1か2に○をつけてください。

1. あなたが助けを必要としたとき，実際に頼れる人はいますか？　　　　1. いる　2. いない

2. あなたがストレスを感じたとき，それをやわらげてくれる人はいますか？　1. いる　2. いない

3. あなたの長所も短所も含めて，すべて受けいれてくれる人はいますか？　1. いる　2. いない

＊ご記入ありがとうございました。本調査票の結果は秘密厳守いたします。

＊上記のストレスにかかわることで，スタッフと話し合いたい，とか誰か相談者を紹介してほしいと思われる場合，下にチェックしてください。

☐ この問題について個人的に相談したい

☐ この問題についてグループセッションのなかで相談したい

☐ 特に相談する必要はありません

家族の自信度アンケート

記入者氏名

子どもさんの名前 　　　　　　　　　　　　　　記入年月日

家族の方（参加者）の名前

　以下の事柄について，あなたはどれだけ自信がありますか。
「1（まったく自信がない）－3（どちらともいえない）－5（絶対に自信がある）」の間で，いまの気持ちに最もあてはまる数字1つに○をつけてください。なお，「本人」とはペアトレ対象の子どもさんのことです。（**Q7**と**Q8**はお子さんがお薬を飲まれている方のみ，**Q2**と**Q11**の「ADHD」は「ASD」など子どもの特性に読みかえてお答えください）

Q1．本人の成長をあせらずに見守る	1－2－3－4－5
Q2．本人にADHDがあることを受けいれる	1－2－3－4－5
Q3．本人に自分自身でできることをやらせる	1－2－3－4－5
Q4．1日1回以上本人をほめる	1－2－3－4－5
Q5．本人のリラックスできる場をつくる	1－2－3－4－5
Q6．本人の仲間づくりを助ける	1－2－3－4－5
Q7．ADHDの薬とその副作用について理解している	1－2－3－4－5
Q8．本人がきちんと薬を飲むよう援助する	1－2－3－4－5
Q9．本人の不適応行動に対応する	1－2－3－4－5
Q10．本人の問題で学校に対して適切な対応をする	1－2－3－4－5
Q11．本人のADHDのことであなた自身を責めることを減らす	1－2－3－4－5
Q12．本人に関するあなたの不安を減らす	1－2－3－4－5
Q13．あなた自身の健康や楽しみのために時間を使う	1－2－3－4－5
Q14．本人の行動による家庭内のいさかいを減らす	1－2－3－4－5
Q15．本人に対する援助を他の家族にも行ってもらう	1－2－3－4－5
Q16．あなた1人で悩まずに，心配事は家族や友人に相談する	1－2－3－4－5
Q17．同じような問題をもつ子の家族と気持ちを共有する	1－2－3－4－5
Q18．必要なときに医療，教育，相談期間を利用する	1－2－3－4－5
Q19．本人の行動，考えが理解できる	1－2－3－4－5
Q20．本人と一緒にいて楽しい	1－2－3－4－5

第1回　プログラムオリエンテーション

＜本日の目的＞　♠　ADHD など子どもの特性を知ろう
　　　　　　　　◇　自分を知ろう，知らせてみよう
　　　　　　　　♣　目的を確かめよう

1．スタッフ紹介，調査票回収

2．メンバーの方から
　①自己紹介（子どもの学年）
　②お隣の子ども紹介（他己紹介）：
　　3分間トーキング（2人1組）→名前，学年，きょうだい，チャームポイントなど

3．ミニ講義
　♠「発達障害とペアレント・トレーニング」☞ 資料 2－2
　Q＆A

4．メンバー自身から
　どんな場面で，どのように困っているか　　　← 子どもの行動観察（状況版）☞ 資料 2－3
　♣参加の目的　＜半年後にどうなりたいか－子ども・自分自身・親子関係＞

5．会の進め方
　「奈良ペアレント・トレーニングの進め方とお願い事項」，「予定表」
　◎行動療法とは：適応行動を身につけていき，達成感を得ていくもの
　　　　　　　　　　行動観察とほめることが基本，行動理解→気持ちもみえてきます
　☆ペアトレは続けることで効果がじわじわ出てきます
　　　　　　　　　　　　　　　　　← 子どもの行動観察（対応版）☞ 資料 2－4

　　＊休まず，ホームワークがんばりましょう！

6．研修者，見学者，その他（録画，紹介状など）についてのお願い

7．その他

8．教科書＆参考図書
　「ペアレント・トレーニングガイドブック」岩坂英巳ら著，じほう
　「読んで学べる ADHD のペアレントトレーニング」上林靖子ら訳，明石書店

＊セッション中は，リラックスした雰囲気が一番大切です
　聴く，話す，質問する，そして「ともかくやってみよう！」
　セッション前には受付でチェックイン後，待合室にてお待ちください

○次回は 6月21日（火）10時から11時30分まで　「子どもの行動の観察と理解」
次回までのホームワーク
　H.W.1：子どもの行動－対応－その結果どうなったかシート ☞ 資料 2－5

発達障害とペアレント・トレーニング

特別支援教育研究センター
ペアレント・トレーニング第1回（20XX.6.7）

1

発達障害とは

（杉山 2000 を一部改変）

- 1. 健常児との連続性の中に存在し、加齢、発達、教育的
  介入により、臨床像が著しく変化
- 2. 理解不足による介入の誤りが生じやすい
- 3. 二次的に情緒・行動の問題が生じやすい
- 4. もともとは児童期までに見られる脳の機能障害である
- 5. 予後に大きく影響するのはむしろ**二次障害**

- ⇒早期の「気づき」のもとに、正確な診断・評価を行い、
  連携をとりながら、生活の場で適切な支援をしていく必要

2

ADHDのある子どもによくみられる失敗

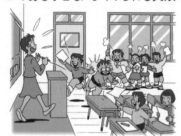

（ことばと発達の学習室 M編：ソーシャルスキルトレーニング（SST）絵カード
状況の認知絵カード1. エスコアール, 2001.）

3

ADHDの診断基準 （DSM−Ⅳ）

- A. 不注意の項目
  ケアレスミスの繰り返し、注意持続の困難、気が散りやすい、
  聞いていないようにみえる、ものをなくす、忘れっぽい、
  課題を遂行できない、順序立ての困難、持続的努力を避ける
- 多動性の項目
  離席、着席していてもごそごそ、落ちつかない感じがする、
  おしゃべり、おとなしく活動に参加できない、駆けたてられるよう
  に行動する
- 衝動性の項目
  質問が終わる前に出しぬけに答える、順番を待てない、
  他人を妨害したり邪魔する
- B. これらが7歳以前から、慢性的に、2カ所以上の場所で、発達年齢
  にふさわしくない程度にしばしばみられる。
- C. 社会的、学業的または職業的機能において著しい障害がある

4

PDDのある子どもによくみられる失敗

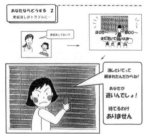

（奈良県立教育研究所編：特別な教育的支援を必要としている子どもたち
高機能自閉症（アスペルガー症候群）－理解・啓発ガイドブック. pp7, 2004.）

5

広汎性発達障害（PDD）のうち、高機能のもの

- **高機能自閉症**

- 3歳以前から
- ①対人やりとりの障害
- ②コミュニケーション障害
- ③興味の制限と反復
  （想像力の障害）
- ＊知的障害のない自閉症、
  自閉症の重い軽いではない

- **アスペルガー障害**

- 3歳以前に言葉に明確な遅れ
  がない
- ①社会性の障害
- ②コミュニケーション障害
- ③興味・行動の偏りにより社会
  的・職業的に著しい障害あり
- ④対人関係以外、たとえば自己
  管理能力などの適応行動には
  顕著な遅れがない

6

- これらが決してわがままや育て方の失敗ではない
  ことを肝に銘ずる

- しかし、誤解やかかわりの難しさが、本人の経過に大きく
  影響してしまう

- では、具体的にどのように理解し、どう支援して
  いけばよいのか

7

子どもの良い面に目を向けることの大切さ

＜ADHDタイプ＞
- 疲れを知らないパワーがある
- 子どもっぽい
- 新しいものに興味が向く

＜アスペルガー、高機能自閉症タイプ＞
- 集中力がある
- ルールを厳格に守る
- 興味が深い、飽きを知らないパワーがある

9

かかわり方のいくつかのヒント

- 1.「早く、きちんと、皆と同じに」というパターンにあてはめようとしない
- 2. 結果を一方的に叱るのでなく、正しい対処方・行動を具体的に教える
- 3. 本人の特性を理解し、注意を引いて、簡潔に指示を出したり、視覚的ヒントを併用する
- 4. 決めつけずに、一つひとつの行動を冷静に見つめる
- 5. 困っているのは誰か、傷ついているのは誰か、そして本人はどうしたいのか
- 6. 子どもをほめる、ゆるす、そして自分をほめる、ゆるす

11

ADHDなど発達障害への治療・支援

- 正確な診断・評価（行動、情緒、発達、環境など）ののちに
- ⇒本人の苦手なところはどこか、〇〇は何か
- 本人にとって、いま・これから先、何がどう必要か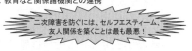
- 1. 薬物療法
  リタリン→コンサータ、アトモキセチン【ADHD】
  ルボックス、テグレトール、リスパダールなど
- 2. 行動療法（本人へのSST、ペアレント・トレーニング）
  日常生活における適応行動を積みかさねていく
- 3. 家族支援
- 4. 教育など関係諸機関との連携

二次障害を防ぐには、セルフエスティーム、
友人関係を築くことは最も最悪！

8

＜ペアトレの前に＞ 関係性の悪循環を知る

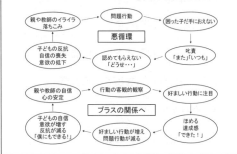

10

子ども理解からスタート

親が変われば
子どもが変わる

子どもが変われば
親もさらに変わる

12

子どもの行動観察（状況版）

お子さんの名前　　　　　　　　　　　　　　記入年月日

家族の方（記入者）の名前

　あなたのお子さん（ペアトレ対象者）は，以下のおのおのの状況で，どの程度あなたの指示や命令，あるいはルールに従うことに問題がありますか。

　もし問題があれば「はい」に○をつけ，あなたにとってその問題がどの程度重大かについて「1（軽度）−3（中等度）−5（最重度）」の間で最もあてはまる数字に○をつけてください。問題がなければ，「いいえ」に○をつけてください。

1．1人で遊んでいるとき　　　　　　　　　　はい・いいえ　　1−2−3−4−5

2．きょうだいで遊んでいるとき　　　　　　　はい・いいえ　　1−2−3−4−5
　　（きょうだいがいないときは無回答）

3．他の子と遊んでいるとき　　　　　　　　　はい・いいえ　　1−2−3−4−5

4．食事のとき　　　　　　　　　　　　　　　はい・いいえ　　1−2−3−4−5

5．着替えのとき　　　　　　　　　　　　　　はい・いいえ　　1−2−3−4−5

6．洗面や入浴のとき　　　　　　　　　　　　はい・いいえ　　1−2−3−4−5

7．テレビ・ビデオを見ているとき　　　　　　はい・いいえ　　1−2−3−4−5

8．テレビゲームをしているとき　　　　　　　はい・いいえ　　1−2−3−4−5

9．あなたの電話中　　　　　　　　　　　　　はい・いいえ　　1−2−3−4−5

10．家に訪問者のいるとき　　　　　　　　　　はい・いいえ　　1−2−3−4−5

11．誰かの家に訪問するとき　　　　　　　　　はい・いいえ　　1−2−3−4−5

12．公共の場（レストラン，スーパー，病院など）はい・いいえ　　1−2−3−4−5

13．学校　　　　　　　　　　　　　　　　　　はい・いいえ　　1−2−3−4−5

14．父親が家にいるとき　　　　　　　　　　　はい・いいえ　　1−2−3−4−5

15．お手伝いを頼んだとき　　　　　　　　　　はい・いいえ　　1−2−3−4−5

16．宿題をするとき　　　　　　　　　　　　　はい・いいえ　　1−2−3−4−5

17．就寝時　　　　　　　　　　　　　　　　　はい・いいえ　　1−2−3−4−5

18．車の中にいるとき　　　　　　　　　　　　はい・いいえ　　1−2−3−4−5

19．その他（具体的に　　　　　　　　　　　　）はい・いいえ　　1−2−3−4−5

子どもの行動観察（対応版）

お子さんの名前　　　　　　　　　　　　　　　　　記入年月日

家族の方（記入者）の名前

　現在，あなたのお子さんの行動について，対応に困っていることについておうかがいします。特にセッション中に取りあげてほしいこと，1つについてお答えください。

Q1．それはどういった場面で起こりますか？

Q2．その状況で，子どもはどのようなことをするのですか？

Q3．その不適応行動が起こったとき，あなたはどういった対応をしますか？

Q4．それに対して子どもの反応はどうですか？

Q5．そういったやりとりは結局どうやって終わりますか？

Q6．その不適応行動はどれくらいの頻度で起こりますか？

Q7．そういった不適応行動に対してあなたはどう感じますか？

H.W.1　　子どもの行動−対応−その結果どうなったかシート

お名前

日付	状況・場面	子どもの行動	あなたの対応	子どもの反応

第2回　子どもの行動の観察と理解

ウォーミングアップ）　良いところ探し
ホームワーク報告）　子どもの行動－対応－その結果どうなったかシート

1．子どもの行動を見ることから始めよう（しっかり，じっくり）

◎行動とは…あなたが，見たり，聞いたりできる，具体的な活動
　　　　　　（目に見えるもの，聞こえるもの，数えられるもの）

【例】「弟に優しい」
　　　　→「弟にゲームの順番を変わってあげる」

「いつも言われてすぐしない」
　　　　→「約束の6時になっても宿題をせずにテレビを見ている」

2．子どもの行動を理解しよう
　＜子どもの行動に影響を与える4つの要因＞
　(1) 子どもの特性：注意の集中・持続，刺激に対する反応性，コミュニケーション能力など
　(2) 親の特性と対応の仕方：さまざま，子どもへの接し方も多様

　　【例】（えじそん傾向度を思い出して）

親がADHDタイプ	非ADHDタイプ
親自身がルールを守る手本となる 感情的に叱らない	課題・要求のレベルを下げる くどくどと叱らない

　(3) 家族にかかるストレス：親のストレス，身体面・精神面の疲労，不安・落ちこみなど
　　　→ 親の子どもに対するマイナスイメージが強まる
　　　　　親のしつけに一貫性がなくなる
　(4) 状況の随伴性：どのような状況・きっかけでその行動が生じたか
　　　　　　　　　　子どもの行動が生じたときにどのように対応しているか

☆上記の4つは重なりあい，相互作用を起こしている
　⇒先入観で決めつけず，一つひとつの行動をしっかり見て，「子ども目線で」理解する

3．子どもの行動を観察して記録してみよう
　行動の起こった状況，行動への対応，その結果子どもの行動はどうなったか
　問題行動の持続時間・頻度・程度，それによる本人・周囲への影響の強さ

☆行動の客観的な観察記録（エピソードが目に浮かぶように！）の積みかさねから，かかわり
　の適切さ，今後のかかわりへのヒント，そして子どもと親の進歩がわかる

4．子どもの行動が改善されるための５つのポイント

(1) いきなり高望みしない 　　　　　　　　　　＜決めつけず，ちょっと立ちどまって＞
(2) 子どもの行動を冷静に観察する 　　　　　　　　　　　＜よく見て，考えて＞
(3) いまできることから，スモールステップで 　　　　　　　　＜ねらいを定めて＞
(4) 子どもの特性にあわせて 　　　　　　　　　　　　　＜この子を思いだして＞

　　　 すぐに，短く，具体的に，
　　　 短時間で飽きないように，興味をもたせる工夫
　　　 できた！という自信をもたせることのできる課題設定

(5) 正の強化と誤った強化（一貫性が大切） 　　　　　　＜さあ，ほめてみましょう＞

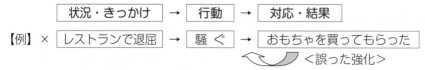

☆行動そのものは，ADHDなどの特性があるためすぐには変わりにくい

　　まず状況・きっかけを変えたり，親の対応の仕方を工夫してみたりする

　　⇒　◆ ⬚⬚⬚⬚⬚ に行くことから練習，◆ ⬚⬚⬚⬚⬚ を持っていく

☆同じ状況で，「身につけてもらいたい行動（目標行動）」を考え，ほめる準備をする

> ◎行動をdo not（～しない）ではなく，do（～する）でとらえる

5．ロールプレイにチャレンジ！

① 行動－対応－その結果シート，または行動観察（対応版）から１つ選んで
②「いつものわが家の感じで」やってみましょう！
③ まわりからフィードバック，本人の感想（母親役・子役）

＊できばえはどうでしたか？
　⇒ペアトレで，もっと楽な方法，効果的な方法を身につけていきましょう

> ☆毎日の生活のなかで，子どもの良い行動に注目しましょう
> 　⇒「ほめることのパワー」をペアトレで体験していく，身につけていく

H.W.2　子どものほめた行動－どうほめたかシート ☞ 資料2-7
○次回は７月５日(火)「行動の３つのタイプ分け」です

H.W.2　　　**子どものほめた行動−どうほめたかシート**

お名前＿＿＿＿＿＿＿＿＿＿＿＿＿＿

日付	あなたがほめた行動	どのようにほめたか
【例】 5／20（土）	夕食後，歯をみがきはじめた	歯をみがいてえらいね，トム

第3回　子どもの行動への良い注目の仕方－行動の３つのタイプ分け－

ウォーミングアップ）　良いところ探し
前回のふりかえり）　子どもの行動の観察と理解　◎ロールプレイもがんばりました！
ホームワーク報告）　子どものほめた行動－どうほめたかシート

1．親子相互作用（やりとり）をプラス（＋）の方向に向けましょう

(1) ADHDなどの子どもは，親の肯定的な反応を引きださないような行動をとりがち
　　親は，子どもの悪い面に目がいきがち。禁止，せかす，いらだちの言葉が多くなる
　　＜悪い注目⇒「ダメ！」「ちゃんとしなさい！」「なんで最初からそうしなかったの」＞
　　☆「注目」はその行動を強化する

(2) お互いが気づかないうちに，悪循環のやりとり＜悪い行動⇔叱責＞の繰り返し
　　そのやりとりのパターンをまず親の方から変えていく・工夫してみることから始める
　　☆「親子関係の悪循環」の図を思い出して！

(3) Attention（他者からの注目）の力は偉大。（ADHDをはじめ，子どもは注目され好き！）
　　→ *"Attention is like food-we all need it !"*
　　　　　（良い注目は食べ物と同じ－毎日食べないと，おなかがすいてイライラ）
　　相互関係の原則は（やりとりをスムーズにするためには），
　　　①あなたが（＋）がほしいならば，先に相手にそれ（＋）を与えよ
　　　②あなたが（－）を与えたならば，それ（－）は自分に戻ってくる

> ☆怒りを抑えて，声のトーンを抑えて，穏やかな声で接してみる。
> ☆わずかながんばりにも，良い注目を与えてみる。
> 　　→ 子どもの行動が良い方向に変わっていく

2．子どもの行動を３つのタイプに分けましょう

> ①あなたが好む，増やしたい行動　⇒＜ほめる＞
> 　　　　　　　　　　　　　　　　　すぐ，具体的に，気持ちも込めて
> ②あなたが嫌いな，減らしたい行動 ⇒＜無視する（ほめるために待つ／待ってからほめる）＞
> 　　　　　　　　　　　　　　　　　注目を外し，好ましい行動を待ってすぐほめる
> ③許しがたい，なくしたい行動　　⇒＜警告→タイムアウト＞
> 　　　　　　　　　　　　　　　　　きっぱりと，さらりと（納得できるルールが前提）

☆一貫した対応 ⇒ 良くない行動②③を子どもに気づかせ，適切な行動①が身につく
☆行動を区別して，それにあわせた対応ができるように練習していくことが大切
　（対応のテクニックは後期に練習します。いまはまず行動の流れ・タイプ分けを徹底）
☆子どもの人格でなく，行動を修正します　　　　　【例】×：「なんであなたはいつも！」

＊行動の分け方で疑問はありませんか？《《行動リスト（例）》☞ 資料 2−9 参照）

H.W.3　行動の３つのタイプ分けシート ☞ 資料 2−10
　　　「良いところ探し」＋ほめる 習慣をつけましょう。
○次回は７月29日「親子タイムと上手なほめ方」です。

行動リスト（例）

＜増やしたい行動＞
1. 朝起きてから学校に行くまで，言われなくても自分で用意できた
2. 友だちと遊ぶ前に宿題を仕上げた
3. 約束の時間内でテレビゲームを止めた
4. スーパーで買い物が終わるまで，静かにおもちゃ屋で待てた
5. 妹にゲームの順番を替ってあげた
6. ゲームの順番を替ってもらったときに「ありがとう」と言えた
7. 正しい姿勢で食事ができた
8. 食事の後片づけを手伝った
9. 肩たたきをしてくれた
10. 朝テレビをつけたが，「つけない約束でしょ」と母親が消すと素直に従った
11. 家に帰ってきてすぐにかばんを片づけた
12. 「朝はダメ，おやつならジュース飲んでいい」と言われ，自分から牛乳を飲んだ
13. おもちゃが見つからず，いったんパニックになったが，自分なりに落ちつき探しはじめた
14. 母親の留守中に，雨が降ってきたときに洗濯物を取りいれてくれた
15. 母親が風邪で寝ていると，心配してお水を持ってきてくれたりした

＜減らしたい行動（してほしくない）＞　○無視が効きにくいもの
○1. 「後で直すよ」と言いながら，おもちゃを出しっぱなしにした
○2. お風呂になかなか入らない
　3. 口答えをする
　4. 学校から帰って着替えもせずにおもちゃで遊びつづける
　5. 朝からジュースをほしいとぐずぐず言う
　6. 朝テレビをつけようとして「つけない約束でしょ」と母親に注意されて，妹に当たった
○7. 宿題するように何度言っても，まんがの本を読むのを止めようとしない
○8. 机の上がおもちゃでいっぱいなので，勉強できない
　9. すぐ机の上にのぼる
10. 探しものが見つからず，パニックになった
11. ルールのある遊びをしていて，どうしても勝とうとして他の子を妨害したりする
12. 友だちに「今日は遊べない」と言われているのに，執拗に電話をかける

＜なくしたい行動（許しがたい）＞　△はどちらかというと「減らしたい行動」にも見えますが…
　1. 知らないおじさんに注意されて，口答えした
　2. さいふを持って外出しようとするのを注意されて，パニックとなり靴を投げた
　3. テレビゲームを無理に片づけようとすると，たたいたり蹴ったりした
　4. 妹に向かって「死ね」と言った
　5. おもちゃが見つからずパニックになり，壁に頭をぶつけた
　6. 時間割していないのに「した」とうそをついた
　7. 「あと5分」「もうあと5分」と何度言われても，テレビゲームを止めようとしない
△8. 朝の登校前，ごろごろしてなかなか着替えようとしない
　9. 朝の用意をするように叱られて，「うるさい」と物を投げた
△10. リビングのソファーでおやつを食べちらかし，ごみも片づけない
△11. ランドセルの中からノートを見つけられない
△12. 連絡帳の字が汚い
△13. 食事の姿勢が悪い

H.W.3 　　　　　　　　行動の３つのタイプ分けシート

お名前 ＿＿＿＿＿＿＿＿＿＿＿＿

＊「長所は○○」「いつも△△になる」という書き方ではなく，具体的エピソードをお書きください。

日付	好ましい行動 （増やしたい行動）	好ましくない行動 （減らしたい行動）	許しがたい行動 （なくしたい行動）
【例】 6／30	家に帰ってきてすぐ手洗いとうがいをした	ランドセルを玄関に出しっ放しで，外に遊びに出かけた	弟に「早く宿題をしろよ」と言われて，蹴りをいれた

第4回　親子タイムと上手なほめ方

ウォーミングアップ）　良いところ探し（エピソード）
ホームワーク報告）　行動の３つのタイプ分け
　☆一つひとつの行動に目を向けましょう
　☆行動の分け方に疑問はありませんか？

1．親子タイムをしてみましょう

> ◎親子タイムとは…子どもにとって特別な時間（スペシャルタイム）で，
> 　①親は干渉（口出し）せずに，子どもとかかわって一緒に遊ぶ。（2人きりで）
> 　②子どもは，自分の好きなことを自分で選んで遊ぶ。
> 　　（ただし，原則ＴＶやＴＶゲームは禁止。対人やりとりが必要な遊びが望ましい）
> 　③親はよく観察して，子どものそばで，子どものやっていることをほめたり，声をか
> 　　けたりしながら，子どもの遊びに興味をもっていることを示します。多少の不適切
> 　　な行動は無視しましょう。
> 　→　詳細は《親子タイム》☞ 資料2−13 に

- 親は，子どもの良い面に注目して上手にほめる習慣がつき，ほめ言葉が増えてきます。
- 子どもにとっては，親からたくさんほめられて，親を独占しながら楽しく遊びきることの
できる貴重な時間です。切り替えの練習にもなります。
- 親子のやりとりが，＜良い行動⇔良い注目（ほめる）＞とプラスのパターンにますます変
わっていきます。
- 時間にゆとりのあるとき，親子ともあせらなくてもいい時間にすることが大切。まず1週
間の子どものスケジュールから，親子タイムできそうな時間を探しましょう。

2．上手なほめ方
　(1) 視線をあわせて：子どもの目を見て，子どもが見かえすのを待って
　(2) 近づいて：そばに行って，子どもと同じ目の高さで
　(3) 感情・動作をこめて：微笑んで，頭や肩に手をあてたり，抱きしめたりしながら
　(4) タイミング：子どもの良い行動が始まったらすぐに，または直後に
　(5) 簡潔に，具体的に：子どもの行動をほめましょう，もちろん温かく，うれしそうに
　(6) 感情語を：気持ちを伝えましょう

☆ほめる言葉
　　あなたが○○するとうれしい，あなたが○○するのはいいと思う　○○ができてえらいね
　　こんなに○○できて本当に大きくなったね，いい調子よ，わーすごい，上手！
　　がんばったね，○○してくれてありがとう，さすが
☆(−)のほめ方はけっしてしないように！
　　×「ちゃんとできたね。でも，どうして最初からそうしなかったの」
　　△「ほら，できると言ったでしょう。お母さんの言ったとおりでしょ」
　　△「(何かできた直後)，はい次これしなさい」

☆9歳くらいからは，他の子に気づかれないようにさらりとほめましょう。お礼を言ったり，「認めている」ことを伝えていくことも大切です。

☆上手にほめることで、子どもが指示に従いやすくなり、好ましい行動が増えてきます。

おまけ）《子どもの宿題とのバトル》☞ 資料2-12

H.W.4　①親子タイムシート ☞ 資料2-14 （日付，内容，気づいたことなど）

　　　　②親子タイムのある夏休み！　ほめる習慣をつけていきましょう

　　　　　☆親子とも楽しむことがコツです！

○次回は，8月9日　第5回「前半のふりかえりと学校との連携」です。

暑く，熱い毎日，お身体気をつけてください

子どもの宿題とのバトル

1. あなた自身の学校・先生への態度が子どもに影響を与えることがあります。学校生活での責任についてきちんと示しましょう。

2. どのような環境で宿題に取り組んでいますか。多くの子どもは，自分の部屋よりも親がそばにいるほうが，よくできます。キッチンテーブルを使えるようにしましょう。もちろん，近くにテレビとか気の散るものは置かないようにしたほうがよいでしょう。

3. 必要なものはテーブルの上に揃っていますか。辞書，クレヨン，下敷き，テープ，のり，紙，鉛筆削りなどを最初から用意しておきましょう。

4. 宿題をする決まった時間を定めましょう。学校から帰って遊ぶ前，学童保育の時間，そして夕食後でテレビを見る前など。

5. 子どもが興味をもてていることに良い注目をしましょう。宿題の内容をよく見て，一緒に見なおしましょう。図書館などを利用する必要があるなら，家族用カレンダーにその予定を書きこみましょう。協力を惜しまずに。（＋小言を言わずに）

6. 宿題の教科が変わるときには，短くても休憩時間を取りましょう。もちろん，まず宿題，次に休憩です。

7. あなたの負担を減らしましょう。先生によっては，宿題ができなかったら，休み時間にやらせて完成させてくれることがあります。このようなことは，あなたと子どもとの毎晩のバトルを減らすための非常に有効な手段です。先生と責任を分けられないか相談してみましょう。

もし，宿題について何か問題が生じたら，その原因を考えてみましょう。
- 子どもは，宿題の内容をきちんと書きうつしていますか。宿題を持って帰っていますか。
- 宿題をするのに必要な本や材料は持って帰っていますか。
- 宿題をしましたか。
- 宿題をランドセルに入れましたか。
- 宿題を先生に提出しましたか。

親子タイム

　子どもの良い行動に上手に注目し，増やしていけるように，「親子タイム」を通して「注目する」と「ほめる」スキルの練習をしましょう。（スキル：技術，やり方）

1. 子どもが9歳以下の場合は，1回15〜20分，放課後や夕食後などに，親子タイムを作りましょう。9歳以上の場合は，毎日決まった時間を選ぶ必要はありませんが，子どもが1人遊びをしているときなどに親子タイムと取りいれましょう。

2. この親子タイムに他の子どもは入れてはいけません。きょうだいがいる場合は他の家族に見てもらったり，他の子どもが邪魔しない時間と場所を選んだりしましょう。

3. 「さあ，一緒に遊ぶ親子タイム（スペシャルタイム）だよ。何をしようか」と声をかけましょう。子どもは理由なく，「すること」を決めることができます。テレビ，テレビゲーム以外なら何でもOKです。（宣言しないパターンも可）

4. まず，リラックスして子どものやっていることを数分間眺めてみましょう。それから適当なところで加わりましょう。なお，あなた自身が忙しいときにはけっして「親子タイム」を行ってはいけません。

5. 子どもの遊びを眺めながら，子どもがやっていることを声に出して言ってみましょう。まるで，スポーツキャスターの中継のように。そうすることで，子どもはあなたが自分の遊びに興味があることがわかります。

6. 質問しない，命令しないことがルールです。遊んでいる最中に何か教えるのもやめましょう。子どもはすべて自分で決めていく権利があります。

7. 子どもがやっていることで，あなたがいいなと思ったことを，間髪をいれずほめましょう。できるだけ，具体的に，気持ちをこめて。

《 ☞ 資料 2-11 ☆ほめる言葉 参照》

8. もし，子どもが困った行動をしはじめたら，ただ背を向け，数分間他のところを見るようにしましょう（知らんぷり）。その行動が続いているようだったら，親子タイムは終わりだと告げ，部屋を出ていきましょう。良い振る舞いができるようになったら，また後で遊ぼう，と伝えましょう。
　　もし，子どもが親子タイム中に，ひどく暴れたりしたら，普段どおりに叱りましょう。

9. 時間は15〜20分，最初の週は少なくとも週に2〜3回以上，2週目以降も無理のない計画で続けていくようにしましょう。

☆親子とも，楽しむことが大切です！

H.W.4

親子タイムシート

お名前 _____

日付，場所	遊びの内容	お母さん（お父さん）が どのようにかかわったか	感じたり気づいたこと， ほめたこと

第5回　前半のふりかえりと学校との連携

ウォーミングアップ）　良いところ探し
ホームワーク報告）　親子タイム報告
　　　　　　　　　　　　•親子タイムシート→何をしたか，難しかった点，工夫した点，気づ
　　　　　　　　　　　　　　いたこと

第1回　オリエンテーション
　●講義「発達障害とペアレント・トレーニング」：
　　　脳の機能障害，かかわりの難しさ→二次障害・経過に影響
　●オリエンテーション：肯定的な親子関係づくりと子どもの適応行動の増加を目指す
　　　　　　　　　　　　メンバーお互いのサポート機能も大切（聴いて，話して，やってみて）

第2回　子どもの行動の観察と理解
　•子どもの行動の客観的な観察記録から，適切な行動へのヒントがみえてくる
　•行動を4つの要因（子どもの特性，親の特性，家族のストレス，前後の状況・対応）から
　　考えて，前の状況を変えたり，後の対応の仕方を変えてみたりする
　•いまできることから，スモールステップで，達成感をもたせていく
　•ロールプレイにもチャレンジしました

第3回　子どもの行動への良い注目の仕方
　•親子のやりとりを（＋）にもっていくために，まず「良い注目」を上手に，たくさんしていく
　•行動を3つのタイプ（好む＝増やしたい行動→ほめる，嫌いな＝減らしたい行動→ほめる
　　ために待つ（無視），許しがたい＝なくしたい行動→タイムアウト）に分ける練習
　☆<u>いまはほめることを優先</u>　　　　　　　　　　　《行動リスト（例）》☞ 資料 2−9

第4回　親子タイムと上手なほめ方
　•子どもが自由に遊べる
　《親子タイム》＜（＋）の親子のやりとりを増やす＞，《子どもの宿題とのバトル》☞ 資料 2−12

第5回　前半のふりかえりと学校との連携
　●学校との連携　　　　　　　　　　　　　　　《学校連絡シート》☞ 資料 2−17
　　「目標行動」という考え方
　　　「△△してはダメ」→「○○できるようになる」（ほめるチャンス！）
　　　　　　　　　　　　　　　　　　　　　　　《対応テスト》☞ 資料 2−18
　☆目標行動の大切なことは，［　　　　　　　　してできる行動］

☆これまでで，子どもの行動に良い注目をし，ほめる習慣がついてきましたか（まず近づくこ
　とが大切）
☆マイナス・わかりにくい声かけ「あなたはいつも−」「どうして−」「さっさと」は減りましたか

前半を振り返って） 各メンバーより

　これからは…• 子どもが達成しやすい指示の出し方（子ども理解と行動観察・ほめるが基本）
　　　　　　　• 上手な無視の仕方（ほめるために待つ）
　　　　　　　• トークンシステムとタイムアウト
　　　　　　　• ロールプレイにもチャレンジ，学校や家族の協力体制づくり

＊<u>待ち時間も活用ください</u>

H.W.5　親子タイムのある夏休み(続き)　「良い注目→ほめる＆ほめられる習慣を！」
　　　　☆2学期の最初に先生に《<u>お手紙と学校連絡シート（記入はまだ！）</u>》をお渡しください。
○次回は9月6日(火)　「指示の出し方」，いよいよテクニック編です。

20XX年8月

＿＿＿＿＿＿＿＿＿＿　小学校
＿＿＿＿＿＿＿＿＿＿　　先生

●●大学　特別支援教育研究センター
岩坂英巳

「第14期ならペアレント・トレーニング」途中経過のご報告とお願い

　平素より子どもの健やかな成長を目指す当センターの取り組みにご理解、ご協力を賜り，ありがとうございます。

　さて調査用紙へのご協力等にてご存知のことと思いますが，＿＿＿＿＿＿さんのご家族は標記プログラムに参加し，わが子とのかかわりに日々奮闘されています。別紙「予定表」のとおり，6月に開始しました本プログラムは前半5回の折り返し地点に達し，これまでの3カ月間でご家族は子どもの行動観察と『良い注目をすること(ほめる)』を習慣付けられましたので，これからの後半3カ月で具体的な対応（達成しやすい指示を出す。待ってからほめるなど）のテクニックを身につけていかれることになります。

　そこで先生にぜひお願いしたいことが2つあり，お手紙を書かせていただきました。

　1つ目は「ほめること」についてです。このプログラムは行動療法に基づいており，本人のわずかな「良い行動」にも注目し，ほめること（1/4くらいできればほめる感じです）で適切な行動を積みかさね，身につけさせていきます。家庭においては，本人なりにがんばって良い行動がみられたときには，ほめておられます。先生からのほめ言葉の力は絶大ですので，家庭と同様に学校でもほめていただけることで，本人の適切な行動が増えて自尊感情が向上することが期待されます。ほかの児童もたくさんご担当されているなか恐縮ですが，なにとぞご配慮のほどをお願いいたします。

　2つ目は「学校連絡シート（☞ 資料2−17）」です。実際にご記入をお願いするのは「トークンシステム（資料1−2 の第8回）」の10月頃の予定ですが，「目標行動」（本人にもうひとがんばりして身につけてほしい行動）を先生と保護者，そして本人自身で共通認識をもつことで，前述の「ほめる」ことが行いやすくなってきます。10月以降に保護者が「学校連絡シート」を再度持ってこられましたら，「こういったことを努力していたらほめてあげよう」という目標行動に沿って子どもを応援していただきますようお願いいたします。

　これらのお願いは，ご多忙な教室運営のなかで，一人ひとりの子どもを伸ばすための特別な教育的支援の1つの提案としてお考えいただければ幸いです。何かお気づきの点、ご質問などありましたら、どうぞ下記までご連絡ください。今後ともよろしくお願い申しあげます。

【連絡先】
●●大学　特別支援教育研究センター
岩坂　英巳

〒 ***−****　●●●●●●
Tel & Fax：***−***−****
E-mail：*****@*****.**.**

学校連絡シート

名前

＜長期ゴール＞（今学期／学年の目標となる行動課題）：

日付：　　月　　日　　曜日　　　　◎できた　○少しはできた　△できなかった

目標行動	午前中	昼休み	午後

コメント*(プラスのコメントで!)*：　　　　　　　　　　先生のサイン：
　　　　　　　　　　　　　　　　　　　　　　　　　おうちのサイン：

日付：　　月　　日　　曜日　　　　◎できた　○少しはできた　△できなかった

目標行動	午前中	昼休み	午後

コメント*(プラスのコメントで!)*：　　　　　　　　　　先生のサイン：
　　　　　　　　　　　　　　　　　　　　　　　　　おうちのサイン：

日付：　　月　　日　　曜日　　　　◎できた　○少しはできた　△できなかった

目標行動	午前中	昼休み	午後

コメント*(プラスのコメントで!)*：　　　　　　　　　　先生のサイン：
　　　　　　　　　　　　　　　　　　　　　　　　　おうちのサイン：

日付：　　月　　日　　曜日　　　　◎できた　○少しはできた　△できなかった

目標行動	午前中	昼休み	午後

コメント*(プラスのコメントで!)*：　　　　　　　　　　先生のサイン：
　　　　　　　　　　　　　　　　　　　　　　　　　おうちのサイン：

日付：　　月　　日　　曜日　　　　◎できた　○少しはできた　△できなかった

目標行動	午前中	昼休み	午後

コメント*(プラスのコメントで!)*：　　　　　　　　　　先生のサイン：
　　　　　　　　　　　　　　　　　　　　　　　　　おうちのサイン：

子どもの「良い行動を引きだすための」対応テスト

Q1．5歳の太郎くんは朝の登園前，時間がないのにぐずぐずして，まだ着替えている途中です。時間に遅れずに着替えられるように，母親がすることは：

    a．「早くしなさい」と何度も言う

    b．着替えを手伝う

    c．「靴下履けてえらいね」といまできていることをほめ，次に何をするか具体的に指示する

    d．「すぐ着替えないと朝ご飯抜きですよ」ときっぱり言う

Q2．あなたが車の運転中，車の後部座席に乗っている7歳の二郎くんが友だちとふざけて大騒ぎしはじめました（車が揺れて危険な状態です）：

    a．「おとなしくしないとどうなるかわかっているね」と叱る

    b．けんかしているわけではないので放っておく

    c．車を側道に停め，「静かになるまで車を発車しません」とだけ言う

    d．お菓子を与えて静かにさせる

Q3．9歳の三郎くんがゲームソフトをなくし，泣きながら本棚の物をひっくり返して探していましたが，しばらくしてあきらめてブツブツ言いながら片づけはじめました：

    a．本棚の物を散らかしたことを厳しく注意する

    b．ゲームソフトをなくしたのは自分の整理整頓が悪いのだから文句を言ってはいけない，と繰り返し説明する

    c．「ちゃんと片づけているね，でも最初からそうするべきだったよ」と話す

    d．文句には過敏に反応せず，気持ちをコントロールして片づけていることをほめる

Q4．【学校にて】6歳の花子ちゃんは授業開始して20分くらいすると気が散りだして，立ち歩いてトイレに行ったり，図鑑を取りに行ったりします：

    a．根気よく座っていられるようにこんこんとさとす

    b．他の生徒の邪魔にならないように後ろの席にする

    c．クラスの他の生徒全員に「花子ちゃんはADHDだから」と説明する

    d．前の席に変えて，気が散る前にそっとサインをおくるようにする

子どもの「良い行動を引きだすための」対応テスト
回答＜ポイント編＞

Q1．5歳の太郎くんは朝の登園前，時間がないのにぐずぐずして，まだ着替えている途中です。時間に遅れずに着替えられるように，母親がすることは：

    a．「早くしなさい」と何度も言う　　　　　　　　　➡ せかしても無効

    b．着替えを手伝う　　　　　➡ 自分で着替えられるようになるのが目的

    c．「靴下履けてえらいね」といまできていることをほめ，次に何をするか具体的に指示する　　　　　　　　　➡ ◎ 良い注目と明快な指示がポイント

    d．「すぐ着替えないと朝ご飯抜きですよ」ときっぱり言う　➡ 体罰になるのでダメ

Q2．あなたが車の運転中，車の後部座席に乗っている7歳の二郎くんが友だちとふざけて大騒ぎしはじめました（車が揺れて危険な状態です）：

    a．「おとなしくしないとどうなるかわかっているね」と叱る
        ➡ あやふやな指示は通じない

    b．けんかしているわけではないので放っておく　➡ 危険な行為ですので放置はダメ

    c．車を側道に停め，「静かになるまで車を発車しません」とだけ言う
        ➡ ◎ タイムアウト（どうすればよいのかは伝える）

    d．お菓子を与えて静かにさせる　　　➡ お菓子がほしくなったら暴れるようになる

Q3．9歳の三郎くんがゲームソフトをなくし，泣きながら本棚の物をひっくり返して探していましたが，しばらくしてあきらめてブツブツ言いながら片づけはじめました：

    a．本棚の物を散らかしたことを厳しく注意する
        ➡ せっかく良い行動を始めたのが水の泡

    b．ゲームソフトをなくしたのは自分の整理整頓が悪いのだから文句を言ってはいけない，と繰り返し説明する　　　　➡ くどくどとした説明は伝わりにくい

    c．「ちゃんと片づけているね，でも最初からそうするべきだったよ」と話す
        ➡ マイナス気分の残るほめ方は避ける

    d．文句には過敏に反応せず，気持ちをコントロールして片づけていることをほめる
        ➡ ◎ 細かい文句は無視，良い行動を具体的にほめる

Q4．【学校にて】6歳の花子ちゃんは授業開始して20分くらいすると気が散りだして，立ち歩いてトイレに行ったり，図鑑を取りに行ったりします：

    a．根気よく座っていられるようにこんこんとさとす
        ➡ 本人にとってもっともつらい対応

    b．他の生徒の邪魔にならないように後ろの席にする　➡ 余計に気が散ってしまう

    c．クラスの他の生徒全員に「花子ちゃんはADHDだから」と説明する
        ➡ 診断名を出すのは避けるべき

    d．前の席に変えて，気が散る前にそっとサインを送るようにする
        ➡ ◎「ほめられてもうひとがんばり」の積み重ねが大切

第6回　子どもが達成しやすい指示の出し方

ウォーミングアップ）　良いところ探し
ホームワーク報告）　親子タイムは楽しめましたか？　たくさんほめましたか？
　　　　　　　　　⇒プラスの親子のやりとりが増えることで，指示が通りやすくなってきます
　　　　○「学校連絡シート」は10月「トークン表」の頃に記入をお願いすることになります

1．なぜ指示を達成できないのか　＜子どもの特性を思い出して＞
　（1）耳からの情報が入りにくい，周囲の刺激で気が散りやすい
　（2）「やらなければならない」という動機付けが弱い，切り替えが苦手（自分の興味・欲求が優先）
　（3）「指示どおりにできた！」「ほめられてうれしい！」という体験が極めて少ない

2．達成しやすい指示を出すためのテクニック

　| A.予告 → B.CCQで指示 → C.ブロークンレコード → D.ほめて終了 |

A．予告　←必ず注意を引いてから！
　（1）いったん手を止めて，あなたが子どものそばに行くか，子どもをそばに呼びましょう
　（2）子どもの気を散らす周囲にあるものを取りのぞきましょう
　（3）視線をあわせ，ちゃんと聞いているか確認しながら
　（4）指示をまず予告します。あと5分，あと数回したら○○，といまの行動を許可します
　　　　☆「予告＝約束」です！　納得できる，そして実行可能な約束を
　　　　☆約束内容をリピートさせるのも有効
　　　　☆思春期からは本人の意向も聞く

B．"CCQ"で指示

C：Calm　穏やかに…………あなた自身が穏やかに
C：Close　近づいて…………もう少し子どもに近づいてみましょう
Q：Quiet　落ちついた声で…声のトーンを抑えて，はっきりとした口調で

　（1）約束の時間になったら，近くに行って，指示をはっきり，きっぱり，短く言いましょう
　　　　お願い調，説教調，小言風はダメ
　　　　一度にいくつも指示せず，複雑な指示はいくつかの段階に分けます
　　　【例】○「太郎，5分経って8時になったら（時計を確認させる）着替えて出かける用意をしなさい」
　　　　　　　→（5分後）「5分経ったよ，8時だよ。いますぐ着替えなさい」
　　　　　×「二郎，そろそろ服を着てくれるかな」→（子どもはしらんぷり）
　　　　　×「三郎，さっさと着替えて，かばんと上靴持ってきなさい。歯磨きしたの」
　（2）何度も指示を繰り返す必要があるかもしれないことを予想しましょう
　（3）子どもが指示に従うまで，見守りながらもう少し時間を与えましょう
　（4）さらに数回CCQで催促してみましょう

(5) もし子どもが指示に従ったら，その時点ですぐほめてあげましょう 25%ルール

（☆ほめるタイミング⇒

従いはじめたらすぐ，指示どおりしているとき，指示を完了したとき）

(6) もし子どもがどうしても指示に従わないのなら，「警告」を与えることも考えていきます

- 子どもの特徴（不注意，切り替え，視覚優位など）をふまえ，わかりやすい，達成しやすい指示から始めます
- 指示される前に子どもが自分から勉強やお手伝いをしたら，思いっきりほめましょう
- 警告は多用しないこと

☆プラスの言葉かけ；「いますぐ△△したら，○○できるのにな−」でのせるのも有効

C．壊れたレコードテクニック（Broken Record Technique）

(1) ブロークンレコードとは，子どもが指示に従うまで，単調に指示を繰り返す方法です

(2) このテクニックを使うのは，子どもがあなたに口答えしたり，指示に従わない言い訳をしたときです

(3) 子どもが余計にイライラして指示を聞かなくなったり，逆ブロークンレコードで応戦してきたら中止し，警告を与えます

(4) ブロークンレコードテクニックの使い方

①穏やかさを保つ

②指示を同じ言葉で，正確に繰り返します（きっぱり）

③せかさない

…あなたがしゃべる前に子どもの口答えが止まったら，少し待ちましょう

④口調は落ちついた感じで

…あなたが子どもの口答えに耳を貸さないことを伝えましょう

↓

D．指示に従ったら忘れずにほめます

【例】（寝る時間になってもまんがを読んでいる）

親：「たかこ，寝る時間ですよ，まんがを止めなさい」

子：「でもまだ8時半だよ」

親：「寝る時間ですよ，たかこ」

子：「8時半に寝に行く子なんてクラスに誰もいないよ」

親：「寝る時間ですよ，たかこ」

子：「そんなのずるーい」

親：「寝る時間ですよ，たかこ」

子：「他の子はみんな9時半まで起きているよ」

親：「寝る時間ですよ，たかこ」

子；「わかったよ　だからそのしつこい『もう寝る時間ですよ』っていうのを止めろよ」

（まんがを閉じてしぶしぶ寝に行こうとする）

◎親：「えらい，自分でまんが止めたね。さあ，寝に行こう」

☆時間がかかっても，指示どおりできたなら，マイナスのほめ方，終り方は避けましょう

×「何ぶつぶつ言ってるの！」

×「早くしなさい，明日起きれないよ」

ロールプレイにチャレンジ

　①子どもの行動観察（状況版）を見てみましょう
　②状況セットアップ，セリフも決めて（演じているときには台本。ホワイトボードは見ない）
　③４つのポイント＜予告，CCQ，ブロークンレコードテクニック，ほめる＞

＊さあやってみましょう！
　☆ロールプレイの目的：テクニックの習得，子どもの気持ち

H.W.6　①指示－子どもの反応－次にあなたはどうしたかシート ☞ 資料2-20
　　　　②親子タイム，ほめることも続けましょう
○次回は９月６日「上手な無視の仕方（ほめるために待つ／待ってからほめる）」

H.W.6　指示－子どもの反応－次にあなたはどうしたかシート

お名前 _____

日付	指示の内容	子どもの反応	次にあなたはどうしたか
【例】 5／20	（予告ののち） 「ブロックを片づける時間よ，ジョー」	しばらく待つ。2分後ブロックを箱に直しだす。	「自分で片づけてえらいね。ありがとう，ジョー」

第7回　上手な無視の仕方（ほめるために待つ／待ってからほめる）

ウォーミングアップ）　良いところ探し

前回のふりかえり）　子どもが達成しやすい指示の出し方（予告，CCQ，ブロークン，ほめる）

ホームワーク報告）　指示−子どもの反応−次にあなたはどうしたか

1．子どもの行動を3つのタイプに分けて，一貫した対応をする（復習）

（1）あなたが好む，増やしたい行動　　＜ほめる＞

（2）あなたが嫌いな，減らしたい行動　＜無視（過剰に反応せず，ほめるために待つ）＞

（3）問題行動，なくしたい（許しがたい）行動　＜警告→タイムアウト＞

2．上手なほめ方 ＜好ましい行動を増やす＞

（1）上手なほめ方のコツ

　①視線をあわせて：子どもの目を見て，子どもが見かえすのを待って

　②近づいて：子どものそばにいって，同じ目の高さで

　③感情・動作をこめて：微笑んで，頭や肩に手をあてたり，抱きしめたりしながら

　④タイミング：子どもの良い行動が始まったらすぐに，または直後に

　⑤簡潔に，しかし<u>どの行動をほめているのか</u>をはっきりと伝えること

　☆具体的に子どもの行動をほめる，気持ちも伝える

　　×「いい子ね」　　　　○「△△ができてえらいね。お母さんうれしいよ」

　　△「上手に描けたね」　○「この空の色がきれいだね！お母さんこの絵好きだよ」

（2）無理にほめようとせず，自然に，そして自分自身が楽しくなるようにほめていく

3．上手な無視の仕方 ＜してほしくない行動を減らす＞

（1）親の言葉や行動（無視）が，子どもに自分の行動が良くないことを気づかせる

　子どもの存在を無視，放っておくのではなく，<u>子どもの望ましくない行動を無視する</u>

　「無視」は「ほめること」を併用してこそ，効果が期待できる

　　◆《行動リストでみる連続性》に注目　☞ 資料2−22

（2）無視の仕方（待ってからほめる）のコツ

　①目をそらして：子どもへの注目を外す

　②態度で示す：「無視すべき行動」に対して，微笑まない，しゃべらない，身体の向きを

　　換えるなどで，その行動を好ましく思っていない・してほしくないことを伝える

　③感情的にならない：ため息，怒りの表情はダメ

　　☆何か他のことをすることで，あなた自身の感情コントロールを試みましょう

　　【例】雑誌を見る，大きく深呼吸してゆっくり10数える，家事を黙々と続けるなど

　④タイミング：してほしくない行動が始まったらすぐに無視する

　　☆無視のスタート時には，代わりの好ましい行動を知らせてから，スタートするのも可

　⑤あなたの<u>無視する行動が止まったら，すぐにほめましょう</u>

　　＜ほめるチャンスは2度！（無視する行動が止まったとき，あなたの用事がすんだとき）＞

　　＜無視中は，放ったらかすのではなく，少し距離を置いても目は離さない！（見て見ぬふり／

　　　知らんぷり）＞

【例1】（子）コーラがほしいよ，コーラ！（叫び声）
　　　　　　－無視－
　　　　（子）コーラ！
　　　　（親）あなたが静かに言えるまでは，聞きません。
　　　　（子）コーラ！コーラ！こら！コーラ！
　　　　　　－無視しつつ，他のことに専念－
　　　　（子）（静かな口調で）コーラちょうだい。
　　　　（親）うまく言えたね，はいどうぞ。（子どもはコーラを手に入れる）

【例2】電話の邪魔をする子どもへの適用

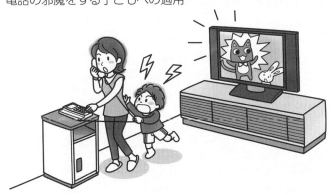

☆ブロークンレコードテクニックも無視／ほめるテクニックを使用しています
☆あなたが「無視」をしはじめたら，最初は子どもの減らしたい行動が増えることがよく
　あります。腰をすえて無視を続けてください。
　その行動がさらに激しい問題行動となってきたら，次の「限界設定」が必要になります。

4．無視がうまくできないときには
（1）ほめる習慣がついていますか
（2）好ましくない行動にも「無視」が効きにくいものがあります
　　　無視されると続く（テレビなど），身についてない（幼児の着替えなど）
（3）事前の工夫でその行動を起こりにくくする
（4）無視する行動を決めたら→代わりの好ましい行動（身につけるべき行動）は何か考えます
　・本人が「好ましい行動」をわかっていますか，好ましい行動をほめていますか
　・家庭内で本人が納得できるルールができていますか
　・幼児やASD特性など場が読みにくい子どもの場合，好ましい行動のヒントを！

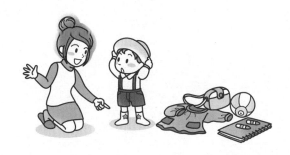

5．「子どもに邪魔されずにあなたの用事をするには」 ☞ 資料2-23

（ ロールプレイにチャレンジ ）（「指示の出し方」でも可！）

①行動リスト，H.W.を参考にして
②状況設定
③さあ，トライ！＜上手に無視する／ほめる＞

H.W.7　無視した行動－どう無視したか－そのあとどうほめたかシート ☞ 資料2-24
○次回は10月４日　「トークンとリミットセッティング」です

行動リストでみる連続性

増やしたい 好ましい行動 ＜ほめる＞	減らしたい 好ましくない行動 ＜無視＞（待ってからほめる）	なくしたい 許しがたい行動 ＜警告→タイムアウト＞
朝の用意を言われなくても自分で用意できた →☀	朝の登校前，ごろごろしてなかなか着替えようとしない	朝の用意をするように叱られ，「うるさい」と物を投げた
約束の時間内でテレビゲームをやめた →☀	何度言われても，「あと５分」とテレビゲームをやめようとしない	テレビゲームを無理に片づけようとされ，取り返すまでたたいたり蹴ったりした
朝にジュースをせがんだが，「朝はダメ，おやつならいい」と言われ牛乳を飲んだ →☀	朝からジュースがほしいとぐずぐず言う	ジュースはダメと言われ，物を投げつけた
朝テレビをつけたが，「つけない約束でしょ」と母親が消すと素直に従った →☀	朝テレビをつけようとして母親に注意され，妹にあたった（暴言）	朝テレビをつけたが，「つけない約束でしょ！」と母親がいきなり消したら，逆切れして妹にリモコンを投げつけた

- 良い注目，ほめる（→☀）ことで、好ましくない行動が減る

  好ましい行動を普段からほめておくことで，待ってからほめることができるようになる

- 家庭に本人の納得するルール（約束）があると，指示が通りやすくなる
- 無理強いはかえって許しがたい行動を助長してしまう

子どもに邪魔されずにあなたの用事をするには

　子どもの行動観察（状況版）を思い出してみてください。あなたが家事で忙しかったり，電話で話をしたり，誰か家に訪問者がいるときに，子どもが邪魔をしたり，言うことを聞かなくて困るという経験をしたことがありませんか。子どもが1人で遊べるようになることは，子どもが指示に従うようになることと同じように大切なことです。

(1)　普段子どもがあなたから離れているときに（＋）の注目をしましょう。

(2)　はっきりと2つの指示を出しましょう。「お母さんはいま○○しなければならないから，邪魔しないでね」と「あなたは△△していてね」と，邪魔をしないことと何をするかを伝えることです。

(3)　子どもが1人で遊びはじめてしばらくしたら，やっていることを一時止めて子どものところに行き，邪魔をせずに1人でできていることをほめましょう。

(4)　やっていることに戻ってしばらくしたら，また一時中断して子どものところに行ってほめましょう。そうして，子どもに邪魔しないこと，言われたことをすることを思い出させます。

(5)　子どものところにほめに行く時間の間隔を少しずつ長くします。

(6)　もし，子どもがやっていることから離れてあなたを邪魔しそうになったら，すぐにやっていることを中断して子どものところに行き，邪魔しないでいることをほめましょう。同時に再度子どもに課題に向かうように指示します。ただし，子どもの興味のわく楽しい活動を。

(7)　最初は，やっていることを中断して子どもを頻繁にほめに行かなければいけません。しかし，次第に子どもをほめに行く頻度が減っても，あなたが邪魔されずに用事ができる時間が増えてきます。

(8)　忘れずに子どもが邪魔せずに何かできていることを定期的にほめましょう。

(9)　あなたが用事をすませたらすぐに，子どもを思いっきりほめましょう。

H.W.7　　無視した行動−どう無視したか−そのあとどうほめたかシート

お名前 _____

＊「無視」は，「ほめる」ことと同時にしてこそ効果があります。無視される行動が止まって，
　好ましい行動が始まったら，必ずほめてあげましょう。

日付	無視した子どもの行動	どう無視したか	（無視の後） ほめた子どもの行動 →どうほめたか
【例】 6／11（日）	夕食前に何度もクッキーをほしがった	「邪魔せず，向こうで待っていなさい」と言って夕食を作りつづけた	夕食ができるまで待てた →「静かにしてえらかったね，夕食は大好きなハンバーグだよ」

第8回（前半）　なくしたい行動とリミットセッティング（警告＝限界を設定する）

ウォーミングアップ）　良いところ探し
ホームワーク報告）　「無視した行動 − どう無視したか − そのあとどうほめたか」シート

1．リミットセッティング（警告・イエローカード）

(1) リミットセッティングのための条件とは？
　⇒（親）ほめるスキル（無視／待ってからほめるも含む）をマスターしている
　　（子）いま何をすべきか（適応行動）がわかっている
　☆ほめる − ほめられる親子関係のもとに，好ましい行動が増えて，減らしたい・なくしたい行動が減っている

(2) 最初のポイント
　まず1つの問題行動にねらいを定める（警告は乱用しない）

(3) 警告の行い方
　①指示を出されると，引きのばしたり，話をそらしたりする子どもがいます
　　【例】「すぐやるから」「なんでそんなことしなければいけないの」「うざ」
　②警告は指示を通しやすくするために使う
　　• 警告は1回だけ！（ラストチャンス）
　　• 警告時に罰（タイムアウト）の内容を明確に伝える
　　【例】子どもがブロックを投げつづけている
　　　　→（○）「あと5秒数える間にブロックを投げるのを止めなかったら，ブロックを全部片づけてしまうよ」
　　　　　（×）「いいかげん止めないと何が起こるかわかっているね」（×あやふや）
　　【例】子どもが何度指示を出されても，宿題をしようとしない
　　　　→（○）「いますぐ宿題を始めないと今晩のテレビゲーム禁止ですよ」
　　　　　（×）「宿題しなさい，さもないと週末は外で遊ばせませんよ」
　　　　　（×長すぎ⇒怒りのみ残す）
　　ヒント1）警告の前に，「宿題始めて晩ご飯までに終わったら，夜にテレビゲーム長くできるのにな−」などと
　　　　　　「△△したら，○○できる」と（＋）の言葉で誘うのも1つの手です
　　ヒント2）トークン表などで，「好ましい行動」「許しがたい行動」を示し，家庭内のルールを明確にする

(4) 公共の場でのリミットセッティング
　　（注：とても難しいですが，一度実行できると効果満点）
　　①起こりうる問題行動を予測しておく
　　②公共の場（買い物など）に行く前に，あらかじめ子どもと約束事を決めておく
　　③「適切な行動＜約束＞」と「誤った行動の結果＜罰＞」を理解できているか再確認（お店に入る直前）

【例】「約束を覚えている？ジョー」
　　　　（買い物全部終わるまではおもちゃ売り場行かない。約束守れたら帰りはハンバーガー屋さん）
　　　　→　もし覚えていればほめる／そうでなければ再確認しておく
　　　　→　「おもちゃ売り場で『買って』と騒いだら，ハンバーガー屋さん行かずにその場で帰るよ」
④ちゃんと約束を守れていれば，繰り返しほめる
⑤約束を破ったら，ただちにタイムアウトを行う（または帰宅後のタイムアウトを伝える）
【例の続き】おもちゃ売り場で騒いだら，買い物の途中でも帰ってしまう

２．タイムアウト（罰・レッドカード）

（1）タイムアウトの考え方
　①タイムアウトは「許しがたいことをした」「（ルールとして）やるべきことをどうしてもしなかったために起こった自らが招いた結果（他人のせいにしない）
　②何か取られたくないもの（または特権）を取りさる（身体的痛みはダメ）
　③罰則時間は短く：たとえばテレビゲーム当日分禁止，椅子に静かに５分座るなど
　④ワンパターンにならないようにする，タイムアウトは節約すること

（2）タイムアウトを行う前に
　①タイムアウトを行う場所を決める（ホールの椅子やコーナーなど）：
　　目の届くところで，暗くなく，閉じこめず，危険なもの（ガラスなど）や楽しいもののないところがよい
　②トークン表のポイント減点などを取りいれていくのも有用

（3）　警告〜タイムアウトの行い方　→　実際の練習は次回第９回に行います
　　　指示　＜注意を引いて，視線をあわせて，冷静に，短くわかりやすく，きっぱりと＞
　　　　　　↓　→行動止まれば＜指示に従えば＞ほめる
　　　止まらなければ再度指示　＜CCQ忘れずに－穏やかに，近くで，静かに＞
　　　　　　↓　→行動止まればほめる
　　　　　　↓　（見守って待つ，再度CCQで指示も可＜ほめるチャンス＞）
　　　止まらなければ警告（イエローカード）　＜具体的に，きっぱりと，警告は１回だけ＞
　　　　　　↓　→ここで行動止まってもほめる＜指示に従う最後のチャンス＞
　　　タイムアウト（レッドカード）　＜ペナルティはきっぱり，短く，効果的に＞
☆タイムアウトが終わったら，さらに責めたりしない。なぐさめたりもしない。
☆なかなかタイムアウトに従わないとき：
　　へりくつ→取りあげない
　　拒否→罰を重くする
　　【例】「いまタイムアウトに従わなかったら，トークン２倍減点だよ」
☆敵意をもってタイムアウトを行わない，「君を認めているけど，その行動は許せない」という断固とした姿勢で行う。さらなる悪循環を断ち切る意味もある。

第8回（後半）　トークンシステム（ごほうび）〜ルール作りと達成感のために〜

1．試験的な記録表を作ってみましょう

(1) 子どもに日常生活で身につけてほしい行動を具体的に5〜10個ピックアップしましょう
☆できやすい行動，あと少しでできそうな行動も入れるのがコツ

(2) 選んだ行動を時間の流れに沿って並べてみましょう
☆朝のしたくや夜寝る前など時間帯を特定すると選びやすく，チェックしやすいです

(3) 1週間程度試しに記録してみましょう（まだ子どもに見せずに）
☆できるのにどれだけ周囲の手助けが必要であったかメモしておきましょう

2．子どもと一緒にトークン表（がんばり表）を作ってみましょう

《トークン表サンプル》☞ 資料 2-30 参照）

(1) 項目は自分で決めて自分で責任もって実行し，その結果としてトークンがもらえることを説明します

(2) トークンが得られやすいように項目を工夫します（試験的な記録表を思い出しながらアドバイス）

(3) 楽しみでやる気の出るトークンを設定します

(4) 毎日，できたことを見えやすい形で確認して，自信をもたせます（シール，はなまるなど）

(5) 同時に，好ましい行動となくしたい（許しがたい）行動を明らかにしましょう
☆減点ポイントを入れるかどうかは親子で相談して決めてください
☆減点ポイントは多くて3つまでがよいでしょう。ボーナスポイントでの挽回も考慮
☆減点しても，得点がたまるように全体の項目を決めていくのがコツ

3．トークン表を実行してみましょう

(1) 家の目立つところにトークン表を貼りましょう

(2) 子どもがうまくできたときにはすぐほめましょう（時間があればその場でシールを貼る）

(3) うまくできるために，声かけや励ましをしましょう

(4) 子どもがやろうとしないことには，叱責せずに無視します（ジャッジはきっぱり）

(5) 1日の終わりに，子どもと一緒にできた行動をチェックしてみましょう
☆できなかったことについてはくどくど言わず，「明日チャンスがある」
☆できたことに注目してほめましょう
☆親も一緒にできたこと，がんばりを喜ぶのがコツ

4．トークン表の疑問はありませんか？

飴と鞭ではありません。適応行動の積み重ねです
トークンは品物でも，週末の特典でも可
トークンそのものより，トークンを介しての親子のプラスのやりとりが重要です

H.W.8　・警告−子どもの反応−次にどうしたかシート ☞ 資料 2-27
　　　　・トークンポイント表づくり（仮スタート）
　　　　☆学校連絡シートの協力お願い（2学期中に1〜2週間）
○次回は3週後の10月25日「テクニック編のまとめ」です　　　○修了式日程相談

H.W.8 　　　　警告−子どもの反応−次にどうしたかシート

お名前 ＿＿＿＿＿＿＿＿＿＿＿＿

日付	警告内容	子どもの反応	次にあなたはどうしたか
【例】 6／9（金）	ブロックを投げるのを止めなさい．そうしないと20分間片づけてしまうよ	ブロックを壁に投げる	ブロックを取りあげて20分間しまっておく

第9回　ほめ方，無視の仕方，タイムアウトのまとめ

ウォーミングアップ）　良いところ探し
ホームワーク報告）　• トークン表報告
　　　　　　　　　　☆項目設定できましたか？　オリジナリティと楽しさが大切です
　　　　　　　　• リミットセッティング（警告−反応−どうしたか）シート
　　　　　　　　• 学校連絡シートは協力が得られそうですか？

1．上手なほめ方：タイミング良く，具体的に行動をほめる，気持ちも伝えて

2．無視：好ましくない行動に過剰に反応せずに少し距離を置いて見守り，ほめるために待つ
　◎ポイントは…

	ほめ方 ※	無視の仕方
視線	目を向ける・同じ目の高さで	目をそらす
態度	温かく・うれしそうに	微笑まない・身体の向きを変える
感情	感情こめて・動作もこめて	ため息や怒りの表情はダメ・感情こめず
タイミング	良い行動が始まったらすぐに	してほしくない行動が始まったらすぐに
ポイント	子どもの行動をほめる・マイナスのほめ方はしない	◎無視すべき行動が止まったらすぐほめる（「待つ」「見守る」感じで）

　＜※思春期の場合＞
　　さらりとほめる，認めている感じで：「さすが」「助かったよ」「ありがとう」

3．タイムアウトにチャレンジしましょう
（1）なくしたい問題行動をまずピックアップ
　◎確認することは…
　　• 子どもは「何をすべきか／何をしてはいけないのか」がわかっているのか（ルール）
　　• いまの子どもの状態にできることを要求しているのか
　　• もう少し待てるか，ほめるチャンスはないのか（もう一度探してみる）
　　• タイムアウトの内容は実行可能か
（2）前回の「タイムアウトの行い方」を思い出して
　　　指示　＜注意を引いて，視線をあわせて，短くわかりやすく，きっぱりと＞
　　　　　　　↓　→行動止まれば＜指示に従えば＞ほめる
　　　　止まらなければ再度指示　＜CCQ忘れずに−穏やかに，近くで，静かに＞
　　　　　　　↓　→行動止まればほめる
　　　　　　　↓　（見守って待つ，再度CCQで指示も可＜ほめるチャンス＞）
　　　止まらなければ警告（イエローカード）　＜具体的に，警告は1回だけ＞
　　　　　　　↓　→ここで行動止まってもほめる＜指示に従う最後のチャンス＞
　　　タイムアウト（レッドカード）　＜ペナルティはきっぱり，短く，効果的に＞
　☆タイムアウトが終わったら，くどくど説明したり，なぐさめたりしない
　　＜やるべきことをどうしてもしない／してはいけないことをした⇒当然の結果＞
（3）【ロールプレイ】にチャレンジ
（4）良かったところ，良かったけれどさらに工夫できそうなところを皆であげましょう

（5）取りいれる改善ポイントを決定

（6）もう一度トライ

（7）フィードバック−良かったところ

4．タイムアウトがなさそうな方は… ⇒ 無視の練習！【ロールプレイ】

H.W.9 ・トークンポイント表続けてください（修了式orクリスマスまで）

・＆「学校連携シート」の協力をお願いしましょう

⇒「目標行動」の共有が，「子ども理解」につながります。

子どもも大きな達成感が得られます。

・タイムアウトシート（機会があれば）☞ 資料2-29

・子どものほめた行動−どうほめたかシート【再】

○次回は11月15日　第10回「まとめと学校との連携」です

修了式は12月●日（　）　　時から！

H.W.9

タイムアウトシート

お名前 _____

＊タイムアウトを要した行動を記入してください。

日付	子どものなくしたい，問題行動
【例】 6／19（金）	親に怒られた後，妹をたたいた

がんばり表

	決まり事	月	火	水	木	金	月	火	水	木	金
1	帰ったら，足あらい・手あらい・うがい	♡	♡	♡	♡	♡	♡	♡	♡	♡	♡
2	歯をきれいにみがく	♡	♡	♡	♡	♡	♡	♡	♡	♡	♡
3	宿題をする	♡	♡	♡	♡	♡	♡	♡	♡	♡	♡
4	時間割をあわせる	♡	♡	♡	♡	♡	♡	♡	♡	♡	♡
5	お風呂から上がったらすぐに頭と体をふく	♡	♡	♡	♡	♡	♡	♡	♡	♡	♡
6	口の中に食べ物を入れてトイレに行かない	♡	♡	♡	♡	♡	♡	♡	♡	♡	♡
7	トイレのスリッパをはいて,きれいにそろえる	♡	♡	♡	♡	♡	♡	♡	♡	♡	♡
8	ひらがな・数字・漢字をていねいに書く	♡	♡	♡	♡	♡	♡	♡	♡	♡	♡
9	毎日3分間トランポリンをとぶ	♡	♡	♡	♡	♡	♡	♡	♡	♡	♡
10	手をそえてごはんやおかずを食べる	♡	♡	♡	♡	♡	♡	♡	♡	♡	♡

	月	火	水	木	金	月	火	水	木	金
グリーンカード	♡	♡	♡	♡	♡	♡	♡	♡	♡	♡
	♡	♡	♡	♡	♡	♡	♡	♡	♡	♡
レッドカード	♡	♡	♡	♡	♡	♡	♡	♡	♡	♡
ポイント										

30ポイント：おもちゃ菓子1個
50ポイント：ガチャポン1回
80ポイント：マリオカート
100ポイント：ハッピーセット

グリーンカード（＋2）
◎ゲーム・パソコンの時間を守る。
◎習い事の行き帰りは、より道をしない。

レッドカード（−4）
◎うそをつく。
◎人の物をこわす。
◎ゲーム、パソコンの時間を守らない。

イエローカード（−1）
◎食事中、注意をされてもぎょうぎ良く食べれなかった。
◎遊びが入って、すぐに行動ができなかったとき。

8点以上で1ポイント

ガンバレ　ガンバレ　　**がんばり表**

チェック内容	月	火	水	木	金	月	火	水	木	金
朝 7：15までにおきる	☆	☆	☆	☆	☆	☆	☆	☆	☆	☆
朝 7：50に家を出る	☆	☆	☆	☆	☆	☆	☆	☆	☆	☆
れんらくちょうが書けている	☆	☆	☆	☆	☆	☆	☆	☆	☆	☆
帰ったら，手あらい，うがい	☆	☆	☆	☆	☆	☆	☆	☆	☆	☆
帰ってから1時間以内に宿題	☆	☆	☆	☆		☆	☆	☆	☆	
ピアノを15分ひく	☆	☆	☆	☆	☆	☆	☆	☆	☆	☆
お手つだい	☆	☆	☆	☆	☆	☆	☆	☆	☆	☆
夜のはみがき	☆	☆	☆	☆	☆	☆	☆	☆	☆	☆
10時までにねる	☆	☆	☆	☆	☆	☆	☆	☆	☆	☆
ごほうびシール	☆	☆	☆	☆	☆	☆	☆	☆	☆	☆
せいせき										
コメント										
お母さんからのコメント										

第10回　全体のまとめとこれからのこと，学校との連携【再】

ホームワーク報告） ①トークン表（○ご褒美の提案）
②タイムアウトシート（「ほめた行動シート」【再】は後で見ます）
③学校連絡シート（書いてもらえた人のみ）

1．まとめ

(1) ミニ講義：「発達障害とペアレント・トレーニング」

プログラムオリエンテーション：ADHDなど発達障害のあるわが子の行動を理解することで，育て方のツボを押さえ，より良い親子関係づくりと子どもの適応行動・自信の獲得を目指す＋サポートグループ

★ADHDは脳の発達のアンバランスであるにもかかわらず，「わがまま」とか「親の育て方が悪い」とか誤解されがちです（ASDも）。学習面の障害，友人関係の悪化，自信喪失など二次的な障害を生じないように，周囲の理解と適切な援助が何よりも大切です。（かかわりのツボを押さえる！）

(2) 子どもの行動の観察と理解　　　　　　　　　**【ロールプレイ（いつもの感じで）】**

行動（見たり，聞いたりできる具体的な活動）を do not（～しない）ではなく，do（～する）でとらえ，良い注目をしていく。

子どもの行動を4つの要因（子ども・親の特性，家族のストレス，前後の状況）から分析する。

　　→　その状況やきっかけを変えたり，親の対応を工夫したりして，行動を修正していく

★子どもの問題行動そのものに働きかけて変えるのは，すぐには困難です。大切なのは一つひとつの行動観察から，上手にほめて達成感を積み重ねることです。（ほめるパワー）

(3) 子どもの行動への良い注目の仕方

良い注目を上手にする，「良いところ探し」→ 親子のやりとりが（＋）に向く

行動の3つのタイプ分け＜好む＝増やしたい行動，嫌い＝減らしたい行動，許しがたい＝なくしたい行動＞に分ける練習と，それにあわせた対応をする練習

★この時期はまず行動を3つに分けて，特に好ましい行動への良い注目を増やします（ほめる）

(4) 親子タイムと上手なほめ方

親子タイムとして，子どもが好きなように遊びながらほめられる時間を親子でもつことで，親子のやりとりがスムーズになり，「ほめる⇔ほめられる，がんばる」ことが習慣化する。タイミング良く　具体的に　そして感情こめてほめる。

子どもに伝わりやすいように，あなたがいいなと思ったことをすぐに具体的にほめましょう。否定的なコメントを挟まずに。（×「（ちゃんとできた後に）どうして最初からそうしなかったの」）

★子どもの良い行動が始まった時点ですぐほめることと，どの行動をほめているのかはっきりさせること，そして自身の気持ちを言葉でも伝えることが大切です

(5) 前半のふりかえり：子どもの行動の良い面に目が行くようになりましたか？【対応テスト】
　　学校との連携：先生への手紙と資料渡し

(6) 子どもが達成しやすい指示の出し方　　　　　　　　　　　【ロールプレイ（指示）】
　①注意を引いて（そばに行って，視線をあわせて），指示の予告　☆1
　②指示（お願い調でなく，短く，わかりやすく，きっぱりと）　☆1
　③CCQで催促（穏やかに，近くで，静かに）　☆2
　④ブロークンレコードテクニック　☆3
　　　→→　指示に従ったらすぐほめるのを忘れずに　☆4

　　　☆1　注意を引いたうえで予告（納得できる約束）をしっかりいれることがポイント！
　　　☆2　CCQで穏やか，かつきっぱりと。
　　　☆3　このテクニックには，あう子とあわない子がいます（タイプ，年齢）
　　　☆4　指示を出したら，やりはじめたらすぐほめて，途中でもほめて，達成できたら
　　　　　必ずほめて終了！

(7) 上手な無視の仕方（ほめるために待つ/待ってからほめる）　　【ロールプレイ（無視）】
　「無視」とは放ったらかしではなく，好ましくない行動を伝え，かわりにどんな行動が望
ましいのか伝えるために，少し距離を置いて見守ること。また無視は必ず「ほめること」
と併用する。
　★ADHDなど子どもは，ほめられたり，トークンがもらえることが大好きで，わかりや
　　すい目標をあげるとがんばりやすくなります。逆に無視されるのは大嫌い。（悪いこと
　　をして注目されるほうがマシ）

(8) タイムアウトとトークンシステム（ごほうび）
　指示にどうしても従わなかったら，まず警告を与え，それにも従わなかったらタイムアウ
トや警告は節約。むしろ，「○○できたら，△△できるのにな〜」とプラスの誘いで。
　トークン表は「やる気が出て，得点がたまりやすく，いい感じのやりとりができるものを」
　★タイムアウトは，トークンシステムと組み合わせて本人の特権を取りさるようにするの
　　がコツです。「良い行動＝ほめられる→達成感」の積み重ねをしながら，悪い行動が見
　　られたときには，「あなたは大好きだけど，その行動は許せない（タイムアウト）」と，
　　家庭のルールとして作っていきます

(9) ほめ方，無視の仕方，タイムアウトのまとめ
　　　　　　　　　　　　　　　　　　【ロールプレイ（タイムアウトまたは無視）】
　トークン表の工夫点を話し合いました←皆さん素敵なトークン表作りました！

2．ふりかえり
　☆第9回　H.W.　ほめた行動シート【再】→　第2回と今回を比較してみましょう
　☆FB（フィードバック）

H.W.9　子どものほめた行動－どうほめたかシート【再】

3．これからのこと

1. 訓練後評価の協力お願い とブースターセッションについて
2. ほめるパワーの継続（子どもも，自分もほめる＆ゆるす）
3. 学校との連携の大切さ
4. ペアトレフォローの会（3カ月に1回）で会いましょう！

○修了式は，12月●日(日) 10：30〜12：30
　子ども用大人用のプレゼントとお菓子1品お持ちください（アレルギーは大丈夫ですか？）

第●期　ならペアレント・トレーニング　修了式

○持ちもの：①プレゼント参加人数分（大人用，子ども用別）
　　　　　　②おやつ一品
　　　　　　③ペアトレレジュメ一式およびトークン表

A. 前半　10：00－10：45

<親グループ>　　１Ｆ待合室　　　　　　　　<子どもグループ>　　１Ｆ●●室
　1．その後　　　　　　　　　　　　　　　　　　　　♬　ビデオ大会
　2．感想など　　　　　　　　　　　　　　　　　　★スポーツ大会？
　3．ブースターセッション予約
　4．フォロー会用連絡網について

B. 後半　10：45－12：00　　　　　　　<親子合同>　　　１Ｆ●●室

1．修了パーティ（おやつ，ビンゴ大会＆プレゼント交換）
　　　○ビンゴに当たった順番で好きなプレゼントを選んでいきます
2．修了式（修了証書授与）

　　みなさん，半年間おつかれさまでした。
　　そして，ありがとうございました！

　　　　　　　　　　　　　　　　　　　　　　　　　　（スタッフ一同）

☆あなたのブースターセッションは，　| 　月　　日　　　　　時 |　からです

　場所は，まずセンター憩いルーム（受付）にお越しください

☆フォロー会にてまたお会いしましょう！
　次回は，3月●日(水) 10：40－12：00頃，センタープレイルームです。
　もし変更があれば連絡網にてご連絡します。

第1回　行動を見る

1．ウォーミングアップ
- 自己紹介
- チャームポイント

2．行動について

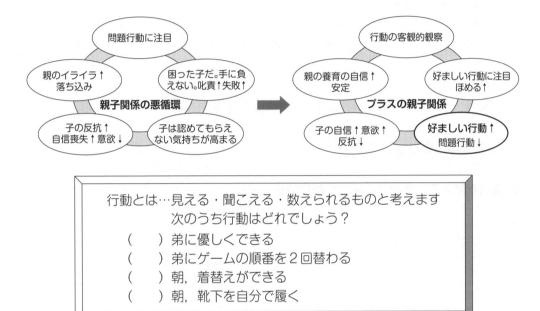

```
行動とは…見える・聞こえる・数えられるものと考えます
       次のうち行動はどれでしょう？
    （　　）弟に優しくできる
    （　　）弟にゲームの順番を2回替わる
    （　　）朝，着替えができる
    （　　）朝，靴下を自分で履く
```

3．障害について
①言葉の出方や理解が年齢に比べて幼い
- 全体的な発達の遅れ
- 発達障害

②落ちつきがない
- 非常によくしゃべる。初対面でも積極的にかかわっていく
- 周囲の音や物に敏感に反応して，集中するべきものに集中できない
- 年齢相当の状況判断ができない（よく動く，非常に恥ずかしがるなど）

③友だちと遊べない
- 全体的に発達が遅い場合
- コミュニケーション能力が育っていない（社会性の未熟さ）
- ルールが理解できない

あなたの子どもが，「言うことを聞かない」ことが多かったとしても，それはやらないのではなくて，うまく行動できないから…かもしれません。また，「親のかかわり方が悪くてこうなった」のでもありません。子どもの行動をしっかりと見ていくことを再度大切にしていきましょう。

4．子どもの行動を3つのタイプに分けましょう
①あなたが好む増やしたい行動 ➡《ほめる》すぐに具体的にほめましょう
②あなたが嫌いな減らしたい行動
　　➡《ほめるために待つ》注目を外して好ましい行動を待ってからほめる
③許しがたいなくしたい行動 ➡ ルールを作って一貫した対応をしましょう

5．宿題について
「行動の3つのタイプ分けシート」☞ 資料2−10 （P. 270）

6．次回は●月●日（木）です

❖ **体調を整えて，休まずに来てください‼**

第2回　ほめることを習慣にしよう

1．ウォーミングアップ
- 良いところ探し
- 宿題報告
  ☆子どもの行動や何が起きているのかだけに注目できましたか？

2．子どもの行動が良くなるためのポイント
①いきなり高望みはしない《ちょっと立ちどまって》
②子どもの行動をよく観察すること《よく見て，考えて》
③いまできることから1段ずつステップを踏んで確実に《ねらいを定めて》
④子どもの特徴にあわせて
- すぐに，具体的に，わかりやすく注意
- 興味をもたせる工夫
- できた！という感じをもたせる課題

3．ほめること
- 「ほめる」ことは相手の「良い行動に気がついていることを知らせる」こと
- 日常の子どもの行動からほめる行動を見つけよう
- ほめるときには
  「近づいて（目を見て）」「声を明るく」「表情豊かに」「動作を含めて」
- 子どもが好きなほめ方を工夫しましょう
  言葉で？　スキンシップ？　大げさに？
  子どもによって違います。それぞれの子どもにあったほめ方を探しましょう

4．ロールプレイにチャレンジしてみましょう
- ほめる練習をしてみましょう
- やってみてどうでしたか？
- 感想を教えてください

5．宿題について
「子どものほめた行動－どうほめたかシート」☞ 資料2-7 （P. 267）

6．次回は●月●日（木）です

第3回　子どもの行動への良い注目をしよう

1．ウォーミングアップ

- 良いところ探し〜出来事に注目しましょう
- 宿題発表

2．親子相互作用（やりとり）をプラス（＋）の方向に向けよう

- 親は子どもの悪い面に注意が向きがち

  〈悪い注目 ⬌ ダメ！　ちゃんとしなさい！　なんで最初からそうしなかったの！〉

- 気づかないうちに悪循環のやりとりの繰り返し。やりとりを 親から 変えていく

  相互関係の原則は（やりとりをスムーズにするためには）…

  ①あなたがプラス（＋）がほしいなら，先に相手にそれを与えよ

  ②あなたがマイナス（−）を与えたならば，それ（−）は自分に戻ってくる

☆怒りを抑えて，声のトーンを抑えて，穏やかな声で…CCQ

【C：近づいて（Close），C：穏やかに（Calm），Q：落ちついて（Quiet）】

☆わずかながんばりにも良い注目を!!

3．子どもの行動を変えるには…？

望ましい行動も困った行動も，子どもが学習し身につけたものだと考えます。

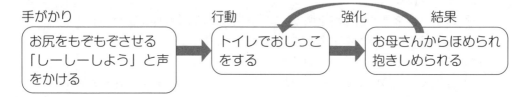

では，困った行動はどうすればいいでしょうか？

（あ）　望ましくない行動が強められている（誤った強化）場合

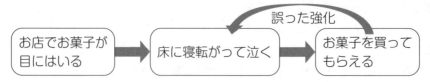

（い）　望ましくない行動をなくしていく（消去する）場合

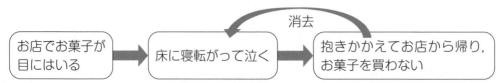

行動が起こっても，そのあとで 強化 となることが起きないようにします。（い）を繰り返すと，行動が起こっても強化されないため，その行動がなくなっていきます。このことを 消去 といいます。

4．ロールプレイをやってみましょう（CCQと待ってほめる練習）

> 買い物に行って，「おかしを買ってほしい」とだだをこねる場面。母役は，「お菓子を買わずに帰る」ことを目標に，子どもにCCQで買わずに帰るように声をかけてください。子役は母の言うことを聞かずに「買って」としばらく粘って，最後は言うことを聞いてください。母役は子どもが気持ちを切り替えていくのを待ってほめて終わりましょう。

5．宿題
「子どもの行動－対応－その結果どうなったかシート」 ☞ 資料2−5 （P. 264）

6．次回は●月●日（木）午後1時30分からです

❖ 体調を整えて元気に来てください!!

第4回　親子タイムと指示の出し方

1．ウォーミングアップ
- 良いところ探し〜出来事に注目して報告してください
- 宿題発表

2．子どものほめ方のヒント
①視線をあわせて：子どもの目線で，子どもが注意を向けたのを待って
②近づいて：そばに行って
③感情，動作をこめて：微笑んで、頭をなでたり，抱きしめたり
④タイミング：子どもの良い行動が始まったら、すぐにまたは直後に
⑤簡潔に，具体的に：子どもの行動をほめましょう。優しく，うれしそうに

＊ほめる言葉とは？
（−）のほめ方にならないように注意しましょう

3．親子タイムのもち方〜子どもにとっては特別な時間〜

①親は干渉せず子どもとかかわる
②子どもは自分の好きなことを自分で選んで遊ぶ
　（対人関係…やりとりのある遊びが望ましい）
③親はよく観察して子どものやっていることを声に出して，プラスの表現をしていく
　多少の不適切な行動は無視しましょう

どんないいことが起きるか…

●親は子どもの良い面に目を向けて上手にほめる習慣がついてきます
●達成感からセルフエスティーム（自尊心，自分を大切にする気持ち）が高まってきます
●切りかえの練習ができます（苦手な子どもさんも多いです）
●親子のやりとりが良いパターンに変わっていくきっかけになります

とにかく続けてみましょう!!
親子で楽しみましょう

4．指示の出し方

- 明確に ①名前を呼んで
　　　　②行動を促すために言葉で示す「簡単明瞭」「一貫した言い方」「ゆっくりと」
- できないときには手がかりを
「言葉かけ」→「言葉かけ＋指差し」
　　　　　　　　　　　　→「言葉かけ＋モデリング」→「言葉かけ＋身体促進」
☆全面的な身体促進でもできたことには変わりはないので，「ほめること」を忘れずに!!

5．ロールプレイ

指示の出し方とほめ方の例です。

「K子ちゃん，靴履いて」　　　　　　　　　　　　　　　　　　　＜言葉かけ＞
　　K子ちゃん，反応なし
「K子ちゃん，靴履いて」とお母さんが靴をK子ちゃんの足元でとんとんする
　　　　　　　　　　　　　　　　　　　　　　　　　　　　　　＜＋指差し＞
　　K子ちゃん，靴を見る
「K子ちゃん，見て」とお母さんが靴を持ち，自分で履く動作をする
　　　　　　　　　　　　　　　　　　　　　　　　　　　＜＋モデリング＞
　　K子ちゃん，見るだけで動きなし
「K子ちゃん，靴履いて」とK子ちゃんに持たせる　　　　　　＜＋身体促進＞
　　K子ちゃん，靴を持ったまま動きなし
「K子ちゃん，靴履いて」と一緒に手を添えて靴を履かせる　　＜＋身体促進＞
　　K子ちゃん，お母さんの手助けで靴を履く
「わぁ，K子ちゃん履けたねえ，えらかったね」と頭をぐりぐりなでる ＜ほめる！＞
　　K子ちゃん，靴を履いたままニコニコして走りまわる

6．宿題

「親子タイムシート」 ☞ 資料2-14 （P. 275）
「行動の3つのタイプ分けシート」 ☞ 資料2-10 （P. 270）

7．次回はいよいよ最終回　●月●日（火）です

❖ 各休み楽しく過ごしてくださいね!!

第5回（最終回）　まとめ

1．ウォーミングアップ
- 良いところ探し
- 宿題発表

2．まとめ
1回目「行動を見る」…悪循環になっている行動を断ち切るために，行動を冷静に見ることを勉強しました。

2回目「ほめることを習慣にしよう」…子どもの行動が良くなるためのポイント（4つ）とほめるってどういうこと？　ということを勉強しました。ロールプレイもやってみましたね!!

3回目「子どもの行動への良い注目をしよう」…くどいようですが，ほめることで悪循環が変わることを勉強しました。それから，行動の流れについて勉強しました。子どもの行動を変えるためには，手がかり，結果（強化）を変えるということについて勉強しました。ちょっと盛りだくさんでたいへんだったですね。そして，ロールプレイもがんばりました。

4回目「親子タイムと指示の出し方」…A園での親子での遊びの経験を活かし，子どもと楽しめたでしょうか？　指示の出し方について，どのように指示を出したらよいのかについて勉強しました。

　皆さん自然にやっていることのようでしたね。

　自立のために，具体的に指示を出していくことはたいへんだけど，大切なことです。

3．ふりかえり
1回目の宿題と今回の「子どもの行動−3つに分けようシート」を比べてみましょう。どんなところが変化していますか。

皆さん!!　今回で勉強室は終わりです。お疲れ様でした!!!!
アンケートのご協力お願いします

第1回　プログラム全体のオリエンテーション

1．スタッフ紹介と自己紹介
- 氏名
- 学校名
- 担当学年，担当教科
- 現任校での勤務年数
- その他（趣味，特技など）

2．プログラムの趣旨説明
- ＰＴ（ペアレント・トレーニング）の学校版としてADHDに関する正しい知識と，その特性を理解したうえでの適切な対応の仕方を学ぶ。
- 学校での悩みを共感しあい，具体的な対応について学ぶなかで，お互いにサポートしあい，高めあう。

＊別紙「プログラムの趣旨説明」をご覧ください。　☞ 資料 4−2

3．全体の流れと各回の内容説明
- ウォーミングアップ（良いところ探し）
- 前回のホームワーク報告
- レジュメによる学習
- （ロールプレイ）
- 次回までのホームワークの説明

4．確認事項の伝達
- 原則としてこのプログラムの参加者は，特別な配慮を必要とする児童生徒の担任もしくは教科担任とする。
- ケースの内容や参加メンバーのプライバシーを厳守する。
- 次の回の日時は毎回検討して決める。9回で1クールのプログラムとなっているので，欠席遅刻のないようにする。
- プログラムの性格上，途中参加はできない。

☆休まず，遅れず，ホームワーク忘れずに！

5．各調査シートの記入

6．今回取り組んでいく子どもの状況説明
（前もって記入してきた「子どもの行動観察（対応版）」☞ 資料 2−4 （P. 263）をもとにして）

7．H.W.　子どもの行動−対応−その結果どうなったかシート　☞ 資料 2−5 （P. 264）について

★次回の日程について
　　　　月　　日（　）

プログラムの趣旨説明

1. 目的

　ADHDなど特別な教育的支援を必要とする子どもの行動を理解し，行動療法に基づく効果的な対応方法を学び，話し合い，練習して，より良い教師と子どもの関係づくりと子どもの適応行動の増加を目指します。

2. 本プログラムの基本的考え方と進め方

- 学校という子どもが1日の3分の1を過ごす場で，教師がより適切な対応をし，子どもとの良い関係を作っていくために，悩みを共感しあい，毎回テーマを決めて学習，話し合い，練習を行い，ホームワークに取り組み，具体的な対応を身につけていきます。

- 毎回のセッションの最初に前回のホームワークのふりかえりを行い，達成できたことを認めあい，達成感を深めていきます。また，うまくできなかった場合は，みんなで話し合いながら工夫を考えていきます。

- 本プログラムの基本的な考え方，「肯定的な注目が適正な行動を持続させ増やしていく，そのことにより不適切な行動が減少していく」を学校現場で活用していきます。後半部で子どもが従いやすい指示の出し方などを具体的に学んでいきますが，毎回のセッションでのウォーミングアップの良いところ探しや前半部での良い注目の仕方，上手なほめ方などを学び，子どもとの関係を良いものにしていくことがとても大切です。

- 参加メンバー同士で，相談しあい，お互いに高めあっていく，サポートしあうことが期待されます。

- 子どもの行動や態度がただちに良くなるものではないことをご理解ください。

第2回　子どもの行動の観察と理解

1．子どもの行動を理解しよう

＜子どもの行動に影響を与える4つの要因＞

(1) 子どもの特性：注意の集中・持続，刺激に対する反応性，対人関係技能など

(2) 親・教師の特性と対応の仕方：多様，子どもへの接し方も多様

自分がADHDタイプ	非ADHDタイプ
自分自身がルールを守る手本となる 感情的に叱らない	課題のレベルを下げる くどくど叱らない

(3) 家族・教師に影響を与えるストレス：指示が通らない，集団を乱す，心身の疲労

　　→子どもに対するマイナスイメージが強まる

　　　対応の仕方に一貫性がなくなる

(4) 状況の随伴性：どのような状況でその行動が生じたか

　　　　　　　　子どもの行動が生じたときにどのように対応しているか

　　　　　　　　　　　　　　↓

　　行動そのものは，ADHDなどの特性により，すぐには変わりにくい

　　まず，状況・きっかけを変えたり，教師の対応の仕方を工夫したりしてみる

☆上記の4つは重なりあい，相互作用を起こしていることも多い

　　＜犯人探しは無意味＞

2．子どもの行動を観察して記録してみよう

　行動の起こった状況，行動への対応，その結果子どもはどうなったか

　問題行動の時間の長さ，頻度，程度，それによる本人・周囲への影響の強さはどうか

☆行動の詳細な観察記録から，指導の適切さ，今後の指導へのヒント，そして子どもと親・教師の進歩がわかる　＜少し離れて客観的に眺めて手がかりを得る＞

3．子どもの行動が改善されるための5つのポイント

(1) いきなり高望みしない　　　　　　　　　　　　　　＜ちょっと立ち止まって＞

(2) 子どもの行動をよく観察すること　　　　　　　　　＜よく見て，よく考えて＞

(3) いまできることから，一段一段ステップを踏んで着実に　＜ねらいを定めて＞

(4) 個々の子どもの特性にあわせて　　　　　　　　　　＜この子を思い出して＞

　　●すぐに，具体的に，わかりやすく注意

　　●短時間で飽きないように，興味をもたせる工夫

　　●できた！という自信をもたせることのできる課題設定

(5) 正の強化と誤った強化（一貫性をもたせる大切さ）　　　＜トライ＞
　　状況・きっかけ→行動→結果
　　例）×　授業中，退屈→騒いでエスケープ→追いかけて説教　＜誤った強化＞
　　　　　（騒いでエスケープしたら追いかけてくれてかまってもらえる，かまってほし
　　　　　いからエスケープする）

　　＊このようなパターンにならないようにするにはどうしたらよいでしょう
　　　強化：行動の後に引きつづいて，そのもとの行動が繰り返されやすいような刺激を
　　　　　　与えること

4．ロールプレイにチャレンジ　＜総出演＞
　(1) 行動－対応－その結果シート，または行動観察（対応版）から１つセレクト
　(2) 「いつもの教室の感じで」やってみましょう！
　(3) まわりからフィードバック，本人の感想（教師役・子ども役）

☆できばえはどうでしたか？
☆むずかしい子どもへのかかわりの効果的な方法を，このティーチャー・トレーニングで身
　につけていきましょう

5．子どもの良い行動に注目しましょう

H.W.　子どものほめた行動－どうほめたかシート ☞ 資料2-7 （P. 267）

第3回　子どもの行動への良い注目の仕方と3つの行動のタイプ分け

1．教師・子どもの相互作用（やりとりをプラス（＋）の方向に向けよう）
- （1）ADHDの子どもは，教師の否定的な反応を引きだす行動をとりがち
  教師は子どもの悪い面に目がいきがち。禁止，せかす，いらだちの言葉が多くなる
  ＜悪い注目⇔「ダメ」「～しなさい」「なんで最初からそうしなかったの」＞
- （2）お互い気づかないうちに，悪循環のやりとり＜悪い行動⇔叱責＞の繰り返し
  そのやりとりのパターンをまず教師のほうから変えていく。工夫してみることから始める
- （3）Attention（他者からの注目）の力は偉大（特にADHDの子どもは注目され好き）
  → "Attention is like food — we all need it！"
  （良い注目は食べ物と同じ－毎日食べないと，おなかがすいてイライラ）

相互関係の原則は（やりとりをスムーズにするためには）
　1．あなたが（＋）をほしいならば，先に相手にそれ（＋）を与えよ
　2．あなたが（－）を与えたならば，それ（－）は自分に戻ってくる

☆怒りを抑えて，声のトーンを抑えて，穏やかな声で接してみる
☆わずかながんばりにも，良い注目を与えてみる
　　→子どもの行動が良い方向に変わっていく

2．子どもの行動を3つのタイプに分けましょう

①あなたが好む，増やしたい行動	＜ほめる＞
②あなたが嫌いな，減らしたい行動	＜無視する（過剰に反応せず見守る）＞
③問題行動，なくしたい（許しがたい）行動	＜警告－タイムアウト＞

☆このような一貫した対応を行うことで，良くない行動を子どもに気づかせ，適切な行動を
　身につけさせることができる
☆行動を区別して，それにあわせた対応ができるように練習していくことが大切
　（対応のテクニックは後半に練習します。いまはまず行動の流れ，タイプ分けを練習）
☆子どもの人格ではなく，行動を修正します　　例）×「なんであなたはいつも…！」
☆子どもの良い行動に注目する　＋　ほめる習慣をつけていきましょう

★ほめ方の練習をしてみましょう　｛がんばったことをほめる
　　　　　　　　　　　　　　　　　◎できてあたりまえのことをほめる→レッツトライ｝

H.W.　行動の3つのタイプ分けシート　☞ 資料2－10 （P.270）

＜ほめ方の練習ロールプレイ＞
●状況
　授業の初めに座っていることがあまりないＡさんが，担任が教室に入ってきたときに自分の
　席に座っている

●ほめ方その１
　先生：全体を見て，「みんな座ってるね。（Ａさんの方を向いて視線をあわせ，笑顔でうなず
　　　　く）では，２時間目始めます」

●ほめ方その２
　先生：そっとＡさんに近づき，しゃがんで，横から，小声で「ちゃんと座れてるね，グッド！」
　　　　と声をかける
　☆このとき，Ａさんにだけ近寄るのでなく，「みんな，座ってるね。教科書は出てますか？」
　　と言いながら，ささっと，机間巡視する感じでＡさんに近づく

＊学級全体のなかで，できてあたりまえのことをほめるときに，本人がほめられた，うれしい
　という感じをもち，周囲の子が違和感なくそれを受けいれるほめ方を工夫していく。

第4回　前半ふりかえり

1．ウォーミングアップの「良いところ探し」はできてきましたか

　「良いところ探し」はこのプログラム全般を通じて行っていきます。子どもへの良い注目をしていく基本です。初めはとてもしにくいと感じますが，回を重ねるうちに少しずつできてきます。

2．子どもの行動観察と理解

- 子どもの行動そのものはADHDなどの特性により，すぐには変わりにくい
  →まず，状況・きっかけを変えたり，教師の対応の仕方を工夫したりしてみる
  「状況・場面−子どもの行動−あなたの対応−子どもの反応−まわりの反応」という流れで行動観察してみました（ホームワーク①）
- 子どもの行動を観察するとき「状況，子どもの行動−対応−結果」という流れで行動観察するようになってきましたか？
- 自分のタイプは？　ADHD or 非ADHD

3．子どもの行動への良い注目の仕方と行動の3つのタイプ分け

- 子どもの悪い面に注目すると→教師と子どもの関係は悪循環
- 子どもに良い注目を与えると→教師と子どもの関係は良い循環

行動の3つのタイプ分け：増やしたい行動，減らしたい行動，許しがたい行動

ロールプレイで，できてあたりまえのことをほめる練習をしました。

子どものほめた行動−どうほめたかシート（ホームワーク②）☞ 資料2−7 （P. 267）

ほめるポイントは
- 視線をあわせて（目を見て，見返すのを待って）
- 近づいて（子どものそばに行って，子どもと同じ目の高さで）
- 感情・動作をこめて（ほほえんで）
- タイミング（子どもの良い行動が始まったらすぐに，または直後に）
- 簡潔に，具体的に（子どもの行動をほめる。温かく，うれしそうに）

前半を振り返って

＊子どもの行動観察ができてきましたか？
＊子どもの行動の良い面に注目してほめる習慣がついてきましたか？

　「できてきたな」「なかなか，難しいな」など等，お互いに意見を交換しましょう。

第5回　子どもが従いやすい指示の出し方

1．なぜ指示に従いにくいのか　＜ADHDの特性を思い出して＞
（1）耳からの情報が入りにくい（音刺激への注意の配分が悪い）
（2）「やらなければならない」という動機付けが弱い
　　　（場に応じた行動より自分の興味・欲求が優先）
（3）やり出してもすぐ気が散ってしまう
（4）指示どおりにできた，ほめられてうれしいという体験が圧倒的に少ない
　　　指示に従って課題を達成することが非常に苦手

2．従いやすい指示を出すためのテクニック

> ①注意を引いて予告／指示→②基本はCCQ→③繰り返しも必要→④ほめて終了

（1）注意を引く／予告→指示を出す
　①いったん手を止めて，あなたが子どものそばに行くか子どもをそばに呼ぶ
　②子どもの気を散らす周囲にある物を取りのぞく
　③視線をあわせ，ちゃんと聞いているか確認（こちらを見返すのを確かめて）
　④指示をまず予告する
　　「後5分したら～しなさい」時間の意識は時計を子どもに見せて行いましょう
　⑤指示をはっきり，短く，わかりやすく言う。
　　☆一度にいくつも指示せず，複雑な指示はいくつかの段階に分ける
　　☆指示を子どもに復唱させるのも有効
　⑥指示に従い始めた時点でまずほめる
　　例）○「たろう，5分たったら（時計を確認させる）着替えなさい」
　　　　　　（5分後）「5分たったよ，いますぐ着替えなさい」
　　　　×「じろう，そろそろ服を着替えてくれるかな」→（子どもはしらんぷり）

（2）CCQを心がける

C：Calm	穏やかに	あなた自身が穏やかに
C：Close	近づいて	もう少し子どもに近づいてみましょう
Q：Quiet	落ちついた声で	声のトーンを抑えて，はっきりとした口調で

　①何度も指示を繰り返す必要があることを予想しましょう
　②子どもが指示に従うまでもう少し時間を与えましょう（子どもの行動を無視しながら
　　待って，指示に従うかどうか見守る）
　③もう1～2回CCQで催促してみる
　④子どもが指示に従ったら，その時点で良い注目をしてほめる。
　　（従い始めたらすぐ，指示どおりしているとき，指示を完了したとき）
　　→どうしても指示に従わなければ警告を与える
　　☆ADHDなどをもつ子どもの特性を踏まえ，わかりやすい，達成しやすい指示から
　　☆指示される前に子どもが自分から課題や当番活動などをしたら，思い切りほめる

(3) ブロークンレコードテクニック

> **●ブロークンレコードとは，子どもが指示に従うまで，単調に指示を繰り返す方法**
> このテクニックを使うのは，子どもが口答えしたり，言い訳（指示に従わない）をしたりしたとき
> ＜使い方＞
> 　ⅰ　穏やかさを保つ
> 　ⅱ　指示を同じ言葉で正確に繰り返す
> 　ⅲ　せかさない…あなたがしゃべる前に子どもの口答えが止まったら，少し待ちましょう
> 　ⅳ　落ちついた口調で…あなたが子どもの口答えに耳を貸さないことを伝えましょう
> 　☆子どもが余計にイライラして指示を聞かなくなったり，逆ブロークンレコードで応戦してきたりしたら，中止し警告を与えます。

(4) ほめる：指示に従ったら忘れずほめる

例）休憩時間，　C（けんじ）はかまきりで遊んでいる。T（先生）は，けんじに「掃除をしなさい」という指示を入れたい。

　　～予告をする～
　　（TはCのそばに行って，注意を引いて，視線をあわせて）
　T「けんじ，後5分たって，○時○分になったら掃除しなさい」
　C「わかった」
　　～5分後～
　T「けんじ，掃除の時間ですよ。掃除しなさい」
　C「いま，かまきりで遊んでるねん」
　T「掃除しなさい，けんじ」
　C「ほらほら，かまきりかっこいいで」
　T「掃除しなさい，けんじ」
　C「だってかまきり逃げるやん」
　T「じゃあ，かまきりはここに入れて，はい，掃除しなさい，けんじ」
　C「わかったよ，だからそのしつこい『掃除しなさい』って言うのをやめよ，おっさん」
　　（言いながら，ほうきを取りに行く）
　T「えらい，けんじ。さあ，一緒にはこうか」

☆クラスの他の子どもがいるとき（特に授業中）にはブロークンテクニックは困難です
☆まったく耳を貸さないのではなく，好ましい行動にはすぐに反応しましょう
☆他の子どもとのトラブルを止めさせるのには使えません

「～してはいけない」ではなく，「～しよう」と目標行動を設定し，指示を出します。
　例）（教室からエスケープ）
　　　×「出たらダメ」
　　　○「5分たったら戻っておいで」（事前に約束しておくこと）

3．ロールプレイにチャレンジ
(1) 状況セットアップ，セリフも決めて
(2) 4つのポイント　＜予告，指示（CCQ，ブロークンレコードテクニック），ほめる＞
　　・モデリング（実演）を見て，さあやってみましょう。
☆テクニックを習得する，子どもの気持ちになってみる

第6回　上手な無視の仕方（ほめるために注目を外す）

1．行動の3つのタイプ分けと一貫した対応

好ましい行動	好ましくない（減らしたい）行動	許し難い行動
例）手をあげてあてられてから発言した	例）授業中，「先生，聞いて，聞いて〜」と一方的にしゃべり始めた	例）授業中しゃべり続け，机でガンガン，前の子の椅子を押した
対応）ほめる ①視線をあわせて（こちらを向いてるなぁ） ②近づいて（同じ目の高さ） ③感情・動作をこめて ④タイミング（子どもの良い行動が始まったらすぐに） ⑤簡潔に（どの行動をほめているかはっきりと伝える） ×「いい子ね」 ○「〜ができてえらいね」 ☆教師のほめ言葉は偉大（本人へも周囲へも）	対応）好ましくない行動を無視する ①注意をこちらに向けて指示する「おしゃべりを止めて，先生の話を聞きなさい」「いまは先生の話を聞く時間です。聞き終わってからでないと返事しません」CCQで（無視スタート宣言） ②子どもへの注目を外す ③態度で示す：無視すべき行動に対してほほえまない，しゃべらない，身体の向きを変えるなどする→その行動をしてほしくないんだと態度で伝える ④感情的にならない（ため息，怒りの表情はダメ）何かほかのことをすることで，教師自身の感情コントロールを試みる（黙々と授業を続けるなど） ⑤タイミング：してほしくない行動が始まったらすぐに無視する。無視する行動が止まったらすぐにほめる	対応）警告とタイムアウト 　　→第7回で学習します

2．上手な無視の仕方　＜してほしくない行動を減らす＞

（1）教師の言葉や行動（無視）が，子どもに自分の行動が良くないことを気づかせる
　　＊子どもの存在を無視，放っておくのではなく，子どもの望ましくない行動を無視する
　　＊「無視」は「ほめる」と併用してこそ，効果が出る　　無視＝ほめるために見守る

（2）注意点
　　＊無視中はほったらかすのでなく，少し距離は置いても目は離さない
　　＊ある行動を無視するときには替わりにどんな行動が好ましいのか子ども（本人，周囲の子ども）に知らせてから無視のスタートを宣言する
　　＊ブロークンレコードテクニックも無視/ほめるテクニックを使用しています
　　＊教師が「無視」をし始めたら，最初は子どもの減らしたい行動が増えることがよくあります。腰をすえて「無視」を続けてください

3．無視が上手くできないときには

（1）ほめる習慣がついていますか

（2）好ましくない行動にも「無視」が効きにくいものがあります

　　　例）無視されると続く（テレビなど）

　　　　　身についていない（幼児の着替えなど）

　　　　　こだわり

（3）無視する行動を決めたら→替わりの好ましい行動を明確に←その好ましい行動をほめる

☆本人と他児童との関係（他の子が本児の好ましい行動が出るまで待てるか？）も大切

ロールプレイにチャレンジ

●場面設定

　　学級会の話し合い活動。議題は「お楽しみ会でしたいこと」 話し合いのルールは「静かに手をあげて，当てられてから言う」

　　T　（学級全体に向かって）「今日の学級会の議題は『お楽しみ会でしたいこと』です。話し合いのルールは『静かに手をあげて，当てられてから言う』です」

　　C　（座ったままで，手もあげずに）「ドッジボール，ドッジボール，ドッジボールしたい」

　　T　他の静かに挙手している児童を当てる。「はい，〇〇さん」

　　C　（座ったままで，さっきよりも大きい声で）「ドッジボールって言ってるやん。なあドッジしたいよなあ」

　　T　他の静かに挙手している児童を当てる。「はい、△△さん」

　　C　（さらに大きい声で）「ドッジボールや。ドッジボール」

　　T　Cのそばに行って，CCQで「静かに手をあげて，当てられてから言おうね」
　　　Cが静かになったら，目を合わせ，微笑む。

　　　Cが手をあげたら，TはCを当て，「手をあげられたね」とすかさずほめる。
　　　Cが発表したら，Tは「ルールを守って発表できました」とほめて終了

●ポイント

　　・好ましい適切な行動の指示を確実に入れる。（CCQで）

　　・無視している間は授業を続ける。視野のなかにCを入れて

　　・指示に従えた時点で，すぐほめる。ここ大事

☆テクニックを体験することがロールプレイのめあてです

　　先生役→テクニックを身につける

　　生徒役→文句を言いねばるが，ねばりすぎもダメ

　　　　　ほめられて「先生の指示を聞いてよかったな」と実感することが大事

＊ロールプレイをするときは，初めに黒板を見て場面設定とポイントを覚えましょう。プレイ中は黒板を見ないでしましょう

第7回　トークン表（めあて表）と限界設定

1．トークン表（めあて表，やったねシート）の目的

(1) トークンとはもとの意味は代用貨幣で，このプログラムでは「ごほうび」と考えてください。適応行動の積み重ねを目に見えるかたちで明示するものです。

(2) 家庭においては…「身につけてほしい行動」を増やす

　　　　　　　　　家庭でのルールづくり

　　　　　　　　　トークンを介してのプラスのやりとり・達成感・楽しさなど

(3) 学校では…②に加えて，

　　　　　　　「できてあたりまえのこと」にも良い注目を向けることの大切さ

　　　　　　　個々の短期目標の明確化，学校−家庭連絡シートとしての利用

　　　　　　　クラス全体の「ほめる雰囲気づくり」などにつなげたい

2．トークン表づくりのコツ

☆一部の子どものみにするのか，クラスみんなにするのか

　→学年，当該児童・保護者の特徴，他児の理解，担任の考え方などによる

(1) 子ども自身が項目案を考える（動機付け，自己決定・自己責任）

(2) トークンが得られやすいような項目決定の工夫

- できているが習慣化していない
- もう少しでできる
- できていないが週1回はできてほしい大事なこと

　→これらを組み合わせてポイントがたまるようにする。

(3) 毎日の「できた」ことを視覚的に確認できるように（シール，はなまるなど）

3．トークン表の利用の仕方

(1) できるように声かけや励ましをする

(2) できたことに注目する

　　　1日の終わりにできたことをチェックし，一緒に喜ぶ

(3) 保護者との連携のヒントとする

☆誰がどのように評価するのか？

4．トークン表への疑問はありませんか

実施しようとは思うがたいへんそうだ

学年が高くなってきているので，表にしてシールやはなまるなど喜ぶか

☆トークン表をつけることは子ども自身が自分の行動を振り返り確かめ，適応行動を積み重ねていく手がかりとして重要です。担任にとっても子どもの適応行動をほめることの確認となります。表にすることで自分自身も意識付けできます。ただ双方負担になったり，続けられそうにないものとなったりしてはかえって逆効果です。これだったらできそうだなというようなトークン表を考えていきましょう。

5．リミットセッティング（限界設定/行動に制限を加える）

（1）リミットセッティングのための条件とは？

　☆ほめる－ほめられる関係と上手な無視で好ましくない行動を十分に減らしておく

　☆トークン表などで，「好ましい行動」と「許しがたい行動」を明確化，家庭・学校内のルール作り

（2）最初のポイント：どの行動にねらいを定めるか

　まず1つの行動をコントロールしてから，次の問題行動に移っていく

（3）警告（イエローカード）

　①指示を出されると，引き延ばしたり，話をそらしたりする子どもがいる

　　例）「すぐやるから」　「うざい」

　　　　「先生なんか嫌い」　「なんでそんなことしなければならないの」

　②警告は指示を通しやすくするために使う

　　・警告は1回だけ（思い出させるための指示は繰り返し可）

　　・ペナルティの内容を明確に伝える

　　・子どもに指示に従うチャンスを与える＆本人の選択した結果として責任を負わす

　　　ペアトレ版の例では

　　　例）子どもがブロックを投げた

　　　　　→（正）「もしブロックを投げ続けたら，それを20分間片づけてしまうよ」

　　　　　　（誤）「それを止めないと何が起こるかわかっているね」

　　　　　　　　　　　　（×あやふやだと約束にならない）

　　　例）子どもが3回指示を出されても，宿題をしようとしない

　　　　　→（正）「いますぐ宿題を始めないと今晩のテレビゲームは禁止ですよ」

　　　　　　（誤）「宿題しなさい，さもないと週末は外で遊ばせませんよ」

　　　　　　　　　　　　（×長すぎる罰は怒りのみ残す）

　　　ヒント）警告の前に……

　　　　　　　「いま宿題始めたら，夜テレビゲームできるのになー」と

　　　　　　　「○○したら，△△できる」と（＋）の言葉で誘うのも1つの手です

　③警告によって望ましい行動に変わったら→もちろんほめます！

（4）公共の場でのリミットセッティング（☆学級場面でもこれに準じると思われます）

　①起こりうる問題行動を予測しておく

　②公共の場（買い物など）に入る前に，あらかじめ子どもと約束事を決めておく

　③「約束」と「誤った行動の結果何が起こるか」を理解できているかどうか確認する

　④ちゃんと約束を守れていれば，繰り返し繰り返しほめる

　⑤約束を破ったら，ただちにタイムアウトを行う（または帰宅後のタイムアウトを伝える）

　ヒント）前もって，「約束を守れたら，○○できる」とトークンを約束しておくのも有効です

　☆他児がリミットセッティングをどう感じ，どう協力しようとするか？

　☆学級でのタイムアウト（あるいは減点）は可能だろうか？

やったねシート

名前（　　　　　　　　　　）

めあて ＼ 日付										
	☆	☆	☆	☆	☆	☆	☆	☆	☆	☆
	☆	☆	☆	☆	☆	☆	☆	☆	☆	☆
	☆	☆	☆	☆	☆	☆	☆	☆	☆	☆
	☆	☆	☆	☆	☆	☆	☆	☆	☆	☆
	☆	☆	☆	☆	☆	☆	☆	☆	☆	☆
ごほうびシール										
担任からの コメント										
自分のコメント										
お家の人からの コメント										

第1回　子どもの行動を観察してみよう−行動を見て，理解する−

1．ウォーミングアップ
- 自己紹介（所属園，何歳児の担任か　など）
- 他己紹介もしてみましょう！

2．ティーチャー・トレーニングとは
　ティーチャー・トレーニング（ＴＴ）は，家族支援の1つとして行われているペアレント・トレーニングの手法を保育者用に対応させているプログラムです。子どもの「行動」に焦点をあて，その行動の特徴を理解し，肯定的な注目のパワー（ほめる）を使うことを基本としています。これらによって子どもと保育者とのコミュニケーションをよりスムーズにし，より良い関係を築くことができるようにするとともに，叱られることが多く，友だちからも疎外されることが多くなってしまいがちな子どものできることを増やして，自尊感情（セルフエスティーム）の低下を防ぐことを目標にしています。

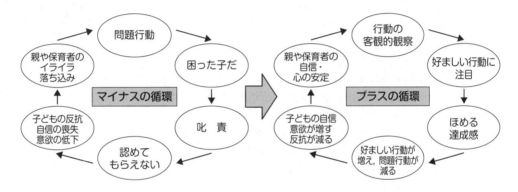

3．ＴＴ幼児版が目指していること

子どもの「行動」に焦点をあて，その行動を理解する
子どもへのより効果的なかかわり方（対処法）を学ぶ
子どものほめる行動を探して，ほめるパワーを使う

◎保育者と子どものコミュニケーションをスムーズにし，より良いプラスの関係を築く
◎子ども・保育者それぞれの自尊感情の低下を防ぐ
◎保育者がほめ上手になる。子どもがほめられ上手になり，成長する
◎子どもたちにどのようなかかわり方をするのが効果的かを，同じ悩みをもつ保育者と一緒に学ぶことで不安や孤独感の軽減，自信の回復を図る

４．子どもの行動を観察してみよう－行動を見る－
◇子どもの行動とは－<u>目に見えるもの，聞こえるもの，数えられるもの</u>

（　　）登園してきたとき，「おはよう！」と言えた	（　　）友だちにブランコの順番を替わってあげた
（　　）友だちに優しくできる	（　　）椅子に座って絵本を見ることができた

◇子どもの行動を見る前に…

　子どもの行動に「どうしてそんなことをするの？」「なぜ，できないの？」「何度も言っているのに…」と思うかもしれません。でも，それは『やらない』のではなく，うまく行動が『できない』からかもしれません。そして，「親や先生のかかわりが悪くてこのようになった」というわけでもありません。そのためにも，子どもの行動をしっかりと見ていくことをあらためて大切にしていきましょう！

①言葉の出方や理解力の幼さ＜コミュニケーションの問題＞
- 全体的な発達の遅れ（発音は？　聞こえは？　語彙の獲得は？）
- 発達の全体的な遅れ，偏り（発達障害の気づき）

②友だちと遊べない＜社会性の問題＞
- 同年代の友だちとのかかわり方がわからない？　相手の気持ちがわからない？
  自分の思いを伝えるのが苦手？
- 発達の全体的な遅れ，偏り（発達障害の気づき）

③落ちつきがない・気が散りやすくじっとできない・順番が待てない
  ＜行動コントロールの問題＞
- まわりの音や物に敏感に反応しているのでは？　落ちつける環境かな？
- 発達の全体的な遅れ，偏り（発達障害の気づき）

④強いこだわり・パニック＜興味関心の限定とこだわり＞
- 新しい場や状況へのとまどい？
- 発達障害の気づき

◇子どもの行動を３つのタイプに分けてみましょう

好ましい行動	好ましくない行動	許しがたい，なくしたい行動
好ましい行動 望ましい行動 いましている／できていて， さらに増やしたい行動 （例）自分で着替えをする 「ごめんね」と言う	嫌いな行動 望ましくない行動 減らしたい行動 （例）騒ぐ・ぐずる 話を聞かずウロウロする	人を傷つける行動 許しがたい行動 止めさせたい行動 何度指示しても止めない行動 （例）他者への暴力 物を隠す・壊す・投げる
⇩ **ほめる** （すぐに！・具体的に！）	⇩ **ほめるために待つ** （過剰に反応せず，注目をはずして 好ましい行動を待ってからほめる）	⇩ **ルールを作って 一貫した対応**

←H.W.シート「行動を３つに分けようシート」を見てみましょう…　●分け方への疑問はありませんか？

５．次回の宿題（H.W.）について　H.W.2　行動を３つに分けよう！シート【再】☞ 資料5-3

６．次回は７月29日（木）16：15〜です

H.W.1 　　　　　　　　　　**行動を３つに分けよう！シート**

　　　　　　　　　　　　　　　　　　　　　　お名前 ＿＿＿＿＿＿＿＿＿＿

☆ある日の具体的なエピソードをお書きください

日付	好ましい行動 （増やしたい行動）	好ましくない行動 （減らしたい行動）	許しがたい行動 （なくしたい行動）
【例】 7／2	「替わって！」と言って待ち，ブランコに乗ることができた		友だちに向かって積み木を投げた
7／5		友だちの読んでいた絵本を無理やり取りあげた	

H.W.2

行動を３つに分けよう！シート【再】

お名前 _____

☆ある日の具体的なエピソードをお書きください

日付	好ましい行動 （増やしたい行動）	好ましくない行動 （減らしたい行動）	許しがたい行動 （なくしたい行動）
【例】 7／2	「替わって！」と言って待ち，ブランコに乗ることができた		友だちに向かって積み木を投げた
7／5		友だちの読んでいた絵本を無理やり取りあげた	

☆第1回目のティーチャー・トレーニングで学んだことを誰かに伝えましたか？　伝えてみてどうでしたか？

第2回　ほめるパワーを身につけよう

1．ウォーミングアップ

- 良いところ探し
- ホームワーク報告　行動を3つに分けようシート
  ☆子どもの行動に注目できましたか？　3つの分け方に迷いませんでしたか？
  ☆誰かに伝えることはできましたか？

2．上手なほめ方

◇注目のもつパワー

- 良いことをする　→　ほめられる【肯定的な注目】
- いけないことをする，良いことがまだできていない　→　叱られる【否定的な注目】
  ☆どちらの注目も行動を強化したり，増したりする力がある
- あたりまえのこと（好ましい行動）をする　→　放っておかれる【注目がない】
  ☆注目がないとせっかくの続けてほしい "好ましい行動" が減ってしまうこともある

⇒注目の力を上手に利用しよう!!

◇子どもの行動を変える（良いことを増やす）には…

（例）Aちゃんの行動から

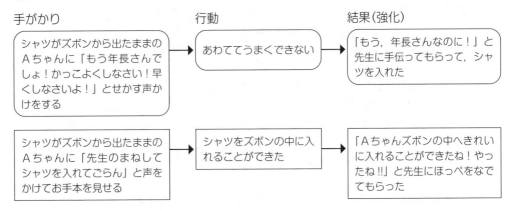

手がかり	行動	結果（強化）
シャツがズボンから出たままのAちゃんに「もう年長さんでしょ！かっこよくしなさい！早くしなさいよ！」とせかす声かけをする	あわててうまくできない	「もう，年長さんなのに！」と先生に手伝ってもらって，シャツを入れた
シャツがズボンから出たままのAちゃんに「先生のまねしてシャツを入れてごらん」と声をかけてお手本を見せる	シャツをズボンの中に入れることができた	「Aちゃんズボンの中へきれいに入れることができたね！やったね!!」と先生にほっぺをなでてもらった

☆良い注目を与えることによって，良い行動を強化しましょう！
　（「ほめられた！　また，次もしよう!!」）
☆目標とする行動を明確にしよう（その子に応じた手がかりを具体的に示す）

◇子どもの行動への良い注目の仕方
　≪増やしたいと思う子どもの行動を増すためには…≫
　　ついつい気になるところに目が向いてしまい，せかしたり，叱ったりしてしまう悪循環の
　やりとりの繰り返しを 大人から 変えていく

【肯定的な注目】を与えよう（ほめるパワー）

◎子どもはいっそうその行動をするようになる
◎子どもは自分が認められていると感じる
◎他のことも頑張るようになる

肯定的な注目（良い注目の方法）

ほめる　　励ます　　ほほえむ　　抱きしめる　　感謝する
良い行動に気づいていることを知らせる　　　興味や関心を示す

◇ほめ方のポイント
　①視線をあわせて：子どもの目線で，子どもの目を見て，子どもが注意を向けたのを待って
　②近づいて：そばに行って
　③感情・動作をこめて：ほほえんで，頭をなでたり，抱きしめたりしながら
　④タイミング：子どもの良い行動が始まったらすぐに，または直後に
　⑤簡潔に・具体的に：短く，わかりやすく子どもの行動を言葉にして
　　　　　　　　　　　その子をほめるのではなく，行動をほめる
　　　　　　　　　　　（例）「いい子やね」→「服を早く着替えられて，えらかったね」

☆日常の子どもの行動からほめる行動を見つけましょう
☆子どもの性格や感じ方，年齢にあわせたほめ方などその子の好きなほめ方を工夫しましょう
☆マイナスのほめ方にならないように注意しましょう
　（例）「やっとできたの。最初からやってたらよかったのに…」←×
　　　　「できたんだね。ほら，先生の言ったとおりでしょ」　　←△

3．次回までのH.W.　子どもの行動−どうほめたかシート ☞

4．次回は8月18日（水）16：15〜です

❖ 暑い日が続いています。体調に気をつけてお越しください

H.W.3　　　　　　　子どもの行動－どうほめたかシート

お名前 _____

日付	あなたがほめた行動	どのようにほめましたか
【例】 7 /29	友だちに「ブロックかして！」と言ってから使うことができた	「ブロックかしてって言えたね　Aちゃん」と声をかけた

☆第2回目のティーチャー・トレーニングで学んだことを誰かに伝えましたか？　伝えてみてどうでしたか？

第3回　子どもの行動の仕組み

1．ウォーミングアップ
- 良いところ探し

2．ホームワーク報告『子どもの行動－どうほめたか』
☆子どもの行動に注目して，ほめることはできましたか？
☆前回学んだことを伝えることはできましたか？　伝えてみてどうでしたか？

3．行動の仕組み

> a．きっかけ・状況　⇒　b．行動　⇒　c．結果

強化：行動の後に引きつづいて，そのもとの行動が繰り返されやすいような刺激を与えること
消去：行動が起こっても強化されないため，その行動が弱まること

≪具体的に考えてみましょう≫
　とりがちな対応と望ましい対応の例

子どもの行動例Ⅰ　＜強化＞	望ましい対応例
a．苦手な指示をされた / かまってもらいたい	a．苦手な指示をされた / かまってもらいたい
↓	↓
b．不適切な行動をする（ex.泣く・ぐずる）	b．不適切な行動をする（ex.泣く・ぐずる）
↓	↓
c．抱きかかえられて指示を取りさげられる	c．反応されない
行動(b) が強化され，不適応な行動を学習する	不適切な行動(b) が消去される （指示をやりだしたら，もちろんほめます！）

子どもの行動例Ⅱ　＜負の強化＞	望ましい対応例
a．大人からわかりにくい指示を与えられる （ex.「ちゃんとしなさい！」）	a．大人からわかりやすい指示を与えられる （ex.短い言葉，絵やカードで工夫など）
↓	↓
b．どうしたらよいのかわからない，混乱する 不適切な行動をする（ex.逃げる）	b．指示に応じる
↓	↓
c．大人は指示を出すことを止める	c．大人からほめられる
混乱して 不適切な行動(b) をとることを学習する	指示に応じること(b) を学習する

子どもの行動例Ⅲ ＜消去＞

a. 大人から指示される
（ex. 全体への指示…片づけなど）
↓
b. 指示に応じる
（ex. いつもはなかなかしない片づけをがんばる）
↓
c. 大人がそれに注意や関心を向けない

強化がないので 指示に応じること(b) が
消去されてしまう

望ましい対応例

a. 大人から指示される
↓
b. 指示に応じる
↓
c. 大人からほめられる
（ex. 「お片づけできたね！ 見てたよ！」）

指示に応じること(b) を学習する

大人のとりがちな対応例

a. 子どもが困った行動をする
（ex. おしゃべりに夢中になり給食が進まない）
↓
b. 困った行動に注目を向けかまう
（ex. 叱る・注意する）
↓
c. 困った行動がすぐに減る（でも，一時的…）

いったん効果が見られるので，強化されてしまう。
大人は 困った行動に注目を向けかまうこと(b)
を学習する

望ましい対応例

a. 子どもが困った行動をする
（ex. おしゃべりに夢中になり給食が進まない）
↓
b. 注目を向けかまうような反応をしないで，
ほめる機会を待つ（好ましい行動を示すのもOK）
（ex. 「○○ちゃんを見てごらん。食べてるよ」）
↓
c. 一時的に困った行動が増加するが，反応をし
ないことを続け，好ましい行動をすかさずほ
めることで，困った行動は減少する

困った行動に注目を向け，かまうような反応をし
ないで， ほめる機会を待つこと(b) を学習する
（★子どもが「ほめられた！ こうすればいいん
だ！」とわかることと，普段から「好ましい行動
⇔ほめられる」関係が成り立っていることが前提）

４．子どもの行動を変えるためのポイント

①一人ひとりの特徴にあわせて

②いきなり高望みはしない（できることからスモールステップで！）

③行動をよく観察してみましょう（ちょっと一息！ 立ち止まって，子どもの行動を見てみ
ましょう。何かサインがあるのでは？）

④いよさきこいるこし，てして，てきそうなことから一歩ずつ（わらいをしっかり見定めま
しょう）

５．ロールプレイをしてみましょう

6．スペシャルタイム－子どもと先生の特別な時間－

☆保育の合間を見つけて，子どもと先生の特別な時間を作ってみませんか？
　たとえば…・遊びの時間，一緒に遊ぶ
　　　　　　・給食を隣の席で食べる
　　　　　　・お昼寝のひとときのなかで
　　　　　　・お手伝いを頼むことで　　　　など
できるだけ１対１の時間を短くてももってみてください

なぜ，そんな時間を作ってみるの？？

○先生は子どもをより観察する機会となり，良いところに目を向けて"上手にほめる
　習慣"がついていきます
○子どもはほめられる機会が増し，満足感や達成感を味わい"ほめられ上手"になっ
　ていきます
○大好きな先生を１人占めできる時間は何よりも楽しいものなのです

　＝　スペシャルタイムを行うときのポイント　＝
　　・よく子どもの行動を観察して，プラスの声かけをしながらかかわるようにする
　　　多少の不適切な行動であれば，様子を見守る
　　・とにかくやってみる。保育時間の隙間をねらって，できることから，いろいろな工夫で
　　・先生自身も"一緒にやって楽しかったな"と感じられるように

7．次回のH.W.について
　H.W.4　子どもの行動－どうなったかシート ☞ 資料5-7
　H.W.5　スペシャルタイム ☞ 資料5-8

8．次回は９月15日（水）16：15～です

❖ 気をつけてお越しください！

H.W.4

子どもの行動−どうなったかシート

お名前 _____

☆ある日の出来事を具体的に書いてください

日付	状況・場面	子どもの行動	あなたの対応	子どもの反応
【例】 9／3	登園すぐ	朝の身支度の途中なのに，他の子が遊んでいるのを見て，一緒に遊び始めてしまう	「早くお着替えをしなさい！ 遊ぶ時間なくなるよ！」と何度も言いに行く	声かけに促されて着替えには行くが，すぐにまた遊び始めてなかなか進まない

☆第3回目のティーチャー・トレーニングで学んだことを誰かに伝えましたか？ 伝えてみてどうでしたか？

H.W.5   スペシャルタイム

お名前 _____

日付	どのようなことをしたか	先生がどのように かかわったか	感じたこと・気づいたこと ほめたこと

第4回　達成しやすい指示の出し方

1．ウォーミングアップ
- 良いところ探し

2．ホームワーク報告
H.W.4『子どもの行動−どうなったかシート』

H.W.5『スペシャルタイム』

☆子どもの行動をじっくりと見ることはできましたか。あなたの対応→子どもの反応はどうでしたか？

　　⇒徹底的な子どもの行動観察と声かけから，適切なかかわりのヒントが得られてきます

☆スペシャルタイムをできましたか？　やってみてどうでしたか？　楽しめましたか？

　　⇒「ほめる⇔ほめられてうれしい，がんばる」というやりとりが増えてきます

3．指示の出し方

◇指示とは

やるべき行動の内容を伝えること（Ex.「○○を始めてね」「△△はやめようね」）

◇指示を出すときの注意点

①子どものできる行動から始める

②子どものペースにあわせる

③指示の内容は明確に伝える

④できたときにはごほうびを！

⑤できないときには手がかり（ヒント）を！

◇指示の出し方の具体的な方法

①子どもの注意を引く…そばに行く，名前を呼ぶ

②視線をあわせる…子どもと同じ目線の高さで

③指示は短く，具体的にしてほしい行動を伝える

　　…「ちゃんとしなさい！」ではなく「○○しよう！」

　　※切り替えの苦手な子どもには，指示の前に必ず「予告（納得できる約束）」を入れます

④落ちついて，口調ははっきりと，そして，キーワードは「CCQ」

　　…「××できる？」ではなく「○○してね」

⑤できないときには手がかりを与えてあげましょう

　　…「声かけ」→「声かけ＋指さし」→「声かけ＋モデリング（お手本）」→

　　　　　　　　　　　　　　　「声かけ＋身体促進（手伝ってあげる・一緒にする）」

⑥ささいなことでもやろうとし始めたら，ほめる！…やっている間，できたときにもほめる

☆子どもは1回で指示に従えるとは限りません。ときには何度も指示を繰り返すことも必要になります。そのような指示を繰り返すときにも，CCQを心がけましょう

☆子どもがうまく指示を達成できたら
　　⇒思いっきりほめて，一緒に喜びましょう。自分もほめましょう！

4．ロールプレイでやってみましょう　【RP台本 P.●参照】
　○予告，CCQで指示，手がかり，そしてほめる
　　・やってみてどうでしたか？
　　・何か気づいたことはありましたか？
　　・他の人の良いところはどんなところでしたか？

5．次回宿題について
　　H.W.6　指示−どうなったかシート ☞ 資料5−10
　　H.W.7　行動を３つに分けよう！シート【再】☞ 資料5−11
　　☆H.W.はありませんが，スペシャルタイムも続けてみましょう！

6．次回について
　　＊9月29日（水）16：15〜です

❖　いよいよ最終日となります。気をつけてお越しください！

H.W.6　　　　　　　　指示－どうなったかシート

お名前＿＿＿＿＿＿＿＿＿＿

☆子どもとのやりとりで，ある日のエピソードを具体的に思い浮かぶように書いてください。

日付	場面・状況	どう指示したか	子どもの反応	あなたの反応
【例】 9／21	絵本を読んでもらっているとき，Ａちゃんはウロウロと歩き回ったり，他児に話しかけたりしに行く	静かに絵本を見るよう，何度も絵本を読むのを止めて注意した	少しの間は黙るが，また歩き回ったり，話しかけに行ったりする	歩き出すたびに叱った

☆第4回目のティーチャー・トレーニングで学んだことを伝えることはできましたか？　スペシャルタイムはできましたか？

H.W.7　　　　　　行動を３つに分けよう！シート【再】

お名前 _____

☆ある日の具体的なエピソードをお書きください

日付	好ましい行動 （増やしたい行動）	好ましくない行動 （減らしたい行動）	許しがたい行動 （なくしたい行動）
【例】 9 /16	「替わって！」と言って待ち，ブランコに乗ることができた		友だちに向かって積み木を投げた
9 /22		友だちの読んでいた絵本を無理やり取りあげた	

第5回　ふりかえりとまとめ

1．ウォーミングアップ
- 良いところ探し

2．ホームワーク報告
H.W.6『指示－どうなったか』シート

☆予告，CCQ，ほめることができましたか？　手がかり（ヒント）もうまく使えましたか？

☆ほめられたときの子どもの様子はどうでしたか？　先生自身はどんな気持ちになりましたか？

3．ちょっと知っておきましょう！…『ほめるために待つ』

「ほめるために待つ」＝子どもの好ましくない行動にあえて注目せず，好ましい行動が出てくるのを待ってから，ほめること

> 好ましくない行動→注目をはずして待つ→→→好ましい行動→ほめる

☆子どもの存在そのものを無視するのではなく，子どもの行動から注目をはずす→ほめる機会を待つ！

☆好ましくない行動を止め，好ましい行動が出てきたらすぐにほめる

☆待った後には必ずほめること！　こそが大きなカギ!!　併用してこそ効果が期待できる

◇「ほめるために待つ」　コツ

①タイミング：してほしくない行動が始まったらすぐにスタート

②態度で示す：してほしくない行動に対して，目線をあわさない・ほほえまない・体の向きを変えるなどして，その行動を好ましく思っていない，注目していないということを示す

③感情的にならない：知らんぷりの表情と態度（冷たくなり過ぎないように，普通に）ため息や怒りの表情は見せない

④何か別のことをして感情のコントロールをする：他の子とかかわる・深呼吸をする・忙しそうに何かする

⑤ほめる準備をする：注目をはずしながらも，子どもがしてほしくない行動をやめ，してほしい行動を始めるのを観察しながら待つ。幼児の場合，ときには「好ましい行動のヒント」も必要。放ったらかしにするのではなく，少し距離を置いても目は離さずに！

◇ロールプレイにチャレンジ！

> ☆「ほめるために待つ」ということは "「ほめる」→「ほめられてうれしい！」→「また，次もがんばるぞ！」" という保育者と子どものプラスの関係になっていることが大前提となります。
>
> ☆そして，このテクニックは年齢の幼い子やその子の抱えている障害や親子関係によっては使いづらいものでもあります。その子の特性をよく見て使うようにしましょう。
> （4歳未満の子どもにはできるだけ，使わないようにしましょう）
>
> ☆また，ときには子どもが注目を引こうとして一時的に行動がエスカレートすることがあります。そんなときは，他の先生の理解と協力も得て，「ここは我慢のしどころ！」と思い，待つことを続けましょう。

4．これまでのことを振り返ってみましょう

　＜第1回＞　子どもの行動を観察してみよう

　　• 行動をじっくりと観察してその行動を3つに分けること，そして好ましい行動に対して"ほめる"という良い注目を与えることで，子どもとのやりとりがマイナスの循環からプラスの循環に変わることを学びました。

　＜第2回＞　ほめるパワーを身につけよう

　　• ほめることのもつ力やどのようにほめればよいのかを学びました。また子どものほめる行動を見つけたり，その子にあわせたほめ方を工夫したりしました。

　＜第3回＞　子どもの行動の仕組み

　　• 子どもの行動の仕組みを知り，その行動を変えるためのポイントも学びました。ロールプレイにも挑戦しました！

　　• 先生と子どもとだけの素敵な時間，「スペシャルタイム」にも取り組んでみました。普段気づかなかった子どもの姿を，たくさん見つけることができましたね。

　＜第4回＞　達成しやすい指示の出し方

　　• 子どもにどのように指示を出せばよいのかについて学びました。指示は子どもとのコミュニケーションを図る道具であり，やるべき行動を伝えるものでした。

　　• 指示を出すコツを学ぶとともに，実際にロールプレイで子どもが達成しやすい指示の出し方を体験しました。子どもの目線にあわせることや出された指示をやり始めたとき，やろうとしているとき，そしてやり終えたときに，しっかりほめることの大切さも学びました。

> H.W.シート1と今回のH.W.シート7『行動を3つに分けよう』を
> 見比べてみましょう
>
> ● 子どもの行動やあなたの反応に変化は見られましたか？
> ● 行動の3つの分け方には変化はありましたか？
> ● 楽にほめられるようになりましたか？　子どもの成長が感じられますか？

5．質疑応答

6．フォローアップ　セッションについて

　11月17日（水）16：15〜　場所：特別支援教育センター　講義室

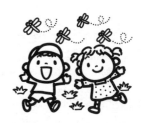

344

ほめ方上手はしつけ上手

昔から「子どもはほめて育てましょう」と言われてきましたが，
どうしてなのでしょうか。

みなさんも「ほめ方」のテクニックを身につけて，楽しく育児，
しつけ上手を目指してみませんか。

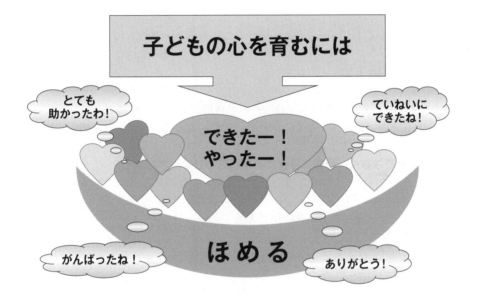

子どもの心を育むには

とても助かったわ！

ていねいにできたね！

できたー！
やったー！

がんばったね！

ありがとう！

ほめる

ほめることが大切なことは子育てをされている方はみなさんお気づきのことと思います。でも実際は「どうやってほめていいかわからない」と言われる方も少なくありません。

そうなんです。「叱る」は容易でも「ほめる」ことは実はたいへん難しいのです。「ほめる」にはちょっとした技術や工夫が必要です。

このパンフレットはそんな秘訣をすぐに役立つようにお伝えするものです。

京都府中丹広域振興局　健康福祉部

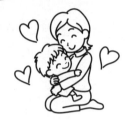

毎日の生活のなかで子どもの心を育むには，
お父さん・お母さんの愛のまなざし
注目＝ほめること・認めることが必要です。

> 『毎日叱ってばかりだな…』
> 『うちの子ってしつけにくいな…』
> 『子どもの心を育むって難しい…』

と感じながら子育てされている方は多いはずです。

　子どもは大好きなお父さん・お母さんからほめられること・認められることで自分はどう行動すればよいのかを学び，「うまくできた」「ほめられた」の積み重ねのなかで自分への信頼感を育むようになっていきます。

　「ほめるのは大切なこと」とわかってはいても具体的にどうほめればよいのか難しいなと感じられているお父さん・お母さんも多いかと思います。ほめ方のポイントを紹介します。

（1）子どもの性格ではなく，行動に注目する習慣をつけてみましょう

　子どものとる良い 行動 に注目するとたくさんほめる機会があることに気づきます。

> ＜例＞　・自分から進んでお手伝いができた
> 　　　　・探し物をしていたら，一緒に探してくれた

　子どものとる行動のなかで，あなたが「もっと増やしたい，好ましい」と感じた行動はささいなことでも良い注目（＝ほめる，認める）を与えることを続けましょう。

（2）具体的なほめ方のポイント

①良い行動が見られたらそのときに
②視線をあわせて
③近づいて，子どもと同じ目線で
④感情をこめて
⑤25％でまず1回，最後にもう1回

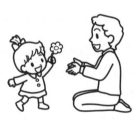

　　子どもが良い行動をし始めたときに1回，やり終えたときにもう1回ほめることで1つの行動でも2回ほめるチャンスがあります。また，このような声かけをすることで最後までやりきれる機会が増えていきます。
⑥ほめ言葉とセットにして具体的に何が良かったかを伝えてあげましょう

> ＜例＞　「自分から歯磨きするなんてえらかったね」
> 　　　　「一緒にたたんでくれてお母さん助かったわ」

（3）子どもへの対応には一貫性をもちましょう

　そのときの親の都合や感情など，状況によって親の対応が違ってしまうと子どもはどうすればよいのかをなかなか学ぶことができません。一貫性をもたせるように心がけましょう。
※行動と結果には次のような関係があると考えられています。

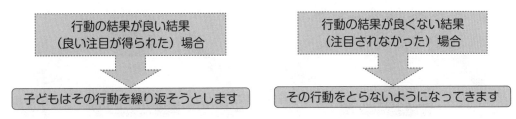

　したがって，子どものとる行動への対応にはいつも次のようなことを心がけましょう。

好ましい行動・増やしたい行動	⇨	肯定的な注目をする（ほめる・認める）
好ましくない行動・減らしたい行動	⇨	注目しないで待って，良い行動に変わったらすかさずにほめる

　好ましくない行動については「ダメ」と叱り言葉を与えるだけではなく，子どもがなぜそうしたのかを考え，どうするべきであったのかを伝えてあげるようにしましょう。

　このような一貫した対応をすることで，子どもはどのように行動するのがよいのかを学び，良い行動がたくさん見られるようになっていきます。

（4）子どもへの指示の出し方

　①まずは注意を引いて
　　（子どものそばに行ったり，子どもが指示にちゃんと耳を傾けようとするのを確認して）
　②予告します
　　子どもは急に言われると心の準備ができていません。「後5分したら」など予告することで気持ちの切りかえがスムーズにできるようになります
　③指示は穏やかに，短く，わかりやすく伝えるようにしましょう
　④指示に従うことができたら，必ずほめてあげましょう

> ＜例＞　場面：子どもは夢中におもちゃで遊んでいる，母はお風呂に入らせたい
> 　　　　母：「たろう（そばまで行って視線をあわせる），時計の長い針が6になったらお風呂に入るよ」
> 　　　　子：「うん，わかった」
> 　　　　　　　↓
> 　　　　母：「たろう，長い針が6まできたよ。お風呂に行こうね」
> 　　　　子：「えーもうちょっと遊びたいもん。…わかった。入るよ」
> 　　　　母：（抱きしめて）「えらいね。ちゃんとお約束が守れたね。お母さんとお風呂で遊ぼうね」

親は「ほめる」，子は「ほめられる」の関係のなかで親も子も楽しく日々過ごしたいものですね。

「叱る育児」→「ほめる育児」

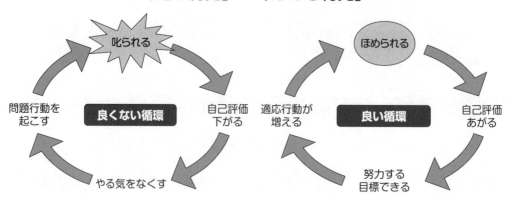

図　マイナスの循環からプラスの循環へ
（岩坂英巳他・著：AD/HDのペアレント・トレーニングガイドブック．じほう，2004）

大人になるまでに心のリュックにもたせてあげたい生きる力

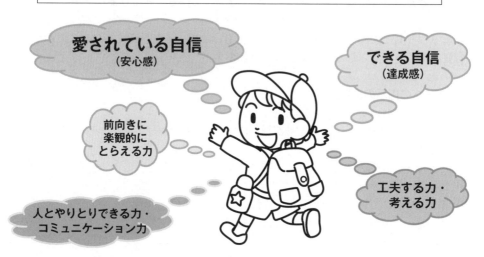

～日常の生活のなかでこれらの力は育まれていきます～
「お父さん・お母さんはあなたのことが大好きよ」のメッセージを子どもは感じてます

★毎日たくさんほめられたり，自分でできることがあると自信がついてきます

★楽しい毎日のなかで考える力，工夫する力，コミュニケーションの力，見通しをもって考える力が育まれます

子育ての相談や「もう少しくわしく聞いてみたい」などありましたら下記へお問い合せください。

機関名　○○○○　　電話　●●●-●●●-●●●●

ほめ上手へのウォーミングアップ
乳児期〜幼児期前半（0〜3歳）

ステップ1　自分や家族をほめる練習！

まず…
- ♪　自分をほめてみましょう
- ♪　ご夫婦や家族でほめあってみましょう
- ♪　「ありがとう」は最上級のほめ言葉です

ステップ2　子どもの良いとこ・うれしいこと探し！

たとえば…
- ♪　今日は楽しく遊べたね
- ♪　いいお顔で笑ってくれるね。ありがとう
- ♪　いいうんちが出てよかったね！

ステップ3　子どもと一緒に楽しみましょう！

たとえば…
- ♪　両足を持って，歌いながらおしめ交換
- ♪　洗濯物，一緒にたたんだり，"いない〜バァ"遊び
- ♪　夕食づくり，一瞬でも抱きしめて親子でハッピー

ステップ4　子どもの思いに寄り添い，理解する練習！

ちょっと考えてみましょう
- ♪　子どもが困った行動をしたとき
- ♪　「なぜ，そんなことをするのかな？」
- ♪　「遊んでほしかったのかな？」

ステップ5　お遊び気分でしつけに挑戦！

ステップ1〜4がうまくいけば，やってみましょう
- ♪　楽しくできそうなことに取り組んでみましょう
- ♪　できなくても大丈夫
- ♪　もし少しでもできたら，おおいにほめましょう！

京都府中丹東保健所

ほめてしつける育児のコツ

● **親子タイムをもちましょう**

● **子どもの行動をよく見て，子どもの気持ちに寄り添いましょう**

● **接し方のポイント**

☆穏やかに，近くで，落ちついた声で，視線をあわせて
☆感情，動作をこめて（微笑んで，頭をなでたり，抱きよせたり）
☆一貫した対応をしましょう
☆ほめるときは，具体的に何が良かったのかを伝える

● **指示の出し方**

☆短い言葉で，具体的に指示する
　※お困り行動が予想される場合，事前に約束する・終わりを決める
☆冷静に，繰り返し指示する（ブロークンレコードテクニック）

● **ほめるタイミング**

☆子どもの良い行動が見られたらすぐにほめ，最後にもほめましょう
　（25％ルール）

京都府中丹東保健所

資料7

講座の流れ＆グループワークのすすめ方

1　準備物

> 講義レジュメ，ホームワークシート，名札，パソコン，プロジェクター

2　当日の流れ

時間	流れ	配慮点
9：20 9：45	スタッフ集合　当日打ち合わせ 受付開始	＊参加者出欠と会場セッティング等の確認 ＊全体の流れとワークの配慮点確認
10：00 10：45	①挨拶　＜担当：○○＞ ②講義開始「行動のしくみ」 　　　　　　　　　＜担当：××＞ ③良いところ探し（グループで） ④ホームワークのふりかえり（グループで） 　グループの話し合いの様子をふまえ， 　××がまとめる	＊グループで良いところ探し ＊グループ担当が司会をして感想を聞き，コメントを返す。
11：00	休憩（10分）	＊フォローの必要な保護者には，必要に応じて個別に声かけ
11：10	演習「行動のABC」＜担当：××＞ 最後の演習問題はグループで発表し共有する	＊全体で進行する。 ＊グループ担当が司会をする。
11：45	まとめと次回の予定・ホームワーク説明 事務連絡・おわりの挨拶＜担当：○○＞	
11：50	会場片付け スタッフ反省会	

3　セッティング

開始時はグループワーク形式で，講義を聞きやすい机の位置にしておく。

4　スタッフ反省会

①　運営面で気づいたことの意見交換

②　個別に気になったケースの報告

③　次回の配慮点

● **愛着** —— 子どもと養育者の間に形成される情緒的結びつき。子ども側だけでなく，養育者側（多くは母親）にも形成され，子どもの思春期以降の精神発達にも影響を与えるといわれている。第8章 P.145参照。

● **アスペルガー障害** —— 自閉スペクトラム症（ASD）のうち，自閉症症状の程度としては比較的軽度で，3歳までに気付かれにくく，対人関係能力以外の社会適応技能に遅れの目立たないものとされるが，そのコミュニケーション障害から社会生活上支障を来していることも多い。米国精神医学会の国際診断基準DSM-5（2013）からは，アスペルガー障害という名称はなくなり，ASDに含まれることとなった。

● **インストラクター** —— ファシリテーター，リーダーともいうペアトレのグループの進行役のこと。第4章Q18（P.51）および第10章 P.234参照。

● **エコラリア** —— 反響言語症。耳にした言葉のフレーズを繰り返すことで，即時のエコラリアと遅延のエコラリアがある。後者は自閉症児にみられやすい。

● **強化** —— 行動の後に引き続いて，そのもとの行動が繰り返されやすいような刺激を与えること。通常は好ましい行動の後にほめること（報酬）で，その行動を定着させる。

● **高機能自閉症** —— 自閉症のうち，知的障害がないもの。いわゆる特異な才能（サヴァン症候群）とは異なる。この名称も，DSM-5でASDに統合されてから，医学会では用いられなくなった。

● **行動変容理論** —— 行動療法の基礎となる考え方で，古典的条件付け（たとえば，梅干を見てよだれ），オペラント条件付け（報酬，強化を用いる），観察学習（モデリングを真似る）の3原理から成る。

● **行動療法** —— 問題行動は後天的に学習されたものという学習理論に基づいて，諸技法（条件付けなど）を用いて，適応行動に変容させるもの。

● **サブリーダー** —— ペアトレのグループのインストラクターを補助するスタッフのこと。詳細は第4章Q18（P.51）参照。

● **視覚支援** —— 絵や文字などを用いてわかりやすく示すこと。本人の発達レベルに応じて行う。

● **自閉スペクトラム症/自閉症スペクトラム障害** —— 広義の自閉症。以前使われていた用語である広汎性発達障害（PDD）とほぼ同義で，高機能自閉症やアスペルガー障害も含めて，社会性，コミュニケーション能力，こだわりなどを「質的な障害」ではなく，「量的な偏り」ととらえている。DSM-5から正式な国際診断名となった。

● **セルフエスティーム** —— Self（自己）- Esteem（評価）。自分の得意なところも苦手なところも理解し，「失敗しても，またがんばればできる」と自信をもてる気持ち。自分を大切にする気持ち。日本語では自尊感情と訳されることが多い。

● **素行症** —— もともと行為障害といったもので，攻撃性，破壊性が強くみられ，医療的治療だけでなく，福祉や教育など多機関連携での支援が必要となることが多い。18歳以上まで症状が持続すると反社会性人格障害になることも少なくない。

● **地域のリソース** —— 地域で使えるさまざまな社会資源。教育活動だけでなく，福祉的な施設，図書館，人的サービスなども含まれる。

- **特別支援教育** —— 従来の特殊教育の対象だけでなく，LD，高機能自閉症，ADHDなどを含めて，障害のある児童，生徒の一人ひとりのニーズに応じた教育をしていくもので，準備期間を経て2007年から本格実施されている。

- **二次障害** ——「発達障害の二次障害」とは，発達障害というもともとの脳の特性による障害だけでなく，周囲の環境と相互作用によりみられてしまう二次的な情緒や行動などの障害。代表的なものとして，うつや反抗，不登校や非行などがある。

- **発達障害者支援法** —— 2005年から施行された法律で，発達障害を早期に発見して学校生活だけでなく就労も含めて適切な支援を講じることを目的とした法律。これにより発達障害の定義がなされた。

- **汎化** —— 習ったことが普段の生活でできていること。

- **反抗挑戦性障害（反抗挑発症）** —— ADHDに合併しやすい反抗的，挑戦的になったり，いらいらしてかんしゃくを起こしやすい障害群。素行障害（症）に比べて治療効果（ペアトレ含む）が出やすいため，この段階での早期の支援が望まれている。

- **ピアカウンセリング的効果** —— ピア（Peer，仲間）を語源とする共通の経験と感心に基づいた仲間同士の支援活動をピアカウンセリングというが，それに準じた効果。

- **ファシリテーター** —— インストラクターと同義。第10章 P. 234参照。

- **フィードバック** —— メンバー自身のがんばり，上達などについて，本人の行ったことを賞賛することを通して再確認すること。

- **ブースターセッション** —— もともと「あと押し，援助」という意味で，すべてのセッションを終了後，一定期間をあけてから行ういわば復習セッション。身につけたことの定着を目指して行う。

- **モデリング** —— ロールプレイなどで望ましいやりとりの手本を演じること。

- **ロールプレイ** —— 課題となる場面を設定し，決まった方法で相手役とやりとりすること。その際，習ったテクニックを用いてみて，自分の出来具合，相手の反応を体験するとともに，周囲から良かった点のフィードバックを行うことが多い。

- **ADHD（注意欠如・多動症）** —— 不注意，多動，衝動性が，小児期から２カ所以上の場（家庭と学校など）でその発達年齢から不相応に著しくかつ持続的にみられて，社会生活上支障を来している発達障害の１つ。以前は自閉症の診断を優先するとなっていたが，DSM-5からASDとの併存も可能となった。

- **SST** —— Social Skills Training（生活技術訓練）の略。社会生活に必要なスキルを身につけるための訓練プログラムの総称。ADHDやASDのある子どもは対人関係，特に，友だち関係に困難さをもっていることが多いので，主として対人場面での適切な技能を中心に訓練を行う。

- **WISC** —— 知能検査の１つで，ウエクスラー知能検査の略称。子どもに適応できるWisc-IVが臨床の場で本人の発達バランスの確認のため使用されることが多い。

おわりに

　夕方になって窓の外からサイレンとともに，緊急事態宣言中であることを知らせる町内放送が聞こえてきました。COVID-19によるパンデミック。誰がこのようなことを予測できたでしょうか。先日診療に来たお母さんが話してくれました。「息子は小２になるが，入学以来保護者同志で会える機会がない。息子を理解してくれる人を増やすことができない。」このお母さんの訴えはとても切実なものです。発達障害のある子どもが，日常生活の場で成長していくためには，周囲の理解が不可欠です。この理解者には，教員など専門職だけでなく，「ママ友」も，子ども自身の「友だち」も含まれます。子どもの成長のためには，本人にとって居心地の良い環境が家庭，園や学校で必要であり，その第一歩が「理解者を増やすこと」です。

　一方，ペアレント・トレーニング（ペアトレ）は，「保護者を対象に，行動理論の技法の学習，ロールプレイ，ホームワークといったプログラムを通して，保護者のかかわり方や心理的ストレスの改善，子どもの発達促進や不適切な行動の改善を目指すもの。」ですが，シンプルにまとめると「子どもをほめて育てるもの。子どもも親も笑顔になれる。」とも言えます。数カ月間におよぶ長いプログラムをスタッフ，グループの仲間，そして家族でがんばったペアトレを通して，家庭のなかで，親がほめ上手となり，子どもがほめられ上手になり，できることを増やしてセルフエスティームを伸ばしていくことができます。そして，「自分をわかってくれて，応援し続けてくれる親がいる。」と安心感を持てることで，学校，さらに職場などでも成長していくことができます。そういった意味で，ペアトレは一定期間参加するプログラムというだけでなく，その後の子どもの人生で「生きるチカラ」の源を醸成していくものといえるでしょう。シンシアさんのメッセージ「あなた方の努力が実を結び，子どもたちがそのユニークな能力を開花させ，健康で幸せな大人へ成長していくことを心から願っています。」，素敵ですね。長くペアトレを実践している立場で，本人らしく成長して輝いているペアトレ修了生の子どもたちを見ていると，とても腑に落ちる言葉です。

　パンデミックでも変わらないものとして，親子の絆があります。親は子どものことを心から愛しているからこそ，子どもとのかかわりで迷い，悩みます。子どもは，思春期，成人期と荒波の中でがんばっているからこそ，イライラしたり，立ち止まったりすることもあるでしょう。でも，大丈夫です。ペアトレは単純にほめるばかりではありません。しっかり３つの行動のタイプ分けがあって，好ましくない行動の時には，子ども自身が適切な行動に気づき，適切な行動を行うことができるチカラがついているからこそ，「待ってからほめる」が成功するのです。子どもの持っている「生きるチカラ」を信じて，見守って，まずはその日一日を笑顔で過ごす。その積み重ねが，子どもにさらにチカラをチャージしてくれるのです。

　ペアトレとUCLAで出会って20年以上が経ちます。目を閉じると，まず目に浮かん

だのはシンシアさんの満面（というか全身から発せられる）の笑み。そして，たくさんの修了生の方々，子どもたちの笑顔，困り顔。スタッフ。本書の共著者をはじめとする全国のペアトレ仲間。本書を読んでくれた方。共通するのは，「達成感」を持てた時の笑顔であることです。私はイチ児童精神科医ですが，ペアトレとの出会いを通して，「日常生活で生かせるペアトレプログラムの洗練化と普及」というライフワークを持つことができました。そのなかで本当に多くの出会いがあり，感謝することがあり，幸せでした。皆さま，本当にありがとうございました。ペアトレがさらに発展し，より多くの家族の笑顔の一助となることを信じています。また，編者である私の健康事情によって２年間の空白ができてしまったにもかかわらず，「待ってからほめる」を実践してくださったじほうの大磯洋彦さん，ありがとうございました。

　さて，個人的なことですが，私は胆管がんで余命宣告をうけています。宣告された「生存期間」はゆうに超えていますが，日々感謝することがいっぱいで，幸せに一日，そして一日と過ごしています。日々の療養生活のなかでいろいろな＜気づき＞があり，それらを仕事仲間や友人と共有するようにしています。＜寄り添う，一緒に喜ぶ，焦らない，比べない，イライラしてもいい，笑う，ユーモア，感謝と恩返し，リスペクトする，ほめる…＞　挙げだしたらきりがありません。それらのなかで，ペアトレに携わっている方に伝えたい「患者岩坂」として「言われると嬉しい」メッセージを２つ。本人へは，「ひとりではないですよ」，家族へは「本当にがんばっておられますね」，これらが自然に伝わるような支援を粘り強く続けていくことで，子どもも，親も，そしてあなた自身も「生きるチカラ」を発揮して輝いていくことができるでしょう。

　最後に，最愛の家族へ。
「大丈夫」「ずっと見守っています」「幸せな人生をありがとう」

　2021年４月

岩 坂 英 巳

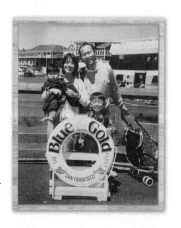

UCLA留学中に家族とサンフランシスコのハーバーにて
（1999年8月 撮影）

索　引

英　数

25％ルール …………………………………… 28

3歳児健診後の親支援 ……………………… 168

ADHD ………………………………………… 3

ASD ………………………………………… 3, 110

CCQ ………………………………… 15, 28, 76, 158

I（アイ）メッセージ ……………………… 154

SST …………………………………………… 222

あ

愛着 …………………………………… 59, 145
アシスタント ……………………………… 112
甘え ………………………………………… 148
安全性 ……………………………………… 136
アンバランスさ …………………………… 107

い

育児支援 …………………………………… 161
育児不安 …………………………………… 170
一貫したかかわり ………………………… 57
一貫性 ……………………………………… 21
一貫性のある対応 ………………………… 115
一般啓発 …………………………………… 170
インストラクター ……… 4, 13, 40, 51, 112, 164
インストラクター養成講座 ……………… 59

う

ウォーミングアップ ………………… 6, 18
うつ状態のサイン ………………………… 58

え

エコラリア ………………………………… 113
エンパワー ………………………………… 229

お

親子関係の悪循環 ……………… 16, 25, 162
親子関係の再構築 ………………………… 208
親子タイム ………………………… 23, 77

親子の信頼関係 …………………………… 62
親としての主体性 ………………………… 229
親の困り感 ………………………………… 196
親のメンタルヘルス ……………………… 230

か

家族再統合 ………………………………… 195
家族の自信度 …………………………… 48, 207
学級集団 …………………………………… 83
学校との連携 ……………………………… 25
学校連絡シート …………………………… 26
環境調整 ………………………………… 41, 66

き

基本プラットホーム ……………………… 63
虐待 …………………………… 195, 199, 202
虐待予防 …………………… 130, 132, 161
虐待（の）リスク ……………… 12, 130
強化 …………………………………… 41, 115
きょうだい ……………………… 43, 58, 72
協働的な性質 ……………………………… 228

く

グループセラピー ………………………… 133
グループワーク …………………………… 235

け

傾聴 …………………………………… 246, 247

こ

コアエレメント …………………………… 63
肯定的な注目 ……………………………… 134
肯定的なまなざし ………………………… 136
行動エピソード …………………………… 21
行動観察 …………………………………… 90
行動観察表 ………………………………… 112
行動規範 …………………………………… 149
行動の記録 ………………………………… 90
行動への動機付け ………………………… 148
行動変容 ………………………………… 4, 43
行動変容理論 ……………………………… 227
行動療法 …………………………… 3, 11, 192
行動の流れのABC ………………………… 18
互助機能 …………………………………… 110
子育て支援 ………………………………… 170

子ども虐待 ……………………… 130
個別 ……………………………… 205
個別支援 …………………………… 15
個別で実施 ……………………… 205
個別面接 ………………………… 196
コミュニティー ………………… 224

さ

里親 ……………………………… 203
サブリーダー ………… 5, 51, 71, 164, 197
サポート機能 ……………………… 25
参加目的 ………………………… 110

し

視覚支援 ………………………… 119
自己肯定感 ……………………… 170
事前調査 …………………………… 16
事前面接 ………………………… 198
自尊感情 …………………… 108, 125
児童虐待 ……………………… 3, 195
児童相談所 ……………………… 195
自閉スペクトラム症 …… 3, 107, 110
修了式 …………………………… 7, 49
修了証 ………………………… 37, 49
宿題達成 …………………………… 53
宿題報告 ……………………… 6, 18, 22
守秘義務 ………………… 52, 85, 137
受容的態度 ……………………… 136
障害者自立支援事業 …………… 223
上手なほめ方 …………………… 22
書記 …………………………… 51, 112
身体促進 ………………………… 77, 102
信頼関係 ………………………… 136

す

ステップバイステップ ………… 61
ストレスマネジメント ………… 186
スモールステップ ……………… 114

せ

成功体験 ………………………… 108
セルフエスティーム …………… 26

そ

早期介入 ………………………… 162

素行症 …………………………… 110
ソーシャルスキル ……………… 125
ソーシャルスキルトレーニング …… 222
育ちと子育てを支援 …………… 225

た

待機期間 ………………………… 110
他己紹介 …………………………… 15

ち

地域支援のネットワーク ……… 221
地域のリソース ………………… 125
小さな成功をみつけること …… 228
知覚過敏 ………………………… 146
父親のPT参加 ………………… 243
注意欠如・多動症 ………………… 3

て

テーマに従った講義 …………… 134

と

動機付け ………………… 5, 17, 190
同僚への報告 …………………… 106
トークン表 ……………………… 32
特別支援教育 ……………………… 3
トリビア ………………………… 183
ドロップアウト ………… 138, 201

に

二次障害 ………………… 16, 184

の

能動的に参加 …………………… 52

は

発言と傾聴のルール …………… 137
発達支援 ………………………… 161
発達支援センター ……………… 210
発達障害者支援センター ……… 210
発達障害者支援法 ………………… 3
母親への情緒的な関与 …… 245, 246
汎化 ……………………………… 138
反抗挑戦症 ……………………… 110

ひ

ピアカウンセリング的効果 ………………… 169
引きつぎシート ……………………………… 85

ふ

ファシリテーター ……………………… 231, 232
フィードバック ……… 19, 22, 31, 45, 136, 228
ブースターセッション …………………… 48, 49
フォローアップ …………………………… 229
フォローアップセッション ……………… 50, 134
フォローアップの会 ……………………… 49, 127
副作用 ………………………………………… 12
プラスのほめ方 …………………………… 189

へ

変容プロセス ……………………………… 230

ほ

保育スキル ………………………………… 107
ホームワークの報告 ……………………… 134
保健機関 …………………………………… 161
保健所 ……………………………………… 161
保健センター ……………………………… 161
保護者の困り感 …………………………… 162
保護者の自己肯定感 ……………………… 170
母子間の愛着形成 ………………………… 146
母子保健 …………………………………… 161
母子保健活動 ……………………………… 181
母子保健サービス ………………………… 161
ほめかた教室 ……………………………… 162
ほめるときのポイント …………………… 47
ボンディング ……………………………… 146

み

ミーティング ……………………………… 51
メンバー …………………………………… 39
メンバー同士で良いところ探し ………… 37

も

目標行動 ………………………… 26, 37, 41, 45
モチベーション …………………………… 5
モデリング ……………………………… 311, 339
問題行動 …………………………………… 115

よ

良い環境 …………………………………… 115
良いところ探し ……………… 5, 56, 112, 134
養育スキルの習得 ………………………… 141
養育の自信 ………………………………… 20
要求水準 ……………………………… 17, 20, 55
予告 ………………………………………… 28

り

リーダー …………………………………… 71, 197
リスペクト ………………………………… 12, 59

れ

レジュメ …………………………………… 15, 18

ろ

ロールプレイ ………… 6, 12, 18, 31, 45, 135, 206

執筆者略歴

岩 坂 英 巳（いわさか ひでみ）　【編集・第1～5章 担当】

精神科医師，医学博士

奈良県立医科大学卒業。同医大精神医学教室に在籍中にUCLA（米国カリフォルニア大学ロサンゼルス校）児童精神科に留学し，ペアレント・トレーニングやSSTを学ぶ。現在，一般財団法人信貴山病院ハートランドしぎさん子どもと大人の発達センター長。日本ペアレント・トレーニング研究会会長。生活場面での子ども理解と連携に基づく心理社会的治療を目指している。好きな言葉は「笑う門には福来る」。

前 田 由美子（まえだ ゆみこ）　【第6章 担当】

臨床心理士

奈良教育大学大学院修士課程修了。奈良市に就職し母子保健担当課に配属。発達相談を担当する。健診後のフォローアップ教室にてペアトレを導入してはどうかという上司の小児科医の勧めで奈良教育大学ペアトレ指導者養成講座でペアトレを学ぶ。学んだことは「即実践！」。

藤 原 壽 子（ふじわら としこ）　【第7章① 担当】

元中学校教諭

創価大学文学部英文科卒。奈良教育大学特別専攻科に内地留学した際にペアトレを知り，ペアトレの学校版（ティーチャー・トレーニング）を始める。橋本市でそのグループを継続するとともに，ティーチャー・トレーニング指導者養成講座の講師を務めた。好きな言葉は「桜梅桃李（おうばいとうり）」。

宮 田 　文（みやた ふみ）　【第7章① 担当】

小学校教諭

神戸大学教育学部卒。奈良教育大学特別専攻科に内地留学のときティーチャー・トレーニングを岩坂先生のもとで研究する。その後，橋本市でティーチャー・トレーニングのグループを立ち上げ，インストラクターを務めるとともに，ティーチャー・トレーニング指導者養成講座の講師を務めた。好きな言葉は「仲良きことは美しき哉」。

田 中 あゆみ（たなか あゆみ）　【第7章② 担当】

幼稚園教諭・保育士

幼稚園での勤務を経て，奈良教育大学大学院でペアトレを学ぶ。現在は東大寺福祉療育病院に勤務。好きな絵本「のろまなローラー」（作：小出正吾，絵：山本忠敬　福音館書店）。

奥 野 裕 子（おくの ひろこ）　【第8章① 担当】

看護師，看護学博士

大阪大学大学院医学系研究科保健学専攻博士後期課程満期退学。同大学大学院連合小児発達学研究科子どものこころの分子統御機構研究センターにてペアトレの実施。同大学大学院連合小児発達学研究准教授を経て，現在，大阪府立大学准教授。日本ペアレント・トレーニング研究会理事。専門は，精神看護，小児発達。好きな言葉は「いつも心に太陽を」。

久 保 信 代（くぼ のぶよ）　【第8章② 担当】

公認心理師，臨床心理士

国際基督教大学卒，Lesley College（現 Lesley University）Graduate School修了。米国で自閉症児とその家族の支援に携わり，それがペアトレ実践のベースとなっている。現在，関西福祉科学大学心理科学部准教授。専門は，自閉スペクトラム症を抱える子どもへの心理臨床。子どもの心の発達を人との関係性の視点から捉え，よりよい関係性の発達をどう援助するかを研究のテーマにしている。

南 野 美 穂（なんの みほ）　【第8章③ 担当】

臨床心理士，公認心理師，博士（文学）

甲南大学大学院博士後期課程修了。スクールカウンセラー，病院の非常勤心理士などを経て，現在，朝来市健康福祉部地域医療・健康課にて母子保健に携わっている。どの職場でも，保護者支援にはペアトレの手法を用いてきた。「関わり方で子どもは変わる」と日々実感している。

全 　有 耳（ぜん ゆい）　【第9章① 担当】

小児科専門医，医学博士

福井医科大学卒業。京都府の保健所に在職中にペアトレに出会い，母子保健活動や発達障害診療のなかでペアトレの手法を用いた保護者への支援を実践してきた。子ども達が成長していく姿を通して，ペアトレは「親子を生涯にわたり支える糧となる」ことを実感している。

弓 削 マリ子 （ゆげ まりこ） 【第9章① 担当】
小児科専門医, 医学博士
関西医科大学卒業。ペアトレとの出会いは第47回（平成17年）日本小児神経学会での岩坂英巳先生の御講演。ペアトレを活用した「ほめてほめられニコニコ風土づくり」を推進中。モットーは4つのD（Delight, Devise, Dialogue/Discussion, Dream）と「ありがとう」。現在, 花ノ木医療福祉センター小児科。

楠 本 伸 枝 （くすもと のぶえ） 【第9章② 担当】
えじそんくらぶ奈良『ポップコーン』代表
ADHDなど異文化の子ども3人の育児を楽しむスーパー主婦。岩坂先生からペアトレをうけその効果を実感。2000年に岩坂先生とともにえじそんくらぶ奈良『ポップコーン』を立ち上げ, 発達障害の理解, 啓発, 支援の活動をはじめ, 同時にペアトレ講師を開始。奈良県のみならず全国から依頼され講師を務める。好きな言葉は「為せば成る, 為さねば成らぬ何事も…」。共著に「親と医師, 教師が語るADHDの子育て・医療・教育」（クリエイツかもがわ）など執筆多数。

樋 渡 千 恵 （ひわたり ちえ） 【第9章③ 担当】
臨床心理士, 公認心理師
甲南大学卒業, 兵庫教育大学大学院修士課程修了。大学院在籍中にペアトレに関心をもち, 何のつてもないなか, 岩坂先生に連絡を取り, 見学に行く。その後, 兵庫県西宮こども家庭センターおよび川西こども家庭センター在職中にペアトレに携わることとなる。現在は大阪府茨木市教育センター勤務。

式 部 陽 子 （しきぶ ようこ） 【第9章④ 担当】
臨床心理士, 公認心理師
兵庫教育大学大学院修士課程修了。大学在学中に井上雅彦先生のもとで応用行動分析学を学び, ペアトレに院生スタッフとして参加。ひょうご発達障害者支援センター在職中は兵庫県内のペアトレの実践と普及に携わる。平成26年より奈良教育大学特別支援教育研究センター特任講師。岩坂英巳先生のもとでペアトレを学び, 「子どもも自分もほめる＆ゆるす」に感銘を受ける。日本ペアレント・トレーニング研究会理事。現在は帝塚山大学心理学部講師。

岡 崎 綾 子 （おかざき あやこ） 【第10章① 担当】
社会福祉士, 保育士
沖縄キリスト教短期大学卒業。平成8年～沖縄LD児・者親の会「はばたき」の活動開始。平成17年に「ペアトレ」と出会い, 保護者支援のために普及活動の必要を感じ「NPO法人ぺあ・さぽーと」設立にかかわる。現在, NPO法人ぺあ・さぽーとペアレント・トレーニング指導者。

知 名 孝 （ちな たかし） 【第10章① 担当】
精神保健福祉士, 臨床心理士, 公認心理師
日本福祉大学, Smith College School for Social Work卒業。子どもの心療内科クリニック勤務から, 地域の支援者・保護者とペアトレを始める。現在, 沖縄国際大学人間福祉学科教員。

井 澗 知 美 （いたに ともみ） 【第10章② 担当】
臨床心理士, 公認心理師, 心理学博士
上智大学文学部, 早稲田大学大学院人間科学研究科修士課程修了後, 国立精神・神経センター精神保健研究所に在籍中にUCLAにてペアトレの研修を受ける。帰国後, 研究所内でプログラムの日本版作成に携わる。その後, 中央大学大学院文学研究科博士課程で, ペアトレの有効性に関する研究に取り組む。現在は大正大学心理社会学部臨床心理学科准教授。

中 田 洋二郎 （なかた ようじろう） 【第10章③ 担当】
臨床心理士
専門は発達臨床心理学, 発達障害の家族支援。都立知的障害児通園施設心理判定員, 国立精神・神経センター精神保健研究所室長, 福島大学大学院教育学研究科教授を経て立正大学心理学部教授, 現在, 立正大学名誉教授, 乳幼児健診の発達相談, 特別支援教育の巡回相談, ペアレント・トレーニングの実践者。

井 上 雅 彦 （いのうえ まさひこ） 【第10章④ 担当】
臨床心理士, 公認心理師
筑波大学博士課程心身障害学研究科を経て兵庫教育大学に着任, 在職中に応用行動分析に基づいたグループペアレント・トレーニング（現在の鳥取大学方式）を開発。現在は鳥取大学医学系研究科臨床心理学専攻の教授。大学院生の指導と付属臨床心理相談センターでの心理臨床相談を中心にペアレント・トレーニングの指導者養成を行っている。

困っている子をほめて育てる

ペアレント・トレーニングガイドブック 第2版
活用のポイントと実践例

定価　本体2,700円（税別）

2012年6月18日　初版発行
2021年6月25日　第2版発行

編　著　　岩坂　英巳

発行人　　武田　正一郎

発行所　　株式会社　じ ほ う

　　　　　101-8421　東京都千代田区神田猿楽町1-5-15（猿楽町SSビル）
　　　　　電話　編集　03-3233-6361　販売　03-3233-6333
　　　　　振替　00190-0-900481
　　　　　＜大阪支局＞
　　　　　541-0044　大阪市中央区伏見町2-1-1（三井住友銀行高麗橋ビル）
　　　　　電話　06-6231-7061

©2021　　　　　組版　（株）ケーエスアイ　　印刷　（株）日本制作センター
Printed in Japan

ISBN 978-4-8407-5357-9